U0348506

本书为国家社科基金 2013 年度青年项目（项目编号：13CSH077）结题成果

国家社会科学基金项目文库·社会学研究

社会关照与风险评估

城市弱势群体的精神健康研究

张　蕾◎著

SHEHUI　GUANZHAO YU

FENGXIAN PINGGU

CHENGSHI　RUOSHI QUNTI DE

JINGSHEN JIANKANG YANJIU

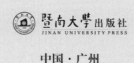

暨南大学出版社
JINAN UNIVERSITY PRESS

中国·广州

图书在版编目（CIP）数据

社会关照与风险评估：城市弱势群体的精神健康研究/张蕾著. —广州：暨南大学出版社，2019.6
（国家社会科学基金项目文库. 社会学研究）
ISBN 978 - 7 - 5668 - 2660 - 2

Ⅰ. ①社…　Ⅱ. ①张…　Ⅲ. ①城市—弱势群体—精神卫生—研究—中国
Ⅳ. ①R749

中国版本图书馆 CIP 数据核字（2019）第 121481 号

社会关照与风险评估：城市弱势群体的精神健康研究
SHEHUI GUANZHAO YU FENGXIAN PINGGU：CHENGSHI RUOSHI QUNTI DE
JINGSHEN JIANKANG YANJIU
著　者：张　蕾

出 版 人：徐义雄
项目统筹：晏礼庆
策划编辑：张仲玲　武艳飞
责任编辑：武艳飞
责任校对：陈皓琳　林　琼
责任印制：汤慧君　周一丹

出版发行：暨南大学出版社（510630）
电　　话：总编室（8620）85221601
　　　　　营销部（8620）85225284　85228291　85228292（邮购）
传　　真：（8620）85221583（办公室）　85223774（营销部）
网　　址：http：//www. jnupress. com
排　　版：广州市天河星辰文化发展部照排中心
印　　刷：佛山市浩文彩色印刷有限公司
开　　本：787mm×960mm　1/16
印　　张：15
字　　数：270 千
版　　次：2019 年 6 月第 1 版
印　　次：2019 年 6 月第 1 次
定　　价：56.00 元

（暨大版图书如有印装质量问题，请与出版社总编室联系调换）

前　言

处于转型发展期的中国社会，虽然经济建设取得了前所未有的成就，人民物质生活水平不断提高，但是与此同时，某些不和谐音符也在破坏着社会的稳定与发展。从陕西米脂、福建南平等地发生的多起反社会暴力血案，到骇人听闻的富士康公司连环跳楼事件、频繁见诸报端的农民工讨薪自杀事件，公众的第一反应已经开始从震惊转为反思警醒。杀人与自杀，貌似性质截然不同，其背后却隐藏着共同的社会性危机——城市弱势群体的精神健康危机。精神健康并不仅仅指的是良好的心理状态以及预防、诊断、治疗精神障碍和精神疾病而做出的努力，它还包括一切与人的精神领域相关的情绪体验和心理活动，例如，生活满意度评价、自我身份认同、自我价值认同、人格的和谐统一、社会公平感和社会安全感的体验等都可以纳入精神健康研究的范畴。正如世界卫生组织所言，精神健康是指一种健康状态，在这种状态中，每个人都能够认识到自身潜力，能够适应正常的生活压力，能够有成效地工作，并能够为其居住的社区做出贡献。然而身处激烈竞争的社会环境中，各种学业压力、就业压力、情感困扰、人际交往障碍、利益纠葛都有可能成为诱发精神危机的不稳定性因素。精神危机如若处置不当，其产生的破坏力轻则通过自残、自杀的方式伤害自我；重则将危机转嫁他人，严重危害社会公共安全。无论是杀人事件的凶手还是自杀悲剧的主角，他们虽然有些是从事繁重工作的农民工，有些是下岗失业人员，有些身陷失地纠纷，有些则有精神病史，但拥有相同的身份特征，即长期处于城市社会生活边缘状态的弱势群体。由于无法分享经济快速发展带来的丰裕体验，他们面临物质匮乏和精神重压的双重刺激，极易成为社会结构的薄弱环节。因此，宣传普及精神健康知识，深入了解城市弱势群体的精神健康状况，加强对弱势群体的社会关照和风险评估已成为迫切的社会性课题。不但有助于提高精神健康知识的知晓率和公众敏感度、拓展城市弱势群体的社会救助内容，还可以为政府的公共精神卫生决策提供数据支持，有利于社会的和谐稳定。

著 者

2019 年 2 月

目 录
CONTENTS

第一章　国外弱势群体精神健康研究的现状及趋势

为了能利用最新的技术手段，实现对已有文献资源的信息梳理，以最大限度地呈现国内外学术界在弱势群体精神健康领域的研究全貌，本研究采用了 CiteSpace 软件、知网软件以及 Tagul 文字云等软件进行文献资料的可视化处理。通过数据库中文献作者、研究机构、关键词共现等信息，分析国内外弱势群体精神健康的研究进展，以探究知识基础与研究前沿之间的学术脉络。

一、国外弱势群体精神健康研究的总体概述

鉴于国外文献的数据库资源众多，本研究选择了无论从覆盖面还是从权威性上来说都属于前列的 Web of Science 作为数据来源。同时确定了两类相关检索词，一是确定研究对象的词，例如 vulnerable people、vulnerable groups 等；以及表示特定人群的词，例如 LGBT、HIV/AIDS、homeless people 等。二是表示精神健康的词，例如 mental health、spiritual health、psychological 等；以及代表心理疾病的词，例如 psychological problem、suicide、disorder、depression 等。利用这些词进行交叉的主题、关键词及全文检索，截至 2018 年 11 月最终筛选出 2 915 篇与主题相关的文献作为分析对象。根据文献数量的年度变化趋势，把相关研究大致分为两个研究阶段，即早期阶段（1998—2011 年）和近期阶段（2012—2018 年）。

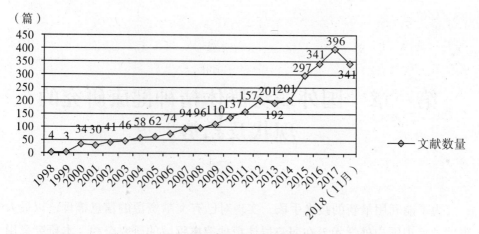

图 1 - 1 1998—2018 年国外弱势群体精神健康研究文献数量变化趋势

目前在数据库中能搜集到的相关研究最早发表于 1998 年。该年的文献数量只有 4 篇，尚处于研究的萌芽阶段。在此之后相当长的一段时间内，文献数量的增长非常平缓，有些年份甚至出现了数量小幅度回落的情况。1998—2011年的 14 年里，年度文献数量基本都保持在 160 篇以下。当时弱势群体精神健康问题还是一个新兴的研究方向，并没有引起太多研究者的兴趣。但是这一时期的研究内容、研究方法等都为后续研究打下了良好的基础，影响深远。2012年之后，国外研究中关于弱势群体精神健康的文献数量有了明显的增加。相关研究文献数量逐年递增，并且在 2015 年有一个幅度较大的增长。近几年来弱势群体精神健康问题得到了越来越多研究者的关注和重视，研究也更为成熟和系统化。

二、国外弱势群体精神健康研究的知识图谱分析

（一）共现分析

1. 关键词分析

分别对 1998—2011 年和 2012—2018 年两个阶段文献中的关键词进行分析，1998—2011 年和 2012—2018 年的文献中出现的高频关键词分别为表 1 - 1中左右展示的各 15 个。虽然无法进行聚类分析，但从这些高频关键词的分布和内容可以看出，两个阶段的高频关键词非常相似，有多个关键词是重合的。由重合的关键词可以得出这样的判断：在弱势群体精神健康研究中，学界最关

注的弱势群体是未成年人（儿童及青少年）。虽然同为未成年人，但是青少年与儿童在精神问题的表现、主因、面临风险等方面还是有着一定差异，所以本研究决定将他们分为两个不同的研究对象群体。最关注的精神健康问题为抑郁，或者说抑郁是发生最广泛的精神健康问题类型之一。最关注的方向是精神健康问题的流行（趋势、原因等）、对生活质量的影响、精神健康的护理以及相关的风险。这些方向大致涵盖了精神健康问题从产生到现状到后果的完整逻辑链条。美国是世界范围内对弱势群体精神健康问题关注最多的国家之一，也是研究针对性、本土化较强的国家之一。

表 1-1　1998—2018 年国外弱势群体精神健康研究文献中的高频关键词分布

排名	1998—2011 年		2012—2018 年	
	关键词	频数	关键词	频数
1	mental health 心理健康	238	mental health 心理健康	661
2	depression 抑郁	139	depression 抑郁	284
3	health 健康	116	health 健康	262
4	prevalence 患病率	92	prevalence 患病率	200
5	disorder 失调	86	adolescent 青少年	185
6	United States 美国	82	children 儿童	180
7	children 儿童	81	care 关怀	165
8	women 妇女	74	United States 美国	164
9	risk 风险	70	quality of life 生活质量	143
10	adolescent 青少年	70	disorder 失调	136
11	population 人口	62	risk 风险	133
12	care 关怀	60	people 人民	130
13	stress 压力	60	intervention 干预	127
14	quality of life 生活质量	56	population 人口	119
15	community 社区	54	women 妇女	112

表1-2 1998—2018年国外弱势群体精神健康研究文献中关键词的节点中心性

排名	1998—2011 年		2012—2018 年	
	关键词	中心性	关键词	中心性
1	mental health 心理健康	0.16	prevalence 患病率	1.00
2	United States 美国	0.16	women 妇女	0.72
3	socioeconomic status 社会经济地位	0.14	depression 抑郁	0.59
4	health 健康	0.12	intervention 干预	0.40
5	risk 风险	0.12	disorder 失调	0.37
6	depression 抑郁	0.11	people 人民	0.37
7	prevalence 患病率	0.11	symptom 症状	0.34
8	social support 社会支持	0.11	mortality 死亡率	0.30
9	people 人民	0.10	psychological distress 心理压力	0.23
10	mortality 死亡率	0.10	experience 经历	0.22
11	adolescent 青少年	0.09	mental health 心理健康	0.18
12	service 服务	0.09	anxiety 焦虑	0.16
13	stress 压力	0.08	health 健康	0.14
14	community 社区	0.08	adolescent 青少年	0.14
15	risk factor 风险因素	0.08	risk 风险	0.14

表1-2左侧是1998—2011年的高频关键词中心性分析，与弱势群体精神健康有直接关联的关键词 mental health、health 的节点中心性高，分别位列第一和第四，相关研究是紧紧围绕着主题词进行的。值得关注的是，在频数分布中位置靠前的三个代表研究对象的关键词"妇女""青少年"和"儿童"中，只有"青少年"一个群体同时出现在两个时段的中心性前十五里。这说明青少年人群是研究者们最关注的弱势群体，并且在研究网络中占据了非常重要的位置。与精神健康表征相关的重点关键词是抑郁和心理压力，而风险因素分析以及具体的影响因素（社会经济地位、社会支持等）是1998—2011年精神健康研究的重点方向。

近期研究中，研究对象的中心性特征更加突出，"妇女"一跃成为排名第二的关键词。节点中心性分析比较突出的内容是弱势群体精神健康的研究内容，包括症状（具体如焦虑、抑郁、失调）、干预等。

　　通过早期和近期的关键词节点中心性的对比不难发现，弱势群体的焦点研究对象发生了一定的变化，学界的关注点与研究重点更多地集中在精神健康问题上，包括精神问题的类型和方向，因此中心性的排行中这些维度的关键词增加了。近期与早期相比，对精神健康研究领域的划分更加细致，而且研究方向也从研究问题本身扩展到对问题的解决上。

　　2. 作者分析

　　国外关于弱势群体精神健康问题的研究文献涉及学科分布非常广泛，因此相关作者人数众多，研究领域多元。在1998—2011年，以弱势群体精神健康为主题发表文章最多的研究者是 Jenkins R.，Emerson E.，Rosenheck Ra 三人，数量为4篇。另外成果较多的研究者发表的文章数量大多都是2篇。而在2012—2018年，相关文献发表最多的作者是 Park EC，一共发表了6篇文章，其他作者都是3~5篇不等。

　　由发文数量可以推测，无论是早期还是近期，以弱势群体精神健康为专门研究方向的研究者并不多。弱势群体精神健康在学界还未能成为一个热门的专业研究方向。对比早期和近期发文量前十五的研究者，发现除了 Emerson E. 以外没有研究者同时出现在榜单中。这一方面是由于早期和近期的时间跨度较大，中间出现了研究者的换代，另一方面可能也是因为研究者在弱势群体精神健康研究上的延续性有所欠缺。

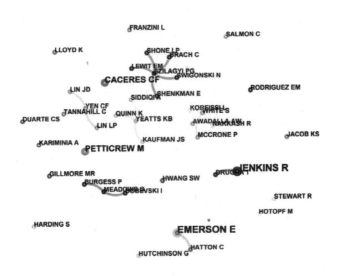

图 1 - 2　1998—2011 年国外弱势群体精神健康研究作者共现图谱

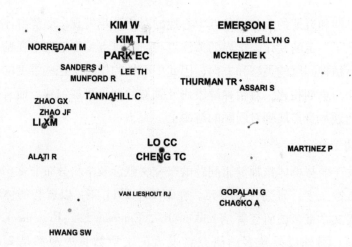

图 1 - 3 2012—2018 年国外弱势群体精神健康研究作者共现图谱

3. 研究机构分析

各大研究机构发表的文献比个体研究者的更加集中且数量丰硕。早期阶段发表文章最多的机构是加利福尼亚大学洛杉矶分校，以 21 篇的数量领先于其他机构。伦敦国王学院和哈佛大学分别以 20 篇和 18 篇的数量位列第二、第三。这三所大学是早期弱势群体精神健康研究领域的权威来源。排名前十五的机构都是来自发达的欧美国家，且分布非常集中，均为高等院校。这些研究机构在新兴问题上的敏感度和弱势群体精神健康研究领域的科研实力可见一斑。

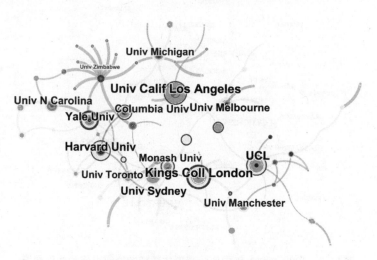

图 1 - 4 1998—2011 年国外弱势群体精神健康研究机构共现图谱

表1－3　1998—2018年弱势群体精神健康研究机构分布

排名	1998—2011 年		2012—2018 年	
	机构	频数	机构	频数
1	Univ Calif Los Angeles 加利福尼亚大学洛杉矶分校	21	UCL 伦敦大学学院	35
2	Kings Coll London 伦敦国王学院	20	Karolinska Inst 瑞典卡罗林斯卡学院	31
3	Harvard Univ 哈佛大学	18	Univ Calif Los Angeles 加利福尼亚大学洛杉矶分校	29
4	UCL 伦敦大学学院	18	Univ Michigan 密歇根大学	27
5	Univ Sydney 悉尼大学	16	NYU 纽约大学	26
6	Yale Univ 耶鲁大学	15	Univ Calif San Francisco 加利福尼亚大学旧金山分校	25
7	Univ Melbourne 墨尔本大学	14	Monash Univ 莫纳什大学	25
8	Columbia Univ 哥伦比亚大学	13	Harvard Univ 哈佛大学	22
9	Univ N Carolina 北卡罗来纳大学	13	Univ Manchester 曼彻斯特大学	22
10	Univ Toronto 多伦多大学	12	Univ New S Wales 新南威尔士大学	21
11	Univ Michigan 密歇根大学	12	Univ Western Australia 西澳大利亚大学	20
12	Monash Univ 莫纳什大学	12	McGill Univ 麦克吉尔大学	20
13	Univ Manchester 曼彻斯特大学	11	Johns Hopkins Bloomberg Sch Publ Hlth 约翰霍普金斯大学公共卫生学院	20
14	Deakin Univ 迪肯大学	9	Univ N Carolina 北卡罗来纳大学	20
15	Karolinska Inst 瑞典卡罗林斯卡学院	9	Univ Newcastle 纽卡斯尔大学	20

2012—2018 年开展弱势群体精神健康研究成果最多的机构是伦敦大学学院，在此期间共发表了 35 篇相关文章。排名第二的机构是瑞典卡罗林斯卡学院，发表了 31 篇论文。加利福尼亚大学洛杉矶分校以 29 篇的发表量位居第三。前几名研究机构的发文量差距较小，它们都对弱势群体的精神健康高度关注并且研究深入。进入排名的十五个机构依然主要来自欧美国家，而且有一部分高校在早期的排行表中已经出现了，例如加利福尼亚大学洛杉矶分校、哈佛大学、曼彻斯特大学等，表明这些机构对于弱势群体的精神健康问题是持续关注的。

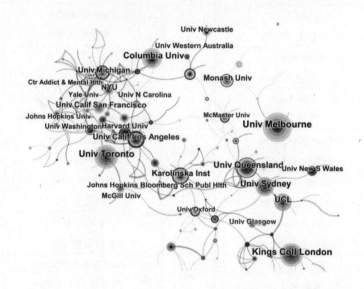

图 1-5 2012—2018 年国外弱势群体精神健康研究机构共现图谱

4. 学科分析

下面图表是两个阶段中相关文献的学科分类排名。精神病学、心理学、临床心理学、发展心理学都属于心理学领域，而其他学科除社会科学外都属于更大范畴的医学领域。可见早期的弱势群体精神健康研究主要是围绕着医学角度展开的，心理学也是对其关注较多的学科，其他学科则较少涉猎。

表 1 - 4　1998—2018 年弱势群体精神健康研究学科分布

排名	1998—2011 年		2012—2018 年	
	学科	频数	学科	频数
1	PSYCHIATRY 精神病学	275	PUBLIC，ENVIRONMENTAL & OCCUPATIONAL HEALTH 公众环境与职业健康	441
2	PUBLIC，ENVIRONMENTAL & OCCUPATIONAL HEALTH 公众环境与职业健康	230	PSYCHIATRY 精神病学	411
3	PSYCHOLOGY 心理学	186	PSYCHOLOGY 心理学	346
4	GENERAL & INTERNAL MEDICINE 普通内科学	125	GENERAL & INTERNAL MEDICINE 普通内科学	242
5	SOCIAL SCIENCES， BIOMEDICAL 生物医学社会科学	98	HEALTH CARE SCIENCES & SERVICES 健康护理科学与服务	177
6	HEALTH CARE SCIENCES & SERVICES 健康护理科学与服务	85	HEALTH POLICY & SERVICES 健康政策与服务	119
7	PSYCHOLOGY，CLINICAL 临床心理学	67	PSYCHOLOGY，CLINICAL 临床心理学	111
8	HEALTH POLICY & SERVICES 健康政策与服务	58	SOCIAL WORK 社会工作	106
9	PEDIATRICS 儿科学	49	FAMILY STUDIES 家庭研究	90
10	NURSING 护理学	46	PSYCHOLOGY， MULTIDISCIPLINARY 多学科心理学	89
11	NEUROSCIENCES & NEUROLOGY 神经科学及神经学	46	NURSING 护理学	89
12	REHABILITATION 康复学	43	PSYCHOLOGY， DEVELOPMENTAL 发展心理学	76

（续上表）

排名	1998—2011 年		2012—2018 年	
	学科	频数	学科	频数
13	PSYCHOLOGY, DEVELOPMENTAL 发展心理学	42	NEUROSCIENCES & NEUROLOGY 神经科学及神经学	75
14	PSYCHOLOGY, MULTIDISCIPLINARY 多学科心理学	41	SOCIAL SCIENCES, BIOMEDICAL 生物医学社会科学	74
15	GERIATRICS & GERONTOLOGY 老年病学及老年学	38	PEDIATRICS 儿科学	73

　　2012—2018 年排名靠前的研究领域涵盖了医学、心理学和社会学三个学科，其中社会学领域的研究与早期相比有所拓展。从以上的分类情况可以看出，近期对弱势群体精神健康的研究依然主要在医学领域内开展，心理学领域的地位不变，社会学在该领域的研究关注度开始上升。由以上情况可以推断，弱势群体精神健康研究并没有成为一个拥有广泛学科基础的研究领域，对其感兴趣的仍然是医学、心理学、社会学方面的学者，其他领域对于这个话题的关注力度和研究力度有待提高。

　　当把文献的分类作节点中心性分析时，可看到研究情况与前述的数量排名存在着较大的差异。早期的研究中，中心性排名最前的不是心理学或医学类的学科而是社会科学的学科。表 1−5 中新增加了属于教育学的 Education & Educational Research 和 Education, Special 以及属于社会学的 Women's Studies，说明这两个学科虽然发文数量不及医学类，但是它们的研究同样具有非常重要的价值。

表 1−5　1998—2018 年弱势群体精神健康研究学科节点中心性排名

排名	1998—2011 年		2012—2018 年	
	学科	中心性	学科	中心性
1	SOCIAL SCIENCES, BIOMEDICAL 生物医药社会科学	1.03	SOCIAL SCIENCES, BIOMEDICAL 生物医学社会科学	1.24

（续上表）

排名	1998—2011 年		2012—2018 年	
	学科	中心性	学科	中心性
2	PSYCHOLOGY，SOCIAL 社会心理学	0.66	SOCIAL SCIENCES， INTERDISCIPLINARY 跨学科社会科学	1.02
3	PSYCHOLOGY 心理学	0.58	REHABILITATION 康复学	0.75
4	NEUROSCIENCES 神经科学	0.58	ONCOLOGY 肿瘤学	0.71
5	NEUROSCIENCES & NEUROLOGY 神经科学和神经学	0.55	PSYCHOLOGY， MULTIDISCIPLINARY 多学科心理学	0.66
6	CLINICAL NEUROLOGY 临床神经学	0.53	PSYCHOLOGY 心理学	0.65
7	PSYCHOLOGY， MULTIDISCIPLINARY 多学科心理学	0.51	SOCIAL SCIENCES – OTHER TOPICS 社会科学其他主题	0.61
8	PUBLIC，ENVIRONMENTAL & OCCUPATIONAL HEALTH 公众环境与职业健康	0.37	PSYCHOLOGY， DEVELOPMENTAL 发展心理学	0.48
9	EDUCATION & EDUCATIONAL RESEARCH 教育及教育调查	0.37	CLINICAL NEUROLOGY 临床神经学	0.38
10	HEALTH POLICY & SERVICES 健康政策服务	0.27	NEUROSCIENCES & NEUROLOGY 神经科学和神经学	0.35
11	PSYCHOLOGY，CLINICAL 临床心理学	0.23	PEDIATRICS 儿科学	0.34
12	WOMEN'S STUDIES 妇女研究	0.22	PSYCHOLOGY，SOCIAL 社会心理学	0.27

（续上表）

排名	1998—2011 年		2012—2018 年	
	学科	中心性	学科	中心性
13	EDUCATION，SPECIAL 特殊教育	0.20	SOCIOLOGY 社会学	0.18
14	HEALTH CARE SCIENCES & SERVICES 健康护理医学与服务	0.17	NEUROSCIENCES 神经科学	0.14
15	FAMILY STUDIES 家庭研究	0.17	PSYCHIATRY 精神病学	0.09

在近期研究阶段，文献节点中心性排名前两位的都是社会科学类。虽然社会科学领域的相关文章数量并不是最多的，但是在整个文献网络中却占据着重要的地位。心理学的节点中心性排名有所下降，医学的中心性比例有所下降。从近期研究文献的节点中心性分布来看，学科分布更加均衡了，社会科学类占比在增加，与医学和心理学呈三足鼎立之势。这三个领域目前在弱势群体精神健康研究中占据最重要和中心的地位。社会科学领域的研究成果虽然不在数量上取胜，但是学术影响力深远。

5. 研究国家（地区）分析

1998—2011 年，美国是发表相关文献最多的国家，共发表了 349 篇。其次是英国和澳大利亚，分别为 173 篇和 121 篇，与美国相比数量有很大幅度的下降。早期的弱势群体精神健康相关研究集中程度很高。与研究机构的分布类似的是，早期的研究主要集中在欧美发达国家。世界范围内的其他国家对弱势群体精神健康的研究关注度较低。值得注意的是，表 1–6 中出现了几个发展中国家的名字——印度、中国和墨西哥。它们都是发展中的人口大国，在该领域起步较早，并且形成了一些有影响力的研究成果。

2012—2018 年，美国凭借 645 篇文献研究数量，继续占据排行榜的第一位。由此可见美国的研究机构和学者在弱势群体精神健康领域投入了非常大的精力，所取得的成就也遥遥领先于世界上其他国家。美国继续领跑，西方传统的科研强国也依旧保持着领先优势，发展中国家后劲略显不足。前十当中只有中国一个发展中国家以 68 篇文章的发表量排名第八。

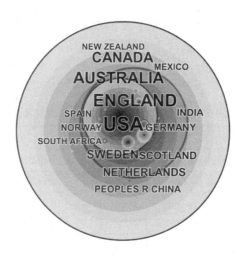

图 1 - 6 1998—2011 年弱势群体精神健康研究国家（地区）共现图谱

表 1 - 6 1998—2018 年弱势群体精神健康研究国家（地区）分布

排名	1998—2011 年		2012—2018 年	
	国家（地区）	频数	国家（地区）	频数
1	USA 美国	349	USA 美国	645
2	ENGLAND 英国	173	AUSTRALIA 澳大利亚	288
3	AUSTRALIA 澳大利亚	121	ENGLAND 英格兰	284
4	CANADA 加拿大	69	CANADA 加拿大	166
5	SWEDEN 瑞典	32	GERMANY 德国	89
6	NETHERLANDS 荷兰	24	SWEDEN 瑞典	72
7	SCOTLAND 苏格兰	20	NETHERLANDS 荷兰	71
8	GERMANY 德国	17	PEOPLES R CHINA 中国	68
9	INDIA 印度	15	SPAIN 西班牙	51
10	PEOPLES R CHINA 中国	14	SOUTH AFRICA 南非	41
11	SPAIN 西班牙	13	NORWAY 挪威	41
12	NORWAY 挪威	13	SCOTLAND 苏格兰	40
13	MEXICO 墨西哥	12	FRANCE 法国	38
14	SOUTH AFRICA 南非	10	IRELAND 爱尔兰	36
15	NEW ZEALAND 新西兰	10	INDIA 印度	36

表 1-7 是对相关文献的研究国家的节点中心性分析。早期研究当中，英国超越了发文数量最多的美国排在中心性的第一位。由此可以推断虽然英国的文献研究数量不如美国，但是文章的质量得到了很多学者的认可，研究成果的影响力也更大，在研究网络中占据比美国更重要的位置。印度和中国作为早期

研究中发文数量和中心性都排在前十五的发展中国家，有着较强的研究影响力。而津巴布韦和中国台湾地区作为异军突起的研究国家和地区，文献数量不多但中心性很高，相关研究可见质量很高。

表 1 - 7　1998—2018 年弱势群体精神健康研究国家（地区）节点中心性

排名	1998—2011 年		2012—2018 年	
	国家（地区）	中心性	国家（地区）	中心性
1	ENGLAND 英国	0.54	BELGIUM 比利时	0.75
2	USA 美国	0.35	IRELAND 爱尔兰	0.51
3	AUSTRALIA 澳大利亚	0.34	PORTUGAL 葡萄牙	0.45
4	SWEDEN 瑞典	0.26	FINLAND 芬兰	0.39
5	GERMANY 德国	0.24	SWEDEN 瑞典	0.31
6	CANADA 加拿大	0.20	ITALY 意大利	0.31
7	FINLAND 芬兰	0.18	MEXICO 墨西哥	0.25
8	ZIMBABWE 津巴布韦	0.17	SWITZERLAND 瑞士	0.21
9	INDIA 印度	0.10	NORTH IRELAND 北爱尔兰	0.18
10	PEOPLES R CHINA 中国	0.09	AUSTRALIA 澳大利亚	0.16
11	DENMARK 丹麦	0.09	ISRAEL 以色列	0.16
12	NETHERLANDS 荷兰	0.03	UGANDA 乌干达	0.16
13	SWITZERLAND 瑞士	0.03	USA 美国	0.11
14	NORWAY 挪威	0.02	SPAIN 西班牙	0.11
15	TAIWAN 中国台湾	0.02	NEW ZEALAND 新西兰	0.11

近期研究中前十五名的国家（地区）与早期相比发生了很大的变化。英国、美国、澳大利亚失去了前三的地位。此前未在数量和早期中心性排名中出现过（爱尔兰除外）的比利时、爱尔兰和葡萄牙三个国家分别获得了前三。墨西哥、以色列、乌干达三个亚非拉国家进入前十五，取代了中国（及台湾地区）、印度的地位。英美两国虽然在近期的相关研究很多，但是中心性骤降，说明其近年在国际上的学术认同度和重要性均有所下降。

总体而言，早期到近期的学术历程中，重要的研究成果基本被西方发达国家所垄断，发展中国家在弱势群体精神健康研究领域的影响力有待提升。

（二）共被引分析

1. 共被引文献分析

去除匿名作者后的共被引文献频数分布如以下图表所示。在排名前十五的文献中，6篇是政府机构或组织的公文，包括世界卫生组织、美国卫生署、美国精神病协会等的文章。由学界研究者完成的文章有9篇，其中3篇都是Kessler RC的作品，可见其在早期的弱势群体精神健康研究中的地位。

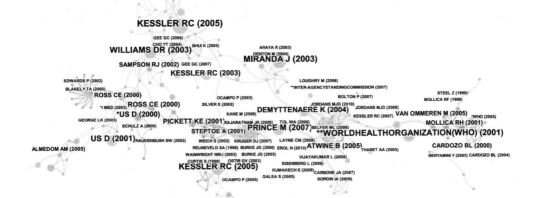

图1-7 1998—2011年弱势群体精神健康研究共被引文献图谱

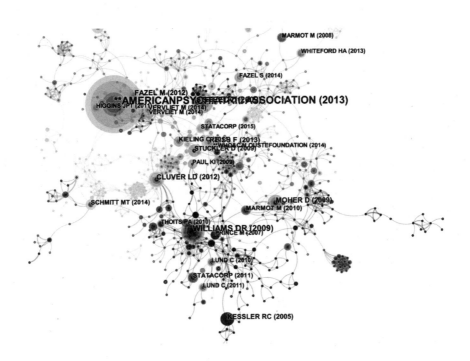

图1-8 2012—2018年弱势群体精神健康研究共被引文献图谱

表 1-8　1998—2018 年弱势群体精神健康研究共被引文献分布

排名	1998—2011 年		2012—2018 年	
	共被引文献	频数	共被引文献	频数
1	Kessler RC，2005	10	American Psychiatric Association，2013	42
2	American Psychiatric Association，2000	10	Williams DR，2009	18
3	Miranda J，2003	9	Steel Z，2009	16
4	Kessler RC，2005	8	Fazel M，2012	12
5	Williams DR，2003	8	Reiss F，2013	12
6	Kessler RC，2002	8	Cluver LD，2012	12
7	World Health Organization（WHO），2001	8	Moher D，2009	12
8	Prince M，2007	7	Kessler RC，2005	10
9	US D，2001	7	Holt-lunstad J，2010	9
10	American Psychiatric Association，1994	6	Shonkoff JP，2012	9
11	Kessler RC，2003	6	Hayes AF，2013	9
12	US D，2000	6	Stuckler D，2009	9
13	Department of H，2001	6	Schmitt MT，2014	8
14	Demyttenaere K，2004	6	Kieling C，2011	8
15	Ross CE，2000	5	Steel Z，2011	8

　　近期文献的共被引文献分析显示，近年来，研究者们倾向于引用相对来说更为经典的文献，因为这些文献中的内容经过时间以及第三方实践的检验，可信度较高。更早期的文献因为与当下的社会情境相距较远而较少被引用。高共被引的文献集中发表在 2009—2013 年，共被引最高的是美国精神疾病协会（AMERICAN PSYCHIATRIC ASSOCIATION）在 2013 年发表的一篇文章，共被引 42 次。唯一一篇不出现在以上时间区间的文献是 Kessler RC 于 2005 年发表的文章。

2. 共被引作者分析

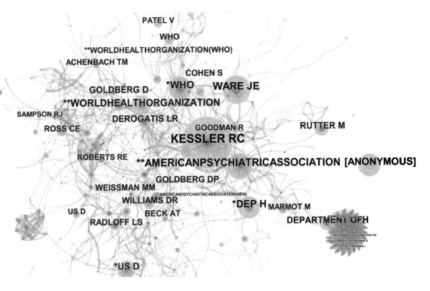

图 1-9　1998—2011 年弱势群体精神健康研究共被引作者图谱

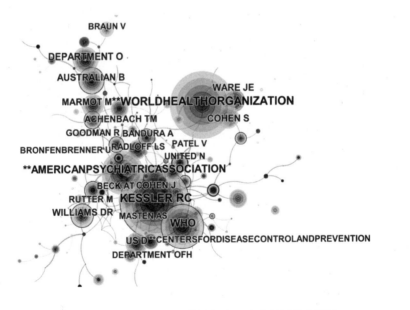

图 1-10　2012—2018 年弱势群体精神健康研究共被引作者图谱

　　表 1-9 左侧是 1998—2011 年间弱势群体精神健康研究的共被引作者分析。共被引次数最多的是 WHO（世界卫生组织），共被引 135 次。第二位是 Kessler RC，共被引 121 次。该作者的研究论文无疑在弱势群体精神健康研究

领域占据重要的学术地位。

2012—2018 年弱势群体精神健康研究的共被引作者分析显示，共被引次数最多的依然是世界卫生组织，共计被引用 323 次。另外美国精神疾病协会（American Psychiatric Association）的被引次数也是名列前茅。

总体来看，各类政府机构和国际组织的文献共被引比例呈上升的趋势，表明弱势群体精神健康的研究正在逐渐规范化、系统化，官方研究继续占据研究的核心地位，成为相关研究的基础。

表 1-9 1998—2018 年弱势群体精神健康研究共被引作者分布

排名	1998—2011 年		2012—2018 年	
	共被引作者	频数	共被引作者	频数
1	WHO	135	WHO	323
2	Kessler RC	121	Kessler RC	209
3	Department of Health	91	American Psychiatric Association	130
4	Ware JE	71	Department of Health	79
5	American Psychiatric Association	65	Australian B	78
6	US D	45	Ware JE	70
7	Rutter M	39	Williams DR	69
8	Derogatis LR	35	Cohen S	68
9	Goldberg D	35	US D	68
10	Goldberg DP	32	Marmot M	66
11	Williams DR	31	Cohen J	65
12	Radloff LS	29	Achenbach TM	60
13	Beck AT	26	Radloff LS	58
14	Ross CE	26	Centers for Disease Control and Prevention	57
15	Weissman MM	25	United N	57

1998—2011 年间的研究过于分散，因此共被引作者的中心性都为零。虽然世界卫生组织是 2012—2018 年间共被引次数最多的机构，但是在节点中心性上它并没有排在首位。排名靠前的作者基本都是独立的研究者。与早期相比政府组织的中心性下降了很多，可见二十年来弱势群体精神健康领域的相关学者的研究更加成熟，为其他后来的研究者提供了更多有益的参考。

表 1 - 10 1998—2018 年弱势群体精神健康研究共被引作者节点中心性

排名	1998—2011 年		2012—2018 年	
	共被引作者	中心性	共被引作者	中心性
1	Kessler RC	0	Sampson RJ	0.35
2	Ware JE	0	Goldberg D	0.30
3	American Psychiatric Association	0	Lazarus RS	0.28
4	WHO	0	Cohen J	0.24
5	DEP H	0	Patel V	0.21
6	US D	0	Bronfenbrenner U	0.19
7	Rutter M	0	Aneshensel CS	0.19
8	Department of Health	0	Kessler RC	0.17
9	Derogatis LR	0	Williams DR	0.17
10	Goldberg D	0	Australian B	0.15
11	Goldberg DP	0	Bandura A	0.14
12	Williams DR	0	Rutter M	0.14
13	Radloff LS	0	UNICEF	0.12
14	Beck AT	0	Ross CE	0.12
15	Ross CE	0	WHO	0.11

3. 共被引期刊分析

1998—2011 年,《社会科学与医学》(Soc SCIMED) 凭借着 310 次的共被引次数成为在弱势群体精神健康研究方面最具影响力的期刊。这本期刊涉及社会科学和医学两个学科领域,受到这两个学科领域研究者的关注。排名前十五的期刊中,大部分都是医学类的期刊,其他为心理学和社会学期刊。可见医学类的相关研究是早期弱势群体精神健康研究的重要基础,为本学科和其他学科的研究提供了许多的学术支持。而 2012—2018 年的弱势群体精神健康研究共被引期刊的学科领域变化不大,排名第一的依然是 Soc SCIMED,共被引次数为 686 次。医学类的研究不但在发文数量上占据优势地位,而且与各研究学科领域之间的关系也较为密切,通过引用形成了有机的学术研究网络。

表 1 - 11   1998—2018 年弱势群体精神健康研究共被引期刊分布

排名	1998—2011 年		2012—2018 年	
	共被引期刊	频数	共被引期刊	频数
1	Soc SCIMED	310	Soc SCIMED	686
2	Jama - j AMMEDA	287	LANCET	581
3	Am JPH	271	Am JPH	558
4	Brit MEDJ	261	Jama - j AMMEDA	492
5	Brit JP	261	Brit JP	424
6	Am JP	259	Arch GENP	386
7	Arch GENP	243	Psychol MED	375
8	LANCET	226	Bmc PH	366
9	Psychol MED	223	Am JP	355
10	J HSOCB	146	Brit MEDJ	331
11	J CCP	144	Soc PPE	305
12	Soc PPE	144	Plos ONE	294
13	Med C	143	J ECH	284
14	J AMACPSY	136	J HSOCB	278
15	New EJMED	132	PEDIATRICS	269

三、国外弱势群体精神健康研究的内容分析

（一）研究对象

国外对于弱势群体的表述一般为 vulnerable group/vulnerable people 以及 disadvantaged people。国外研究者一般认为社会弱势群体是由于缺乏经济、政治机会或者由于某种障碍在社会生活中处于劣势地位的人。例如有学者认为弱势群体是"被无力控制的环境和时间所压迫的人"（Gitterman，1991）；有学者则从社会结构出发，认为社会弱势群体是一个相对概念，由于社会制度不完善致使一部分人在社会生活中处于不利地位，成为社会中的弱势群体（Williams，2010）。在国外学者的研究中，弱势群体是一个用来分析现代社会经济利益和社会权力分配不公平、社会结构不协调、不合理的概念，也是社会学、政治学、社会政策研究领域中的一个核心概念。

国外弱势群体的精神健康研究呈现出研究对象多样化的趋势。国外学者的

关注视野不仅仅局限于青少年、儿童、妇女、老年人、残疾人，其研究对象还包括艾滋病人、无家可归者、性虐待者、家庭暴力的受害者、难民、精神病人和长期患病者等，甚至于烟民和罪犯都被一些研究者归结到弱势群体的范畴之中。但与此同时，由于弱势群体的范围不断扩大，导致研究相对分散，缺乏系统性、整体性和持续性。多数的研究者只是短期关注某一群体的发展状况，并没有进行持续的研究。下面选取一些典型的弱势群体类型进行概览性分析。

1. 青少年群体

针对青少年的研究一直是国外弱势群体精神健康研究的重点和热点，从2000年到2017年有超过200篇关于青少年的研究文献。这些研究大致可以分为以下五个方面：

（1）从心理学的角度重点研究青少年的自杀行为和抑郁症等精神疾病状况，试图探究青少年自杀行为的变化趋势和影响因素。研究发现，生活环境、校园环境以及一些严重的家庭问题与青少年的自杀行为直接相关，并且，青少年的自杀行为往往是由一些小事引发的。这个方向的研究往往具有比较长的时间跨度，或进行较长时间的回顾性研究，研究的连贯性较强，也比较深入（Moore，Gaskin & Indig，2015）。近期青少年精神疾病的研究和治疗成为学者研究的一个重要方向。如青少年在创伤后的心理恢复和精神药物使用情况及其病症的社会干预措施（Barnett & Concepcion Zayas，2018）。

（2）结合心理学、药学和医学角度来探究青少年滥用药物甚至毒品成瘾的原因和药物成瘾后青少年的情绪变化以及精神状况，并试图找到相应的解决办法（Kim & Tsoh，2016；Vander Laenen，2011）。

（3）从社会学和教育学角度研究青少年教育问题，通过家庭教育和家庭环境的对比来反映家庭环境对少年儿童的心智发育的影响。更有一些研究者尝试探究家庭成员的精神疾病对于青少年情绪变化和心理健康的影响（Gray，Robinson & Seddon，2008；Moffat & Redmond，2017）。

（4）从公共管理和社会服务的角度出发，探讨针对青少年的心理健康服务制度以及相应的学校服务和管理服务，力图为青少年提供更利于其成长的社会环境和校园环境（Davison，Share，Hennessy & Knox，2015；Davison，Zamperoni & Stain，2017；McAndrew & Warne，2014；Schiff & Pat – Horenczyk，2014）。

（5）一部分研究者将研究聚焦在生存环境更为艰难的未成年人群体中，例如癌症少年儿童、艾滋病少年儿童、难民少年儿童、贫困地区少年儿童等群体，探讨他们在面临生存压力的情况下的健康发展状况和生存质量。研究者发现这类群体由于疾病和生存环境较差，相对来说情绪更加不稳定，更易产生心理疾病，出现焦躁、抑郁等情绪（Asanbe et al. , 2016；Garakasha, 2014；Pfeiffer & Gold-beck, 2017；Smith et al. , 2013；Stewart, Berry, Przulj & Treanor, 2017）。

总体来说，针对青少年的研究相对其他研究来说系统性更强，涉及精神分析学、公共卫生学、心理学、社会学等多个学科领域，学科相互交融。研究起步较早，形成了比较丰富的研究成果。

2. 妇女

妇女也是研究者重点关注的弱势群体类型之一。从 2000 年到 2017 年有近150 篇文献关注妇女的精神健康状况和生存状况。研究的主要内容可以大致分为以下五个方面：

（1）相当多的妇女研究并不是关注整个女性群体，而是更加细致地关注女性人群中的边缘群体，例如性工作者、难民、孕产期女性、女同性恋者、女性艾滋病患者等。研究者认为，特殊的生存环境或生存状况导致这一类女性的精神状况不稳定，常常伴有抑郁、焦虑等情绪（Asif, Baugh & Jones, 2015；Davie - Gray, Moor, Spencer & Woodward, 2013；Myers et al. , 2015）。此类研究多以社会学的研究视角，通过社会调查反映该类人群的精神状况，并试图引发社会更广泛的关注。

（2）从药理学和精神病学的视角，探究生理疾病或某些药物的使用对于妇女精神问题的影响。研究者关注疾病的症状和用药方式对于女性患者精神健康的影响，例如在关于女性糖尿病患者的研究中，比较墨西哥普埃布拉和美国芝加哥 2 型糖尿病患者抑郁症状的患病率和模式，并提出糖尿病患者的抑郁筛查应该考虑到疲劳和睡眠的症状以及抑郁和糖尿病的双向关系（Munoz, Ja-cobs, Escamilla & Mendenhall, 2014）。

（3）探究社会支持与妇女生活质量和心理健康之间的关系，关注社区文化、社区支持对于妇女心理健康的影响，这在其他人群的研究中比较少见。学者认为社区环境对于妇女精神健康影响较大，并且，像预防精神障碍、精神疾病以及心理问题等也可从社区建设方面入手（Barber & Starkey, 2015；Guen-delman, Broderick, Mlo, Gemmill & Lindeman, 2017；Pun et al. , 2016）。

（4）关注性关系、性满足和情感障碍、抑郁症等精神问题之间的关系，同时研究者也更注重人群的选择，这类研究的研究对象主要集中在中老年妇女、非异性恋女性或受到性侵害的女性群体。研究内容包括由性侵害引发的抑郁症及其治疗（Luce, Schrager & Gilchrist, 2010），性满足与精神问题之间的联系。研究者在针对中老年妇女群体的调查中发现，面临绝经期的妇女由于生理变化和生活压力等多方面作用的结果更易出现抑郁、焦虑情绪（Hartmann,

Philippsohn, Heiser & Ruffer-Hesse, 2004)。这一类的研究多集中在社会学领域, 常常采用社会调查等方法开展研究。

（5）针对妇女的精神健康研究中还有一些新颖的研究方向及研究视角。例如澳大利亚一些社会学家关注天气变化与农村妇女心理状态之间的关系, 他们发现气候变化会促使农村妇女的生活压力加大, 精神更加脆弱（Boetto & McKinnon, 2013)。同时还有一些研究者尝试跨学科的研究, 例如将地理学、文化研究和社会学的知识进行交融, 使用情感地理学的相关理论对心理疾病和精神健康状况进行研究（Munt, 2012)。

总体而言, 女性群体一直是国外弱势群体精神健康研究的一个重要组成部分。大多数的研究者都对女性群体进行了细分, 涉及对象多样, 具有很强的学科融合性, 并开拓了很多新的研究视角和方向。

3. 老年人群体

关于老年人群体的研究是持续性的研究重点。从 2000 年至今, 有近 150 篇文献以老年人群体为研究对象, 研究的范围覆盖医学、精神病学、社会学等多个角度。关于老年人群体的研究有以下三个方面:

（1）关注老年人的孤独感形成, 抑郁症的治疗（Jones et al. , 2007; Rodriguez – Ferrera, Vassilas & Haque, 2004; Shemesh, Levav, Blumstein & Novikov, 2004; Sirey et al. , 2008)。其中比较有代表性的是 Barak 和 Cohen 的一个基于以色列老年人群体的长达十年的研究。他们发现在新增的无家可归者中, 老年人的数量相当可观, 这些"新"老年无家可归者超过 90% 是男性, 他们经常患有精神疾病和身体并发症, 生活环境较为恶劣。应该为老年人的健康管理和社会管理提供相应的解决措施（Barak & Cohen, 2003)。

（2）从经济发展和个体收入方面来探讨经济因素对于老年人精神健康的影响。例如研究经济危机对于老年人精神健康和生活质量的影响（Aytac, Rankin & Ibikoglu, 2015; Krawczyk, Kerrigan & Bastos, 2017)。其中比较具有代表性的是澳大利亚研究者针对澳大利亚老年人的研究。研究发现经济收入与患病率之间具有相关关系, 额外的健康负担很可能成为老龄化人口面临的日益严峻的问题（Korda, Paige, Yiengprugsawan, Latz & Friel, 2014)。

（3）探究社会管理、社会服务对于老年人的精神健康和生活质量的影响。通过调查社会中老年群体享受社会福利、医疗服务的状况, 分析与其精神健康之间的联系（Markle-Reid et al. , 2011; Simning et al. , 2010)。

值得注意的是, 老年人群体的研究在研究地域上呈现了两极化的倾向, 重点集中在发达资本主义国家和极度贫困的第三世界国家。其中发达资本主义国家主要探究社会服务与老年人精神健康之间的关系，而针对极度贫困国家的研究则主要侧重于调查当地老年人的精神健康状况和生活质量。

4. 无家可归者及难民

在近几年的研究中，针对无家可归者或难民的研究相对比较集中。研究者的重点不仅仅集中于困难地区或战争地区，在目前的研究中，发达地区例如美国、英国等地的无家可归者和难民更是成为研究的重点。从研究内容来看，主要集中在两个方面：

（1）集中探讨无家可归者的精神健康情况，比较有代表性的是 Collins 在2009 年的研究。该研究发现无家可归者往往因为生活环境、身体环境、暴力侵害等问题而产生比较严重的心理障碍和精神问题，呼吁专业的心理服务人员的介入以帮助这些群体解决心理问题（Collins & Barker，2009）。在目前的研究中，研究者已不单单满足于对其精神健康状况的评估和心理问题的解释，他们切入问题的角度更为细致，并且更为关注精神问题形成的原因和精神问题调节机制的效果。例如在对叙利亚难民精神健康的研究中，研究人员发现为提高其精神健康水平和生活质量而进行的短暂认知—行为技能培养干预是一个重要的、行之有效的手段（Doumit，Kazandjian & Militello，2018）。

（2）更多的针对无家可归者的研究侧重于社会管理和社会服务方面，试图为政府的公共服务和基本社会保障提出比较切实可行的方法。例如研究无家可归者尤其是老年人与法定住房供给商和抵押贷款机构收回房屋之间的联系（Crane & Warnes，2001），探究政府行为、社会支持、经济形势甚至自然灾害对无家可归者的精神健康的影响（Sierau，Schneider，Nesterko & Glaesmer，2018）。

5. 艾滋病患者

对于艾滋病患者的研究一直是比较热门的研究方向。研究领域包括心理学、社会学等多个学科。研究对象涉及患病者、患病儿童、第三世界国家的患病群体以及患艾滋病的女性群体等。第三世界国家艾滋病患者的生存状况是其中一个研究热点。研究者关注马拉维、中国、海地、乌干达等国家和地区的艾滋病人生存状况和精神状况，并提出了"医疗环境全球平等的呼吁"（Conserve et al.，2015；Kankinza & Medimond，2013；Lundberg et al.，2013）。

总体来看，国外弱势群体精神健康研究的对象比较广泛，涉及社会中许多群体，不仅仅有传统意义上的典型弱势群体，也包括烟民、LGBT（女同性恋、男同性恋）人群、难民和无家可归人士等较为边缘的人群，甚至是很多特征相互交叉的研究对象，例如艾滋病妇女、老年无家可归人群等。由于弱势群体的群体外延呈现出开放性特征，无法对所有群体进行全貌式的研究，大部分研究团队或研究者只是针对某个具体群体进行独立和分散的研究，因此很难形成系统性、持续性的研究成果。

（二）研究内容和方向

从1998—2018年的文献分析来看，目前国外对于弱势群体精神健康的研究大致分为三个方向：

一是形成以精神疾病、精神障碍的诊断、成因分析以及治疗为基础的精神分析研究。这类研究侧重于分析精神疾病，例如精神分裂症等疾病的形成原因和治疗方法（Bralet，Yon，Loas & Noisette，2000；Davis et al.，2012；Sampford et al.，2016）。

二是将社会管理和服务与心理学研究相结合，研究点较为多元，主要探究社会发展水平与抑郁、压力、焦躁情绪之间的关系。从经济角度出发，弱势群体的精神压力很大程度上来自于弱势群体的经济地位低下，个人收入低（Paranjape，Heron & Kaslow，2006）。从社会学角度出发，弱势群体享受社会服务较少，社会参与程度较低，在社会生活中受到一定程度的歧视，进一步产生抑郁情绪，导致酗酒、滥用药物等多种不良行为（Barak & Cohen，2003）。从公共管理角度来看，学者主要探究如何为社会中的弱势群体提供必要的基础医疗、教育和社会保障服务。

三是关注极度贫困国家和地区中的弱势群体的生存状况和精神健康，涉及乌干达、柬埔寨、赞比亚、南非等国家以及中国农村，体现出很强的地域关怀（Asanbe et al.，2016；Kankinza & Medimond，2013）。例如有研究者针对中国农村空巢老人进行研究，发现中国农村空巢老人的生活质量不容乐观。在所有的空巢老人中，受教育程度与其生活质量有很大关系（Liang & Wu，2014）。

（三）近期的研究热点

1. 研究方向更为多元，跨学科研究能力明显增强

一些比较新的研究视角逐渐形成，从专业角度实现了研究内容的进一步细分发展。除了上文中提到的一些研究者将经济学和社会学的研究相融合，探究经济与社会管理对于弱势群体精神健康的影响之外，更有一部分学者将自然科学与社会科学相结合。这种学科融合趋势在2018年的研究中变得尤为突出。例如在最新发表的文章中，研究者分析了气温变化对里斯本精神疾病住院治疗

病患的短期影响。研究发现高温暴露应被视为精神障碍的一个重要危险因素，因此在发出极端高温警报时，院方可能需要加强病人的管理服务（Almendra, Loureiro, Silva, Vasconcelos & Santana, 2019）。

2. 研究对象逐渐细化，群体特征更加明显

从目前的研究来看，研究人员将研究对象进行了更为细致的划分。不再局限于类似妇女、老年人、难民等的研究，而是将这些人群进一步进行分类，找到更为个性化的研究对象，例如青年难民、中年前十年的非裔美国人、退伍军人等。细分人群的相似性更强，群体个性更加鲜明，相对来说研究成果也更容易转化成可操作的解决方案（Christie-Mizell, Talbert, Hope, Frazier & Hearne, 2018；Doumit et al., 2018；Gorman, Scoglio, Smolinsky, Russo & Drebing, 2018）。

（四）研究方法

国外针对弱势群体精神健康的研究以实证研究为主，其中量化研究占很大一部分，但是根据研究对象和研究学科的不同，研究使用的主要方法也有很大的差异。

从研究人群来看，对于目标人群寻找较为困难的研究对象，例如无家可归者、艾滋病患者等人群的研究，研究者往往采用焦点小组、深度访谈等定性研究方法，但也有一部分采用了问卷调查等方式。对于青少年群体的相关研究，采用问卷调查或实验法等定量研究方法的文献相对较多。

从研究学科来看，心理学、社会学领域的相关研究中，研究者往往采用深度访谈、焦点小组以及问卷调查等方式。在流行病学、精神病学以及药学等方面的研究中，主要以实验法为主。

在问卷调查中，研究者往往倚重既有的成熟量表，其中《欧洲健康量表》（EQ-5D）、《生活质量简表》（SF-12）、《抑郁量表》（CES-D）等被广泛使用。数据挖掘多采用卡方分析、回归分析、斯皮尔曼相关系数分析、结构方程模型（SEM）等统计分析方法。

四、国外弱势群体精神健康研究述评

总体而言，国外对弱势群体精神健康研究的起步较早，发展也相对成熟。在学科跨度方面，国外弱势群体的研究具有很强的学科融合性，主要集中在医学、心理学以及社会学等方向。近些年来，教育学、管理学、经济学甚至自然

科学的研究也开始融入传统的社会学研究之中，开辟出新的研究视角和研究方向。例如，结合气象学、地质学等的研究，关注地震、山洪、极端天气后人们的心理调节和精神健康状况。

在研究对象方面，国外弱势群体研究不仅包括儿童、青少年、妇女、老年人等传统意义上的弱势群体，还包括难民、地震受害者等由于经济形势、社会变革、突发事件等形成的新兴的弱势群体。同时国外研究者尤其关注边缘群体的精神健康状况，例如艾滋病患者、罪犯等群体的生存状况。在近期研究中，更是注重对于研究对象的选择和细分，例如选择青少年难民或发达国家中的难民等特定人群进行研究。研究对象更具有细分特征，这使得对其心理问题的深度研究更具可操作性。

在研究方向方面，国外学者的研究主要集中于三个方向，形成了以精神疾病、精神障碍的研究为基础，公共管理体系、社会发展与情绪心理变化关系研究为主要热点的研究体系，同时关注边缘群体和发展中国家极度贫困人口的生存状况。

虽然国外研究已经相对成熟，但是也存在两个比较突出的问题。第一，研究的系统性不强，缺乏长期关注。由于国外学者的研究对象大多比较分散，单一群体的研究相对薄弱和零碎，没有针对特定群体形成比较系统的研究。同时，多数学者并没有持续探究某一群体的生存状况和精神健康状况，缺乏对某一群体的长期关注。第二，量化研究相对较多，未形成比较完整的理论体系。在国外弱势群体精神健康状况的研究中，研究者多采取实证主义量化研究的方法，针对某一特定人群进行调查研究，普遍缺乏对于理论的系统梳理。

第二章 国内弱势群体精神健康研究的现状及趋势

国内对于弱势群体精神健康的研究是伴随着弱势群体和精神健康这两个概念的界定而不断深入的。随着中国改革开放的深化和社会转型速度的加快，关于弱势群体的研究开始逐年增长。尤其是在 2002 年全国人大会议上国务院总理提出"弱势群体"的概念以来，关于弱势群体的讨论成为研究的热门话题。与弱势群体研究相关的关键词涉及社会转型、经济增长、贫困、法律援助、社会支持（保护、救助）和社会保障等。精神健康的研究包括三个核心领域，心理学研究主要集中于心理卫生与教育，医学研究主要集中于群体生活质量调查，社会学研究主要集中于群体精神健康。

一、弱势群体概念的界定

早在 1995 年，朱力在《脆弱群体与社会支持》一文中提出了"脆弱群体"的概念。之后研究者们从不同的角度对弱势群体进行了界定，例如张友琴从资源配置的角度分析，认为弱势群体是在资源配置上处于劣势地位且有困难的各类群体，不仅体现在经济利益上的贫困，还包括信息、权利、能力等诸方面的劣势与匮乏（张友琴，2002）。崔凤等分别从经济、政治、社会三个角度阐释弱势群体。经济上收入低，就业不稳定；政治上无法参与、影响政策制定；社会上经常被歧视（崔凤、张海东，2003）。钱再见从社会转型角度定义，弱势群体是受社会结构急剧转型和社会关系失调而造成不适应现实社会状况，并且出现了生活障碍和生活困难的人群共同体（钱再见，2002）。郑杭生认为弱势群体是依靠自身的力量或能力无法保持个人或其家庭成员最基本的生活水准、需要国家和社会给予支持和帮助的社会群体（郑杭生、李迎生，2003）。刘书林认为弱势群体并无主观方面的缺陷，而是在自然、经济、政治和社会等各方面缺乏竞争力而处于弱势地位（刘书林，2001）。也有研究者认为弱势群体只是一个相对的概念，没有特定的人群。例如，在城市居民和农村居民中相对来说农民是弱势群体，残疾人相对于身体健全的人来说就是弱势群体。

以上这些定义主要从经济收入和物质生活状态来界定弱势群体，很少涉及权利。余少祥在借鉴国外社会脆弱群体和社会不利群体的研究后，构建了法律语境下的弱势群体定义：所谓社会弱势群体是受自身能力、自然或社会因素影响，其生存状态、生活质量和生存环境低于所在社会一般民众，或由于制度、法律、政策等排斥，其基本权利得不到所在社会体制保障，被边缘化、容易受到伤害的社会成员的概称（余少祥，2009）。

总体来说，弱势群体概念的内涵是随着社会发展而不断扩大的。1978 年以来，发轫于农村随后扩展到城市的经济体制改革，导致我国社会发生了显著的结构性分化。传统意义上，弱势群体主要指老弱病残，但随着农村改革和城市国有企业改革的不断深入，农村穷困人口、日益增多的进城民工和下岗职工等成为这一群体的新成员。弱势群体现象被政府、学术界和广大社会所关注。有学者认为弱势群体主要是因体制改革而被边缘化的群体（王思斌，2003）。

总结上述关于弱势群体概念的不同界定，可以发现在以下几个方面研究者们达成基本的共识。首先，弱势群体不是一个一成不变的概念，它的群体构成在不断扩大，其内涵和外延随社会发展而变化。其次，弱势群体并不单单就经济意义而言，还涉及政治、文化、心理等诸多方面。再次，弱势群体是指那些处于不利地位、生活困难的群体。但也有研究者指出，国内研究者对于弱势群体的研究存在诸多局限性：外延式界定缺乏严密性，侧重于经济性而忽略其他；研究视角平面化而缺少构成内容之间的相关性；研究主体带有主观的静态性，缺乏时空上的限定（牟永福、赵美夫，2003）等。

二、国内弱势群体精神健康研究的发文趋势

国内精神健康研究起步较早，早期研究受国外影响较大，多从生物医学、病理学、心理学角度考察研究对象的精神健康程度。研究对象包括各类临床疾病患者（李洪，1977；龙式昭，1976）、儿童（刘协和，1975；许明定，1977）、老年人（赵中平，1986；周中焕等，1987）等群体。随后，精神健康研究范围逐渐扩大，精神健康的社会成因（肖汉仕，2009；胡荣、陈斯诗，2012）、影响因素（胡子祥，2009；刘玉兰，2011；吴敏等，2011）备受关注。而研究对象也扩大到外来务工人员（郭星华、才凤伟，2012）、妇女（高燕秋、Jacka，2012）、流动儿童（何雪松等，2008；刘玉兰，2012）、农村居

民（张云武，2013）、城市居民、同性恋者等群体。

从弱势群体与精神健康研究对象的变迁可看出，弱势群体是精神健康研究的主要研究对象。国内关于精神健康的研究最早源于医学和心理学，大多采用量化方法开展研究。随着社会变革速度的加快和阶层分化的加剧，转型期中国社会居民的精神健康状况也越来越引起社会的关注。尤其是各类社会弱势群体，他们所承受的心理压力更为沉重，精神健康状况复杂而矛盾，潜伏着不稳定因素。

截至2018年11月，本研究将已有文献提及的12类弱势群体（包括精神病患者、下岗职工、残疾人、汶川灾民、农民工、妇女、蚁族、青少年、同性恋者、老年人、失独家庭、移民）的精神或心理限定在"主题"字段，在CNKI中国知网数据库进行检索，筛选出80 666篇相关文献作为分析样本。

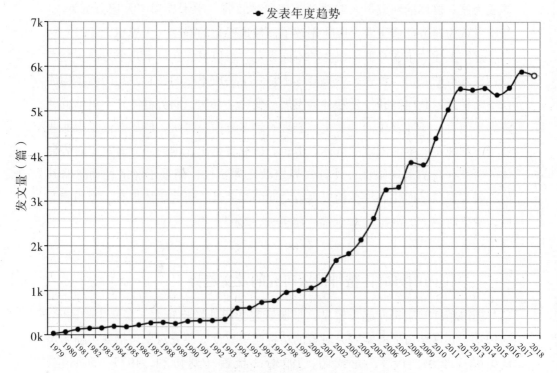

图 2-1　国内弱势群体精神健康研究发文趋势图

20世纪60年代起，国内就陆续有研究者对弱势群体精神健康做出研究。早期阶段研究发展较为缓慢，发文数量不多。进入90年代后，研究发展速度开始加快。2000年后，发文数量呈指数增长，弱势群体精神健康研究领域有了一系列丰硕的研究成果。

三、国内弱势群体精神健康研究的学科分布

国内弱势群体精神健康研究范围横跨多个不同学科。在心理学、医学、精神病学研究基础上，辐射到教育学，其中涵盖初等、中等、高等、成人教育等不同教育阶段，涉及思想政治、职业教育等不同教育方向，为改善弱势群体精神健康提供策略。社会学视角除了关注弱势群体的精神健康现状，更注重从社会背景分析弱势群体精神健康的影响因素，并从政治、政策、法规等方面探索改善对策。除此以外，国内弱势群体精神健康研究在文学、新闻传播等学科的研究中也有所体现。近年来，随着媒介技术的发展，一些研究开始转向探究弱势群体的精神健康与媒体使用的相关关系。

表 2-1 国内弱势群体精神健康研究学科分布

排名	学科	发文数量	排名	学科	发文数量
1	教育学	15 491	11	法学	1 598
2	心理学	11 662	12	公关管理学	731
3	临床医学	9 455	13	城乡规划与市政	705
4	社会学	8 463	14	建筑科学	649
5	护理学	6 108	15	马克思主义学	621
6	政治学	3 187	16	新闻传播学	621
7	体育学	2 896	17	城市经济	588
8	公共卫生与预防科学	2 722	18	农业经济	541
9	文学	2 198	19	美术	499
10	基础医学	1 767	20	中医与西医结合	458

四、国内弱势群体精神健康研究的热点分析

弱势群体精神健康研究的对象既有传统的生理性弱势群体，又敏锐地关注到社会转型期新生的政策性弱势群体，拓宽了弱势群体精神健康研究的视野。其中涉及青少年、儿童、农民工和老年人的研究文献最为丰富。除此之外，城乡失业贫困人口，包括在经济体制转轨过程中出现的城市失业人员、下岗工

人、再就业困难的劳动者和农民（陈世放，2003；申晓梅，2003；周沛，2000），由于处在失业、疾病、贫困等重重问题的困扰之下，在心理上很容易产生自卑、仇视社会、急躁、悲观失望以及情绪不稳定等消极现象（张蕾，2007）。在经济、心理、就业上处于弱势地位的高校女大学生；晚年生活不容乐观的农村丧偶女性；身心负重的农村留守妇女同样令人关注。此外，诸如同性恋群体、艾滋病患者等社会边缘群体由于游离于社会主流生活空间之外，易产生紧张、抑郁的情绪，甚至行为偏差（向德平、吴丹，2010）。

表 2 - 2　国内弱势群体精神健康研究关键词分布（词频≥200）

关键词	频数	关键词	频数	关键词	频数
青少年	5 362	农民工	762	空巢老人	428
儿童	3 971	教育	730	影响	426
心理健康	3 532	新生代农民工	717	社会工作	423
留守儿童	2 257	心理理论	701	初中生	418
精神分裂症	1 538	心理干预	678	干预	405
对策	1 408	心理问题	661	大学生	399
影响因素	1 162	精神病患者	659	心理弹性	398
老年人	1 156	抑郁	622	中学生	390
精神病	1 109	农村	617	网络成瘾	381
护理	992	农村留守儿童	610	抗精神病药物	374
心理	953	心理健康教育	548	精神疾病	374
社会支持	913	生活质量	521	应对方式	370
幼儿	888	流动儿童	503	—	—
心理护理	852	焦虑	486	—	—

（一）青少年群体的精神健康研究

从国内弱势群体精神健康研究关键词分析可知，青少年群体是弱势群体精神研究的主要对象。通过主题搜索，知网中约有 42 005 篇青少年群体精神健康研究的相关文献，占比超过总搜索文献的一半。

表 2 - 3　青少年群体精神健康研究关键词分布（词频≥200）

关键词	频数	关键词	频数	关键词	频数
青少年	4 741	中小学生	537	策略	363
心理健康	3 369	培养	525	原因	362
中学生	3 089	心理	524	成因	358
初中生	1 690	教育	503	厌学	317
高中生	1 418	影响因素	483	抑郁	310
小学生	1 298	心理素质	458	焦虑	302
对策	1 230	网络成瘾	422	影响	301
心理健康教育	1 158	应对方式	397	自尊	289
学生	934	心理障碍	377	—	—
体育教学	557	精神卫生	376	—	—

　　青少年群体的精神健康研究中，初中生、高中生是主要的研究对象。他们的心理健康、精神卫生问题备受研究者关注。基于青少年群体心理现状，如焦虑、抑郁、自尊、人格、精神分裂、性心理、心理弹性、心理韧性等心理问题的研究占据青少年精神健康研究的主流。研究涉及 Yoni 测验、《症状自评量表》（SCL - 90）①、《焦虑自评量表》（SAS）、《Spence 儿童焦虑量表》、《儿童抑郁自评》（CDI）、《抑郁量表》（CES - D）等多种心理、精神分析学或社会学量表。其中，不少研究着重从青少年网络成瘾、犯罪等极端行为分析其心理成因。在青少年群体精神健康的影响因素研究中，生活事件、社会支持、家庭、网络等是重要的影响因素。青少年群体对待成长过程中出现的心理问题的应对方式、青少年心理问题干预策略成为研究重点。近期学界开始关注青少年网络媒体使用与心理健康的关系。青少年通过在虚拟社区的自我呈现与陌生人互动社交，争夺话语的主导权获得狂欢的情感体验，从而获得社会支持和认同感。在虚拟社交中，假想观众的回应影响着青少年亲密感和疏离感的感知和判断，最终作用于青少年的自我效能感，对其精神状况产生正面或负面的影响。

　　对此，针对青少年群体精神健康培养展开的素质教育、心理健康教育、思想政治教育话题热度不减。相当一部分研究通过弘扬雷锋精神、爱国主义等社

①　《症状自评量表》（SCL - 90）是目前世界上使用最为广泛的精神健康测量量表之一。该量表有 90 个项目 9 个因子（躯体化、强迫、人际关系、抑郁、焦虑、敌对性、恐怖、偏执和精神病性）。各项目均采用 5 级评分（从无到严重），得分越高表明精神健康问题越严重。《症状自评量表》在精神健康疾病的临床诊治中发挥了重要作用。

会主义精神文明，试图丰富青少年的德育建设。也有一些研究尝试从青少年青春期心理出发，研究更符合这一时期青少年心理的教学方式，当中涉及诸如语文、体育等学科教学。

（二）老年人群体的精神健康研究

老年人因其生理、心理上的衰退成为弱势群体精神健康研究的重要研究对象。知网搜索共有 16 038 篇老年人群体精神健康的相关文献。相较于青少年精神健康研究多从医学、心理学、精神分析学、社会学和教育学展开，老年人群体精神健康研究主要侧重在心理学、精神病学、社会学和公共政策等学科领域。

表 2-4　老年人群体精神健康研究关键词分布（词频≥90）

关键词	频数	关键词	频数	关键词	频数
老（年）人	3 175	抑郁	233	主观幸福感	127
心理健康	776	失独老人	203	健康	117
空巢老人	442	精神赡养	183	心理问题	116
护理	399	居家养老	177	需求	121
心理护理	397	对策	173	养老模式	121
影响因素	390	心理	172	精神需求	109
社会支持	374	老年患者	159	焦虑	107
生活质量	341	社会工作	156	心理需求	102
老龄化	335	家庭养老	149	养老保障	100
人口老龄化	289	养老	143	心理干预	92
农村	248	养老机构	141	社区养老	92
老年	244	精神慰藉	140	—	—
社区	236	农村老年人	134	—	—

国内老年人群体精神健康研究较为成熟，相关研究从经济地位、社会结构等角度将老年人群细分为城市/农村空巢老人、失独老人、留守老人、高龄老人、失能老人等。研究立足于社会人口老龄化，具有更多政策探索的意义。老年人的生活质量、身体素质、社会支持对其精神健康影响较大。一方面，许多老年人饱受痴呆、阿尔茨海默病、认知功能障碍等精神疾病的困扰，生理上处于严重弱势困境；另一方面，社会养老问题日趋严峻，养老模式、养老服务、

养老保障难以满足当前养老需求。老年人心理护理、精神赡养、精神慰藉易被忽略。一部分老年人甚至遭受性心理危机，出现性压抑状况。关于老年人生活质量、抑郁状况、主观幸福感的调查比较多，《老年人心理健康量表》、《心理韧性量表》、《社会支持评定量表》、《生活质量综合评定问卷》（GQOLI－74）、《症状自评量表》（SCL－90）、《健康状况调查问卷》（Short form 36 health survey questionnaire，SF－36）、《医院焦虑抑郁量表》（Hos-pital anxiety and depression scale，HAD）、《纽芬兰纪念大学幸福度量表》（MUNSH）等量表问卷及一些自编问卷被广泛运用。除了居家养老的老年人心理精神备受关注外，养老院、老年公寓等养老机构中的老年人的精神健康问题同样引发研究者讨论。此类研究多从社会学角度关注老年人的精神健康，并尝试从社区建设、社会工作方面促进老年人的精神健康发展。

（三）农民工群体的精神健康研究

农民工是弱势群体精神健康研究的主要对象之一。7 152 篇农民工群体精神健康研究的相关文献约占国内弱势群体精神健康研究总搜索文献量的8.9%。

表2－5　农民工群体精神健康研究关键词分布（词频≥60）

关键词	频数	关键词	频数	关键词	频数
农民工	1 836	影响因素	145	流动人口	78
新生代农民工	1 630	城镇化	138	人力资本	77
城市融入	657	城市化	133	困境	72
社会融入	280	社会融合	120	社会排斥	69
对策	267	社会资本	99	新型城镇化	69
市民化	244	融入城市	98	社会保障	68
农民工子女	193	农民工随迁子女	93	现状	67
社会支持	190	新生代	86	社会适应	66
思想政治教育	172	主观幸福感	82	社会工作	62
心理健康	168	和谐社会	80	精神文化生活	61

不同于青少年和老年人群体的研究，农民工群体精神健康的研究在社会学领域的著述更为集中。相关研究以农民工群体精神健康为基础，偏重探讨城乡二元结构下农民工群体在城市（镇）化过程中的精神状态、精神文化生活及

可能遭受的心理问题。农民工群体不仅遭遇就业方面的压力，同时面临城市融入、城市适应、社会融入、身份认同、社会排斥等困扰。人力资本、社会资本、社会支持、社会保障话题是研究热点。

农民工群体精神健康研究的对象具有时代更替性。随着城市的发展和代际的更替，新生代农民工相较于第一代农民工在物质及精神需求方面更具时代特色，其精神健康也引起了学者的关注。最近几年，研究从调查新生代农民工的精神健康状况转向重点解决精神困扰的对策研究，尝试从社会支持和自我效能方面提出解决方案。社会支持层面更注重新生代农民工的心理健康疏导，消除对心理问题的自卑感和对心理求助的排斥。自我效能层面针对网络媒体环境下新生代农民工的高投入现状，及时进行风险教育，提高其媒介素养，从而发挥社交媒体缓解孤独感、焦虑感的最大效能。

农民工群体精神健康研究的外延不断拓展。研究不局限于对农民工群体的探讨，由农民工衍生的返乡农民工、留守儿童、流动儿童、农民工随迁子女的精神健康问题也获得学界关注。

农民工群体精神健康研究重视对农民工及相关群体的精神健康现状的调查，以探究影响因素的作用效果。《社会支持评定量表》、《症状自评量表》（SCL-90）、《知觉压力量表》（PSS）、《自我效能感量表》（GSES）、《自尊量表》（SES）等量表是调查常用量表。

（四）移民群体的精神健康研究

随着经济发展、自然环境的不断变化，国内移民群体不断增多。相对于原居地居民，移民群体在适应新环境过程中常处于弱势地位。知网搜索中移民群体精神健康研究共有相关文献 5 028 篇，约占国内弱势群体精神健康研究总搜索文献量的 6.2%。

表 2-6　移民群体精神健康研究关键词分布（词频≥35）

关键词	频数	关键词	频数	关键词	频数
移民	346	认同	74	身份	49
身份认同	170	心理健康	73	文化多元主义	45
生态移民	142	文化身份	73	国家认同	43
社会融入	137	美国	67	城市融入	42
社会适应	132	影响因素	62	移民文学	41

（续上表）

关键词	频数	关键词	频数	关键词	频数
文化适应	128	农民工	60	城市新移民	39
严歌苓	119	三峡移民	59	族群认同	39
文化认同	112	社会支持	55	多元主义	37
新移民文学	89	新移民	49	适应	35
社会融合	77	水库移民	49	—	—

国内移民群体组成较为复杂。由环境变迁而来的生态移民如三峡移民、水库移民是学界关注的焦点。民族、种族差异如新疆维吾尔族移民、海外华人、中国南方城市中的黑人移民等移民群体的精神健康问题也引起了研究者的关注。此外，新移民、移民群体中的女性群体以及移民中的青少年、儿童群体也是研究的焦点。

与农民工群体的城乡迁移研究相类似，不少移民群体精神健康研究的文献着力于研究移民群体在适应新环境时的精神状况及其影响因素和解决对策。移民群体的身份认同、社会支持、社会适应、城市融入、社会融合是研究的主要方向。但不同于农民工群体的是，移民群体的研究增加了文化差异意义上的分析。移民群体伴生的多元文化冲突问题、跨文化适应问题、文化认同问题、宗教信仰问题，使得移民群体的精神健康研究更具跨文化视野。

此外，移民群体精神健康研究在文学领域多有涉猎。移民/新移民小说中移民人物的心理分析也成为移民群体精神健康研究的新方向。华裔作家严歌苓、谭恩美，美国作家飞利浦·罗斯等人的移民文学作品成为不少研究者研究移民群体精神健康的参考依据。

（五）同性恋群体的精神健康研究

长期以来，同性恋群体处于隐匿而又边缘化的生存状态。他们游离于主流话语表达圈外，内心压抑苦闷却又缺少情感宣泄的机会，精神健康状况堪忧。众多研究者开展了对同性恋群体的精神健康研究，知网搜索到相关文献1 528篇。

表2-7 同性恋群体精神健康研究关键词分布（词频≥5）

关键词	频数	关键词	频数	关键词	频数
同性恋	149	影响因素	14	妇女主义	9
艾滋病	38	高校	13	身份	8
大学生	37	男同性恋	12	边缘人	8
同性恋者	14	抑郁	12	男男性接触者	8
性取向	17	同性婚姻	12	性观念	7
白先勇	17	焦虑	12	社会支持	6
精神分析	17	性别角色	11	歧视	6
酷儿理论	16	青少年	11	后现代主义	6
成因	15	性心理	11	人性	5
女同性恋	15	性行为	10	—	—
女性主义	15	心理咨询	10	—	—

　　同性恋群体的精神健康研究是在性学研究基础上发展而来的。性别、性取向、性心理、性行为、性观念、性教育是同性恋群体精神健康研究的常态议题。在研究的早期阶段，同性恋的病理化认定是主流。因此，同性恋群体是否属于性变态群体，他们是否存在性心理障碍常常成为争议的焦点。随着社会对同性恋群体的去污名化，同性恋群体的精神健康得到越来越多学者的关注。同性恋群体的精神健康研究对象既包括男同性恋者，也包括女同性恋者，大学生成为同性恋群体研究的主要目标人群。同妻作为与同性恋群体关系密切的人群也受到一定关注。

　　随着同性恋现象社会曝光度的不断提高，同性恋群体的精神健康研究逐步从单纯探讨同性恋群体的性心理问题，转变为对同性恋群体的精神关怀。研究从酷儿理论、女性主义、后现代主义、生命历程等视角分析同性恋群体抑郁、焦虑、被歧视、被边缘化的精神健康现状，并积极探讨相关影响因素，试图为疏导、改善同性恋群体的精神健康状况做出努力。

　　同性恋群体的精神健康研究在文学领域也有所涉及。严歌苓、白先勇、王尔德、田纳西·威廉斯等创作的同性恋文学作品受到不少学者的关注。部分研究尝试通过文学作品中的同性恋形象，对其展现的同性恋群体的精神状态做出分析。

（六）失独家庭的精神健康研究

在知网主题搜索中，共有 563 篇相关文献研究失独家庭的精神健康状况。失独家庭精神健康研究起步较晚。失独群体进入大众视野始于 21 世纪初，当时定义为"大龄独生子女意外伤亡"群体。研究提出应对这一群体进行经济补偿和精神关爱的建议（王秀银等，2001）。失独家庭的生存困境经媒体报道，开始引起社会广泛关注，但 2010 年后相关的研究才逐渐增多。

表 2 - 8　失独家庭精神健康研究关键词分布（词频≥7）

关键词	频数	关键词	频数	关键词	频数
失独家庭	420	心理健康	19	农村	9
养老保障	62	精神慰藉	18	独生子女家庭	7
社会支持	46	社会救助	17	心理弹性	7
社会保障	21	对策	15	影响因素	7
社会工作	20	失独老人	15	社会支持网络	7
养老问题	20	养老困境	14	心理援助	7
计划生育	19	个案工作	11	需求	7
独生子女	19	抑郁	10	救助	7

失独家庭精神健康研究主要从失独家庭养老问题切入，通过调查分析失独家庭的精神健康状况，展现失独家庭面临的心理、养老等困境，进而提出如心理干预、心理援助、社会工作介入等对策，研究具有很强的实操性。具体而言，从计划生育、养老保障等宏观政策，到失独家庭社会救助、社会支持、社会保障等方面进行研究剖析，涉及经济扶助、法律援助、心理救助、社会帮扶，希望借此使失独家庭的权益保障和精神健康受到关注。失独家庭不仅需要解决养老问题，其心理需求、精神慰藉、人文关怀也不容忽视。在此基础上，围绕失独家庭展开的社会工作研究成为解决失独家庭精神健康问题的主要突破口。

（七）蚁族群体的精神健康研究

"蚁族"是对大学毕业生低收入聚居群体的形象比喻。蚁族群体研究始于 2009 年。学者廉思第一次以"蚁族"对该群体进行命名，并开展了实地调研。知网中共搜索到蚁族群体的精神健康研究文献 113 篇。

表 2 - 9　蚁族群体精神健康研究关键词分布（词频 ≥ 2）

关键词	频数	关键词	频数	关键词	频数
蚁族	57	受众	3	《蜗居》	2
大学毕业生	8	蜗居	3	聚居群体	2
思想政治教育	7	主观幸福感	3	低收入群体	2
大学生	6	就业	3	社会危机	2
对策	4	理性人假设	2	非经济效益	2
社会支持	4	经济收益	2	生存状况	2
心理	3	心理弹性	2	社会排斥	2
身份认同	3	工作幸福感	2	社会融入	2
幸福感	3	就业指导	2	住房保障	2

　　蚁族群体的精神健康研究多从蚁族群体的心理结构、心理弹性、心理健康状况等心理分析入手进行相关实证调查研究。此外，有研究提出用幸福感的指标测量蚁族群体的精神状态。《症状自评量表》（SCL - 90）《社会支持评定量表》《心理弹性量表》和《主观幸福感量表》等量表也是惯常采用的测量工具，以此探究蚁族群体的主观幸福感、工作幸福感与自尊、社会公平感、社会支持等的相关关系。基于蚁族群体的精神健康现状，有研究着力于分析该群体面临的社会排斥、蜗居城中村等生存窘境。另有不少研究通过分析蚁族群体的身份认同、就业压力、社会支持、经济收益、社会融入等情况，探究影响蚁族群体精神状况的因素。

　　为了提升蚁族群体的精神健康水平，相关的对策性研究也多有呈现。从宏观层面上，蚁族群体的思想政治教育、就业指导、住房保障等对策的提出为改善该群体的生活质量提供了指引。从微观层面上，心理调适研究、群体关怀研究可以为缓解该群体的心理压力和焦虑情绪提供帮助。

五、国内弱势群体精神健康研究的作者及机构分析

　　国内弱势群体的精神健康研究既有团队研究，又有个人研究。但无论是团队研究还是个人研究，相互之间的联系比较松散，研究领域较为分散。中南大学湘雅二医院的学者苏林雁发表了 69 篇论文，在发文量排行榜上独占鳌头。苏林雁在幼儿、儿童、青少年等弱势群体的抑郁、情绪障碍、精神分裂等领域的研究著述颇丰。此外，还有 19 位学者发文量高于 20 篇，在弱势群体精神健康研究中相对高产。

表 2 - 10　国内弱势群体精神健康研究重要作者发文分布

排名	作者	发文篇数	排名	作者	发文篇数
1	苏林雁	69	11	张大均	33
2	静进	65	12	林崇德	33
3	苏彦捷	58	13	杜亚松	31
4	刘振寰	57	14	伍新春	30
5	方晓义	54	15	张卫	26
6	周宗奎	46	16	林丹华	25
7	张文新	43	17	孙晓军	24
8	桑标	42	18	郑毅	23
9	王玉凤	36	19	刘爱书	22
10	陶芳标	34	20	张大均	21

国内弱势群体精神健康研究以个体研究为主，研究机构间联系较为松散，合作程度较低。国内研究学者主要集中在高校，其中师范类院校的学者对弱势群体精神健康的关注度更高。共有 11 所机构发文数量超过 500 篇。

表 2 - 11　国内弱势群体精神健康研究机构发文分布

排名	研究机构	发文篇数	排名	研究机构	发文篇数
1	华东师范大学	1 194	11	福建师范大学	510
2	南京师范大学	924	12	陕西师范大学	473
3	华中师范大学	924	13	上海师范大学	457
4	北京师范大学	884	14	辽宁师范大学	455
5	西南大学	842	15	山东大学	450
6	山东师范大学	676	16	中南大学	399
7	湖南师范大学	645	17	吉林大学	385
8	东北师范大学	610	18	河南大学	361
9	苏州大学	572	19	郑州大学	351
10	北京大学	536	20	华中科技大学	340

六、国内弱势群体精神健康研究述评

近年来，国内对于弱势群体精神健康的研究逐渐深入。

第一，研究领域横跨医学、心理学、社会学、法学、教育学等多个领域，但研究题材仍显单一，对弱势群体的关注主要还是在经济、政策、法律和教育等方面，对于精神健康的关注较少。对弱势群体精神健康的研究也多停留在简单的现状调查、精神状态测量及成因分析，且主要集中于某一学科专业领域，学科间缺乏合作交流。

第二，弱势群体精神健康研究的对象在不断扩大，既包括老年人、残疾人等生理弱势群体，也包括下岗职工、城市务工人员、农村留守群体、同性恋者等特殊社会群体乃至边缘群体。

第三，纯理论型研究相对偏多，缺乏有广泛社会影响的经验调查，尚未很好地总结改善弱势群体精神健康问题的实践经验和教训。近年来，采用实证调查的方法测量弱势群体的精神状况的研究开始增多，但所使用的量表大多借鉴国外症状自评量表，不太切合中国弱势群体的实际情况。

第四，针对弱势群体中存在的精神健康问题多偏向于从宏观和外源视角寻找解决问题的方案，较少从微观和具体措施上提出有针对性的对策，因而可操作性不强。

第五，研究领域有待进一步拓展和细化。非生理性弱势群体包括诸多群体类型，研究有进一步细化的空间。对于弱势群体精神健康问题的研究不能仅仅停留于一般性问题的研究和探讨，而应该深入经济、政治、文化、社会等领域开展研究。

七、国内外弱势群体精神健康研究的对比分析

（一）作者产出

从早期和近期的情况来看，国外研究者对弱势群体精神健康研究持续的时间并不长，个人成果也不算丰硕，基本上没有长期关注该主题的研究者，或者是没有长期关注一个群体的研究者。而国内的研究者在这个方面略胜一筹，以研究对象为界限的相关文献搜索中，每一群体核心研究者的文献数量都不少，研究者的学术方向明确并且研究持续时间较长。

（二）学科分布

国外的弱势群体精神研究是从医学和心理学研究起步的，尤其注重临床的症状和影响因素、影响机制的研究，即使经过早期阶段进入近期阶段，研究也

依然以医学和心理学为基础，社会学的研究所占比重不大。

不同的是，虽然国内对这个主题的关注在早期也是由医学研究引发的，但是在后续发展中逐渐转移到了社会学的范畴内。医学、心理学为社会学的研究提供了量表等工具和方法的支持，社会学的研究通过社会调查分析的手段对政府决策或者社会运行提供了有益的建议。

（三）研究方法

由于国外的研究大多与医学联系密切，因此研究者采用的多是定量的方法，包括实验法，在量表基础上衍生出来的问卷调查法，还有临床的观察监测。定性的研究方法常被视为定量方法的补充，例如访谈法。

国内的研究虽然也会利用较大规模的社会调查和深度访谈来发掘信息，但是所采用的具体定量方法比较单一，基本为问卷调查，较少使用实验法，所采用的外国量表也很少根据国内的实际情况进行调整。在某些弱势群体的相关文献当中，思辨性的研究则成为主流。

（四）研究对象

从研究对象来看，国外研究和国内研究对于弱势群体的定义存在差异。国外学者对于弱势群体的定义较为宽泛，相对而言研究对象更为广泛。在医学领域，各种重大病症的临床患者和残疾人等生理性弱势群体是研究者的重点关注对象。在社会学领域，妇女儿童等传统弱势群体和因为社会变迁而产生的贫民、无家可归者、难民、罪犯等弱势群体也受到很高的关注。此外，重大社会事件的受害者如"9·11"事件受害者也是研究的对象之一。

国内的研究者则在传统弱势群体之外更加关注中国特有的、某些政策和社会因素造成的弱势群体，如失独家庭、"蚁族"、农民工等，和国外的主要研究对象组成相差较大。

（五）研究视角

国外的研究与医学、心理学等关系更为密切，因此对精神问题的表现、程度、成因、影响机制等本质内容有着更加深入的研究，试图将精神问题的产生和演变的过程阐述清楚，并在医学原理或者心理学原理的基础上为政府决策和社会支持提供建议。而国内的研究更加重视应用性的部分，对精神问题的基础性描述更多，学理分析较少，着重分析弱势群体的社会诉求以及政府、社会和个人对改善弱势群体的精神健康状况的相应对策。在国外研究中，研究人员注重跨学科领域的研究，多数研究不仅仅局限于心理学或医学领域，更多与管理学、社会学相结合，甚至与自然科学相结合。反观国内研究，跨学科研究能力相对较弱。

八、未来的研究探索

从上述对比来看，国内研究可以在多个方面借鉴国外经验。

首先，在学科的跨度上增强研究的理论基础，加强学科融合，开阔研究视野。甚至可以借鉴国外研究中的新领域、新视野，尝试将自然科学中的相关知识引入社会科学的研究之中，进一步开辟出新的研究视角。

其次，国内研究根据国情重点关注某些研究对象的同时，仍有一些弱势群体的研究尚处于空白状态，可以借鉴国外的研究经验，引入对于细分人群的研究。同时拓宽领域，尝试开展跨国家和地区的比较研究。例如，可以选择不同地区的同一类弱势群体进行比较研究；或者选择某一类弱势群体，跟踪其在不同时期不同地区的精神健康状况，进而研究群体精神健康的发展模式与趋势。

再次，国内的研究者可以在研究方法上借鉴国外的研究经验。例如，可以增加实验法在研究中的使用，以获得更加精确的信息。也可以在问卷调查中借鉴成熟量表，并根据中国国情对量表的内容和标准做出相应的调整，以使其反映更准确。

最后，无论是精神健康的社会干预还是弱势群体的救助，都应该积极吸取国外有益的经验。通过对西方现有弱势群体精神健康救助机制的比较和研究，再结合我国的传统文化理念，提出适合我国弱势群体精神救助的有效机制。弱势群体的救助已经不再仅仅停留在物质层面，越来越多的研究开始真正从精神层面关照弱势群体。人性化救助、改变观念歧视、开展伦理救助受到越来越多的重视。

第三章　青少年群体：精神健康与学校教育

一、研究背景

自改革开放以来，我国社会结构和文化环境发生重大变迁，青少年的成长环境极易受到外界不良因素的干扰与破坏，由此导致的青少年不良精神健康状况越来越严重。据中国青少年研究中心和共青团中央国际联络部发布的《中国青年发展报告》称，中国17岁以下的青少年儿童中，受各种情绪障碍和行为问题困扰的人数已经达到3 000万。[①] 浙江省心理卫生工作者对全省城乡不同类型学校2 961名大中小学生进行精神健康状况测查，发现占总数16.7%的学生存在严重的精神健康问题，其中初中生为13.67%，高中生为18.7%，而大学生高达25.39%。[②] 上海社科院《当前上海未成年人思想道德建设状况的调研报告》显示，上海中小学生的心理障碍患病率高达21.6%～32%，主要集中在升学压力、人际交往、早恋几个方面；在上海14～16岁的未成年人中，4.7%的人存在抑郁症，更有少数学生因压力产生了精神问题。[③] 根据广州市卫生计生委公布的数据，目前广州市登记在册的严重精神障碍患者约5万名，起病年龄小于18岁的占四成。[④] 在现实生活中，由于心理障碍导致的个体或群体自杀行为，伤害虐待以及谋杀他人等违法犯罪行为屡见不鲜，给校园环境带来不良的影响。比如，2004年震惊全国的马加爵事件，其杀人动机也是源自自身强烈压抑的情绪以及扭曲的人生观。2010年发生在浙江丽水的QQ群相约自杀事件也引起了人们对青少年精神健康的积极关注。还有不少因网瘾导致

---

① 代丽丽. 中国17岁以下青少年有3 000万存在情绪障碍　儿童有心理疾病须及时治疗. 北京晚报，2018－05－25.

② 刘春来，郭德华. (2007) 高校心理健康教育的策略与方法. 江西教育科研，(11)：29－30.

③ 杨雄. 上海未成年人思想道德建设状况调研. 新民周刊，2004－05－27.

④ 张秀丽，罗阳辉. 广州在册严重精神障碍患者约5万人. 信息时报，2018－11－05.

的青少年犯罪案件。在人们对青少年因精神健康问题最终走上违法犯罪道路而唏嘘不已时，精神健康教育工作者也在对学校的精神健康教育进行深刻反思，积极思考适合我国青少年精神健康教育的方法与内容，探索中国的精神健康教育出路。

精神健康教育对于提高全体学生的精神健康水平和心理素质具有非常重要的意义。早在 1999 年，《中共中央国务院关于深化教育改革，全面推进素质教育的决定》已经明确指出，要加强学生的心理健康教育，培养学生坚韧不拔的意志和艰苦奋斗的精神，增强青少年适应社会生活的能力。① 学生精神健康水平和心理素质的提高是一项系统性工程，需要调动自上而下的多方力量，协调学校、家庭和社会机构等不同主体参与其中。精神健康素养可以通过适应性指标和发展性指标来测量。适应性指标是指个体能够适应社会的健康心理表现，如个体出现嫉妒、焦虑、自杀倾向等心理问题时，则说明个体没有达到适应性指标的要求；发展性指标是指个体的智力因素和非智力因素（人格因素）能达到正常心理水平，其中智力因素包括感知觉能力（特别是观察能力）、记忆能力、想象能力、思维能力、言语能力和操作技能，良好的非智力因素或人格因素，主要包括健康的情感、坚韧不拔的意志、积极的兴趣、稳定的动机、崇高的理想、刚毅的性格和良好的习惯等（林崇德等，2003）。适应性指标才是精神健康教育的根本指标。也有研究者将精神健康教育的目标划分为心理潜能开发、心理保健和适应发展目标三大类，其实质只是将心理潜能开发从发展性指标中抽离出来，归根到底是适应性和发展性两个指标。

目前，国内各级各类学校开展精神健康活动主要通过以下途径来完成：①开设面向全体学生的、以心理学知识介绍为主的相关课程，提供必要的心理健康辅导，提高学生的自我认知水平和抗压能力；②开展形式多样的主题参与活动，根据学生面临的阶段性心理困扰，设计相应的课外活动，强调在团队活动中疏解情结、开阔胸怀；③将心理学知识融入专业知识的学习之中，以润物细无声的方式在日常教学过程中进行相关心理卫生知识的渗透教育；④设置专门的心理咨询诊室，可以通过一对一的方式对有严重精神健康困扰的学生提供专业化的咨询诊治，及时有效地干预他们的高危行为；⑤定期开展心理咨询热线，可以通过匿名的方式，便捷高效地为学生提供在线的心理咨询服务；⑥焦点小组讨论，可以将一组有类似心理困扰的学生召集在一起，以头脑风暴的方

① 中华人民共和国教育部. 中共中央国务院关于深化教育改革，全面推进素质教育的决定. 1999 – 06 – 13. http：//old. moe. gov. cn/publicfiles/business/htmlfiles/moe/moe_177/200407/2478. html.

式共同分析心理问题来源、剖析解决问题的现实途径。

总之，精神健康教育的方式或途径有多种形式。多数学者认为学校开展精神健康教育应该把多种途径结合起来，同时又应根据学生具体存在的实际问题有所侧重，为共同促进学生的精神健康、开发学生的潜能提供服务，而不是盲目地强调某一种途径或方式，更不能以一种途径或方式代替另一种途径或方式。

二、文献综述

（一）概念辨析

目前学界对于"青少年精神健康教育"的定义存在多种看法，尤其对"青少年"的内涵与外延尚未理清。有些学者将青少年限定在 12 至 18 岁之间的未成年人，主要涵盖了初中生和高中生（涂敏霞，2006）。有些学者将 18 岁以上的大学生群体也包含在内（马艾华等，2010）。还有些学者将青少年定义在 14 岁以上（张晓娟，2013）。这充分反映了研究人员对此概念的理解存在较大的差异。因此，有必要从更加权威的机构寻找界定的依据。《现代汉语词典》将青年界定为 15、16 岁到 30 岁左右的人生阶段。[1] 中共中央、国务院印发的《中长期青年发展规划（2016—2025 年）》中青年的年龄范围是 14 岁至 35 周岁。[2] 联合国发布的《世界青年报告》中的青年定义为 15 到 24 岁之间的人群；[3] 联合国下属的教科文组织虽然在国际一级活动中遵循了上述标准，但也认为在开展青年活动时，应该根据具体情况使用不同的青年定义[4]，并强调青年是一个不断演变的混杂群体，"年轻"的体验因地区不同而有巨大差异，甚至在国家内部也差异明显。[5] 另外，在我国法律文件中，虽对青少年的概念未予以明确的界定，但《刑法》规定 14 岁为承担刑事责任的起始年龄。

青年的年龄界定在不同的研究领域存在较大差异，很难做到完全统一。本研究认为可以从另一个角度考量青少年的界定，即以教育阶段来划分。在同等

---

[1] 中国社会科学院语言研究所词典编辑室. (2012) 现代汉语词典（第六版）. 北京：商务印书馆.

[2] 新华社. 中共中央　国务院印发《中长期青年发展规划（2016—2025 年）》. 2017 – 04 – 13. http：//www. gov. cn/zhengce/2017 –04/13/content_5185555. htm#1.

[3] 联合国. 世界青年报告呼吁年轻人的参与. 2013 – 01 – 22.

[4] 联合国教科文组织. 2013 年第 8 届青年论坛. 2013 – 10 – 29.

[5] 联合国教科文组织. 关于青年计划. http：//www. unesco. org/new/zh/social – and – human – sciences/themes/youth/about – youth/.

教育阶段内的人，虽然年龄上可能略有差别，但是在心理状态上基本是相似的，所以在本调查中将青少年划分为中学和大学两个教育阶段的学生群体。

对于精神健康教育，常见的提法有心理教育、心理素质教育、精神健康教育、心理辅导等。主张心理教育和心理素质教育这两种提法的学者认为，心理素质的好坏直接关系到学校教育的成效，因而学校精神健康教育的根本目的在于进行心理素质教育，如认为心理教育就是有目的地培养受教育者良好的心理素质和个性发展教育（沈贵鹏，1999）。另有学者指出，心理素质教育是教育者运用多种途径及手段，从学生的心理实际出发，有目的、有计划地对其心理素质的各个层面进行积极的教育与所需的辅导，从而提高受教育者的心理素质，促进其健康成长、迅速发展的一门崭新学科（肖汉仕，1996）。主张心理辅导这一提法的研究人员强调辅导与教育含义的区别，他们认为辅导与教育有以下三点区别：①辅导是自下而上的，是一种服务，而教育是从上而下的；②辅导是由内向外的，注重学生内在需求的满足和内在的潜能展现，而教育是由外向内的；③辅导关注的是每个学生的具体问题，重视个别差异和个别化对待，而教育则比较关心学生中共同存在的问题，重视共同性（张少杰，1996）。心理辅导是指学校辅导人员通过相关领域的专业知识和技能，给学生提供必要的心理咨询辅导服务，帮助学生全面认知自我、认识环境，根据自身条件确立有益于个人发展和社会进步的生活目标，使其克服成长中的障碍，在学习、工作及人际关系等各个方面，调整自己的行为，增强社会适应，做出明智的抉择，充分发挥自己的潜能（刘华山，2008）。综上所述，再结合国内外的理论成果与实践经验，本研究认为精神健康教育应是一种以发展性为主、矫正性为辅，以促进和维护学生精神健康为目的而形成学校、家庭和社会三位一体的多层次教育方式。

（二）青少年精神健康研究的现状

青少年是儿童向成年人过渡的特殊阶段，是形成稳定的自我概念和价值观的必经阶段。有些学者从埃里克森的自我同一性理论出发，认为同一性问题是青春期人格发展的核心，青少年需要在青春期克服自我同一性混乱的问题，形成稳定合理的自我感知和自我认识（蔡璐，2006）。因此青少年时期的精神健康尤为重要。自20世纪80年代，国内学者开始关注青少年的精神健康问题，至今仍是学界关注的热点。以"青少年"和"精神健康"或"心理健康"为关键词在知网上进行检索，可见研究成果相当丰硕，主要集中在教育学、心理学和社会学领域。

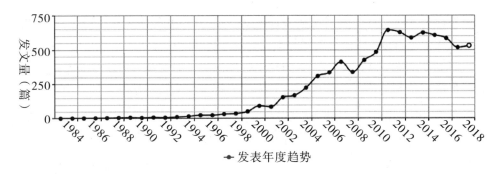

图 3 - 1 　青少年精神健康研究年度发文趋势

1. 青少年面临的主要精神健康问题及行为表现

从总体上看，国内学者对青少年精神健康的研究形成了两种不同的结论。一部分学者认为青少年精神健康水平处于中低等级（施向东等，2009）；而另一部分学者则认为青少年的精神健康水平良好（沈立德等，2009；林赞歌、邓远平，2011）。

根据既有的研究文献，青少年的精神健康问题主要表现为情绪困扰、社会交往障碍、青春期性心理困扰、婚恋择偶困境、网络成瘾问题（张大均，2008）。其中情绪困扰问题中焦虑、抑郁、强迫等是青少年群体中最为严重的负面情绪（姜哲等，2012；张晓娟，2013）。青少年处于学业紧张阶段，其所面临的学习和升学压力都会导致精神抑郁和焦虑（马艾华等，2010）。

社会性发展问题主要指青少年在对社会规范和社会责任的学习中所面临的问题（张大均，2008）。从青少年精神健康研究的热点关键词中可以看到青少年犯罪是学界一直关注的焦点。青少年犯罪团伙作案倾向明显。青少年在特殊的成长阶段，寻找认同是建立自我概念的途径，在犯罪过程中也有同样的表现，而且越是复杂的违法行为越需要多人相互配合协同作案（陈卫东、陈云凡，2009）。青少年犯罪有上升趋势，且向低龄化发展，偶然性、突发性、反复性特征凸显，作案时间分散（孔一，2006）。青少年情绪不稳定，容易冲动犯罪，并且在被教育后会产生逆反心理和报复心理。男性青少年的违法犯罪比率高于女性，女性青少年犯罪多起因于感情问题（钟其，2006）。

青少年正处于社交活跃时期，除了与家庭成员间的交往，还有师生间的交往、同伴之间的交往和异性之间的交往（贾德梅等，2011）。这是青少年获得和感知社会支持的重要途径。但是，一部分青春期的孩子因为害羞心理、恐惧心理、封闭心理等不愿意社交或羞于社交。同时青少年的社会经验不足，此阶段的社交能力和人际沟通能力欠缺，是人际关系敏感阶段。人际交往能力欠缺会造成青少年的强烈自卑感（李艺敏、李永鑫，2015）。性格内向的青少年在交友过程中更容易产生社交焦虑感（赵鑫等，2014）。社交焦虑高的学生更具有攻击性，人际交往影响到青少年的行为表现（刘卓娅等，2011）。

青春期的青少年随着生理上的变化，性意识开始萌芽，有了最基本的建立自己的心理性别的需求。但因为传统的保守观念，家长和学校对性方面的引导不够客观和全面，多是避而不谈。青少年缺乏性知识，对性的理解多来自于同伴，容易形成错误的性态度（范怡悦等，2014），且易产生性冲动，缺乏性安全保护意识（黄润龙等，2013）。

网络心理问题是在互联网和新媒体背景下产生的研究视角。在中国互联网络信息中心（CNNIC）2018年发布的《第41次中国互联网络发展状况统计报告》中显示，中国10至19岁年龄段的网民占总网民数的19.6%左右；从职业结构上看，学生占比25.4%。①青少年群体的上网行为值得关注。网络对青少年精神健康的影响可以表现在对青少年人际交往能力、价值观形成、网络成瘾等层面上。青少年在无法处理好人际关系和学习任务时，会产生逆反心理，选择逃避，匿名隐蔽的网络恰好给青少年提供了一个庇护所。青少年在网络中进行虚拟社交或者沉迷网络游戏逃避现实，相对于现实交往更能释放自己而不受约束，从而易造成对网络的依恋（江海，2015），而且在青少年中会更容易出现网恋等现象（涂敏霞，2006）。由于网络信息庞杂多样，缺乏有效的监控机制，其中不乏糟粕，对尚未形成稳定价值判断的青少年来说，会影响其正确的伦理道德观念的树立（向巍，2007）。

青少年的精神健康问题不容忽视。青少年的健康成长事关国家的未来、民族的希望。精神状况的畸形发展最终会导致青少年的行为失范，比如发生伤害他人、自残、自杀等危险行为。不仅危及青少年身心健康，还会对社会稳定造成威胁（马艾华等，2010）。

2. 青少年精神健康状况的性别差异和年龄差异

青少年的精神健康状况复杂，为了能更有针对性地对青少年进行疏导和教育，就要尽可能地判断青少年群体中的差异状况。目前学界对青少年群体的细化对比主要集中在性别差异和年龄差异方面，不过研究结论并不统一。

有学者认为女生的精神健康水平低于男生，在症状自评量表的测量中，女生的恐怖、抑郁、躯体化等因子均高于男生，其中恐怖因子表现最为明显，这也许是因为青春期的女生更为敏感（张晓玲等，2004；袁钦、冯姗姗，2010）。也有学者认为女生的精神健康水平高于男生，在强迫、偏执和精神病

---

① 中国互联网络信息中心（CNNIC）．第41次中国互联网络发展状况统计报告．2018 - 01 - 31．http：//cnnic.cn/gywm/xwzx/rdxw/201801/t20180131_70188.htm.

性因子上较为显著（张敏、王振勇，2001；雷榕等，2011）。另有部分研究则得出男女生的精神健康状况没有显著差异的结论（刘万里，2005）。

同样存在争议的是精神健康问题的年龄差异。一部分学者指出青少年的精神健康状况随着年龄的增长而恶化（樊富珉等，2001）。另有一部分学者的研究却呈现出相反的结论，即年龄越小的青少年心理状态反而差于年龄较长的（周芹、徐文艳，2004）。年龄较小的青少年性情不稳定，易产生精神健康问题，但同时，他们经历的事情较少，精神受到的刺激较少，产生精神健康问题的概率小。有学者进行了更为细致的对比，得出初三年级的学生和高三年级的学生比其他年级初高中生的精神健康状况都差的结论（刘万里，2005）。青少年的精神健康状况复杂，很难一概而论，需要具体情况具体分析。

3. 青少年精神健康问题的影响因素分析

青少年的精神健康状况与其自身的生理发展阶段特征密不可分。处于青春期的青少年性情不稳定，情绪波动快，其人格特征如自我评价、自尊、自我概念等都会影响精神健康状况。除此之外，青少年的归因风格也会对其精神健康的发展产生影响。如果常常将失败归因于自身的能力问题，就容易挫伤自信心，产生自卑心理；反之，如果认为失败的主要原因是没有付出足够的努力，则可能化被动为主动，不仅不会产生自卑的心理，还会在一定程度上激励自己奋发图强取得成功（徐勇，2006）。

有学者认为排除青少年的主观影响，对其精神健康状况影响最大的是家庭因素。青少年作为未成年人，其生活的主要环境是家庭，他们的情绪不仅和父母有关，还与他们所感受到的家庭氛围相关（樊富珉等，2001）。父母对青少年的精神健康状况的影响主要与他们自身的期望水平、管教方式相关。家庭影响主要和家庭结构、家庭氛围、家庭突发的危机事件相关。青少年在求学期间，学业压力和升学压力都会受到父母期望的影响。如果父母让其感受到过于强烈的期望就会增加他们的心理压力；如果父母在对待孩子时能给予充分的情感温暖，能让孩子的心理得到放松，抗挫折能力会大为提升，但是呵护过度会适得其反；而经常性的拒绝和否认会让孩子产生自卑心理（罗苑、齐平，2009）。青少年成长在家庭之中，家庭氛围会影响其情绪状态。活跃温暖的家庭氛围可以让青少年的情绪放松，相反，青少年的精神状态就会高度紧张，不利于压力的排解。家庭的突发性事件比如父母失业或其他状况引起的家庭经济状况突变，都会对青少年的精神状况造成影响。青少年遇到突发重大事件往往不够理性，容易产生悲观情绪。如果青少年成长于家庭结构不完整的单亲家庭，其情绪状态受到的影响更大。因为这些青少年更为敏感，遇事更容易自责，容易滋生叛逆心理和自卑心理（雷榕等，2011）。

排在家庭影响之后的是学校。学校对于学生而言就是社会的缩影。良好的学校校风和学校环境有助于青少年形成正确的价值标准。教师素质和教学方法都会对青少年的心理状态产生影响。与教师关系不融洽是造成青少年心理健康水平低的重要因素之一（樊富珉等，2001）。当学生遇到困难时首先想到的是向同伴倾诉，如果遇到没有办法解决的问题就会向家庭求助，教师除了教学对青少年心理健康的帮助作用并不明显（张晓娟，2013）。

社会对青少年精神健康的影响主要是通过社区和大众传媒发挥作用。青少年在社区中感受到的温暖和关心可以让青少年感知到社会支持。而大众传媒是青少年认识社会的重要途径。传媒刻画的社会图景和自身的亲身体会共同形成了青少年对社会的整体认识。社会中"黄赌毒"等不良风气和影视中的不良情节都会对青少年的精神健康和行为选择产生影响（巢欣，2005）。

4. 青少年精神健康研究的现实局限

青少年精神健康研究经过多年发展，已经产生了丰硕的研究成果，但也出现了后继乏力和研究瓶颈等问题。研究结论大同小异，难有突破和创新。研究方法上多采用横剖研究，少有纵贯研究，缺乏长时间的观察。对青少年群体中的弱势群体的关注度不够。为了方便找到调查对象，往往以某一学校的学生作为样本，忽略了非在校青少年群体。另外，对农村青少年和少数民族青少年的研究也较少。

（三）国内青少年精神健康教育的现状

青少年是社会的未来和希望，承载了国家和民族的发展愿景。他们的身心健康成长尤为重要。但青少年在从儿童过渡到成人的青春期是不良精神问题高发的阶段。在这个阶段青少年开始抽象思维，开始形成对自身的认识和定位。由于心智不成熟易受到外界和他人的影响，容易产生抑郁、焦虑、自卑和恐惧等不良情绪，出现逃避人际交往、社会适应性差、网络成瘾等精神健康问题，甚至有些青少年因为青春期没有形成健康的心理而走上了违法犯罪的道路。所以，为了预防和应对青少年可能出现的精神健康问题，开展积极有效的健康教育是十分必要的。

在中国知网数据库中以主题"青少年"并含"精神健康教育"或者"心理健康教育"以及"青少年犯罪""青少年抑郁""青少年焦虑"并含"教育"进行交叉检索，同时勾选同义词扩展，共检索得到 1 574 篇相关文献。利用 CiteSpace 软件的关键词共现分析可以发现，关于青少年精神健康教育的研究重点围绕在青少年的学校教育、家庭教育、法制教育、素质教育和思想政治教育展开。

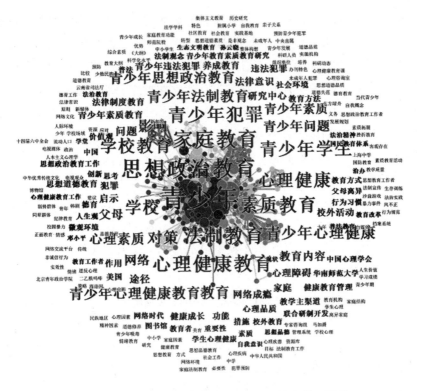

图 3－2　青少年精神健康教育研究的关键词共现图谱

1．青少年精神健康教育的概念和目标

教育部《中小学心理健康教育指导纲要（2012 年修订）》曾提出，中小学的心理健康教育是提高中小学生心理素质、促进其身心健康和谐发展的教育（贾丛源，2017）。很多人认同，青少年精神健康教育是以提升青少年心理素质，促进青少年心理健康，激发青少年积极心理情绪和增强青少年心理韧性为目的的教育。青少年应该拥有的健康心理包括良好的个性品德、顽强的意志、广泛的兴趣、创新的欲望、强烈的竞争意识、客观环境的适应能力、自我心理调节能力和灵活的思维能力。

2．青少年精神健康教育的理论基础

青少年精神健康教育的理论研究主要是从青少年的精神需求和心理发展阶段以及青少年的学习能力三方面入手的。经典理论包括马斯洛的需求层次理论、弗洛伊德的人格发展理论、皮亚杰的认知发展理论和塔尔德的社会模仿理论。

马斯洛将人的需求看作不同层次，按照从低到高的顺序排列分为生理需求、安全需求、社交需求、尊重需求和自我实现需求。人首先谋求低层次的需求，继而向高层次发展，并且只有在实现低层次的需求后才有满足高层次需求的可能（Maslow, Hirsh, Stein & Honigmann, 1945）。青少年在成长的过程中得到最基本的物质需求的满足后，便会寻求社交和尊重以及自我价值的实现。在对青少年的教育中要关注其精神需求，建立在被充分尊重基础上的精神状态是积极、正向的。

精神分析学派创始人弗洛伊德以身体的不同部位获得性冲动的满足为标准，将人格发展分为五个阶段：口唇期（0~1岁）、肛门期（1~3岁）、前生殖器期（3~7岁）、潜伏期（7岁至青春期）和青春期（性器官成熟后）。弗洛伊德强调童年经验在人格发展中的重要作用，精神或心理疾病的患者大多可以从早期的成长阶段中寻找病因（弗洛伊德，1984）。从弗洛伊德的人格发展理论出发的学者更加关注青少年人格发展的过程，注重青少年的早期教育和培养（吴佩杰，2007）。

认知发展理论认为人的思维方式、认知行为是随着年龄的增长不断发展变化的。皮亚杰将认知发展的过程分为四个阶段，代表人的认知结构的不断深入：第一个阶段是感知运动阶段，主要是0~2岁的儿童阶段，在这一阶段儿童通过感知运动图示做出反应。第二个阶段是前运算阶段（2~6岁），儿童将感知到的动作通过思维的过程，内化为表象。第三个阶段是具体运算阶段（7~12岁），儿童的思维能力进一步发展，依托具体内容可以进行简单运算。第四个阶段是形式运算阶段，青春期是这一阶段的起点，儿童的思维发展到可以进行抽象的逻辑推理的阶段，抽象思维能力处于优势地位，辩证思维萌芽并发展（皮亚杰，1981）。青少年的认知在这一阶段逐渐向成人化发展，思维品质表现出新的特点，批判性和独立性萌发。

社会心理学家塔尔德在《模仿的法则》中指出，人类社会不是发明就是模仿，模仿是人与人的交往中最基本的现象，从人自发的观察模仿的行为研究人的人格形成和人的社会化。他认为，模仿取决于交往程度。交往越发频繁，模仿程度就越深，人的行为、人格就会越相似（塔尔德，2008）。基于社会模仿理论的研究学者认为青少年的人格发展就是在模仿周边人的过程中不断发展起来的，尤其是与青少年的成长密不可分的父母，强调家庭教育和青少年的密切关系。

3. 青少年精神健康教育中的家庭教育

家庭是青少年出生后首先接触到的外在环境，也是青少年接受精神健康教育的起点。父母不仅是青少年的哺育者，还是他们的终身老师。家庭教育贯穿人一生的发展，良好的家庭教育是孩子身心健康发展的基础。不同于其他的教育，家庭对青少年的精神健康教育有着不可替代的重要作用。家庭教育是以亲缘为纽带的教育者和受教育者的关系。从教育路径上看，家庭教育是渗透在日常生活中，潜移默化、日积月累发生影响的；从教育时间跨度上看，家庭教育是终身制的。

家庭教育既有主动的有意识教育，又有润物细无声的无意识教育。有意识教育是父母按照某些既定的教育计划，有规律地向孩子传授科学知识或者进行思想品德的教育，以增长青少年的文化知识储备或纠正青少年的问题为目的。无意识教育是在家庭生活中，父母的言谈举止、行为方式都会对孩子产生潜移默化的影响，包括人生观、价值观的培养，精神面貌的形成等，是一种相对稳定的行为风格。

家庭教育是青少年精神健康的第一道保护，但层出不穷的青少年精神健康危机事件也在提示我们家庭教育中存在诸多问题，例如教育缺失、教育内容失衡、教育方式选用不当等问题。家庭教育缺失是指由于父母没有家庭教育尤其是精神教育的意识，忽视对孩子的关爱和管教，或由于家庭结构不完整，单亲家庭中的父母一方无法承担起父母两种角色导致的角色失衡。教育内容不平衡是指，由于社会竞争压力的加大，独生子女增多，父母对孩子的期望值变得更高，尤其是在应试教育或形式化的素质教育的背景下，学习成绩、分数是评判青少年成不成才的主要标准，因此家长将精力多放在孩子的科学文化知识的辅导上，忽视对其思想品德的教育，导致孩子出现生活低能无法适应社会生活、人际交往关系差、压力过大产生抑郁等精神问题。家庭教育方式主要有放任型、专制型、溺爱型、民主型。家庭教育方式会影响青少年的自我评价、独立性、行为标准的把控（范中杰，2008）。放任型的教育会导致青少年无人看管，任性妄为，无法形成正确的道德判断，严重的走向犯罪道路。专制型的管教会挫伤孩子的自信心和自尊心，造成孩子行事唯唯诺诺、缺乏独立意识。溺爱型的教育对孩子过分保护，青少年没有独立性，社会适应性差，遇到挫折不够坚强。相对来说，民主型的教育方式能在道德法律的标准内培养孩子的自主性、独立性，父母将孩子当作平等的伙伴对待和交流，维护孩子的自尊心、培养自信心。产生家庭教育问题的原因多与父母对教育的重视程度不够、自身素质低下、家庭关系不和睦、家庭经济状况堪忧等有关。因此，针对父母自身的问题，身为未成年人的监护人应当强化精神教育的意识，掌握科学的教育理念，关注非智力层面的教育；提升教育技巧，宽严并济，让孩子愿意和父母交流沟通；有选择有意识地传递正确的教育观念。

4. 青少年精神健康教育中的学校教育

国内学校精神健康教育的发展历程大致经历了四个阶段：调查呼吁期（20世纪80年代初、中期）、尝试起步期（20世纪80年代中后期至90年代初期）、探索发展期（20世纪90年代初至90年代末期）、推进繁荣期（20世纪90年代末至今）（叶一舵，2008）。

自20世纪80年代初期，上海的一些研究机构和专家学者率先开展了一系列大中小学生精神健康状况调查。研究报告涉及城乡不同类型的在校学生，在教育界引起了广泛的关注，为后来开展大规模的学校精神健康教育提供了先行经验。20世纪80年代中后期，在教育资源比较富裕的省市，如北京、上海、天津、江苏等地，一些中小学校基于素质教育的理念尝试开展精神健康教育。但由于尚缺乏理论指导和政策依据，教育的内容并未形成体系，多以自发性的健康讲座或者心理辅导的形式展开。直到20世纪90年代，随着国家层面鼓励性政策的颁布实施，有关精神健康的学校教育才真正开展起来。在积累了前期实践经验的基础上，大量精神健康教育的教材相继问世，为学校教育提供了良好的知识储备。一些学校不仅自身开设精神健康教育课程，还开始与专业的研究机构合作，某些课程实验甚至在全国范围内产生了广泛影响。专业化的精神健康教育开始进入快速发展的阶段。全国大部分地市都成立了心理健康教育专家指导委员会，出台了地方性的工作指导纲要。1999年8月教育部颁布《关于加强中小学精神健康教育的若干意见》，加强对精神健康教育工作的监督与管理。学校精神健康教育的实践活动蓬勃开展，为青少年的身心健康发展提供了多样化的服务与支持。

5. 国内青少年精神健康教育研究的综合述评

从研究方法上，不同于青少年精神健康状况的调查，有关精神健康教育的研究多采用非实证的思辨方法。学者多是围绕身边的现象进行观察和总结。只有在有关家庭教养方式的研究中，少数学者使用了实证的研究方法，运用《家庭教养方式量表》（EMBU）、《症状自评量表》（SCL－90）、《亲子关系诊断测试》（PCRT）和《心理健康测试》（MHT）（施学忠等，2002）或采用自制问卷（范中杰，2008）等测量方法对青少年的精神状况和家庭教养方式进行测量。但研究多限于测量现状，对家庭教育方式与青少年精神状况的相关关系的分析较少。

从研究内容上看，研究路径较为单一，基本都是沿着问题—原因—对策的思路展开的，研究结果一致性高而创新性不足。从学科联系上看，未能实现不同学科之间的有机联系。社会学、教育学的研究成果无法与心理学的研究成果实现对接，彼此各自为政。

三、研究方法

（一）研究设想

对现有文献资料的分析发现，只有较少的研究涉及并调查精神健康教育的效果，而针对学生的问卷调查少之又少。同时，大部分研究仅停留在文献综述上，缺乏实证研究，这直接影响到研究结论的准确性，也无法真正反映精神健康教育的效果以及青少年对精神健康教育的认知。

本研究主要设计了三个方面的内容：对青少年精神健康状况的调查、对学校精神健康教育开展状况的调查以及对青少年网络使用情况的调查。调查青少年精神健康状况主要是看青少年目前的精神健康水平、压力和人际关系处理状况。调查学校精神健康教育的情况主要看学校是否开设精神健康教育的课程以及学生对课程或活动的接触与评价。调查青少年网络使用情况主要是为了分析青少年能否理性利用网络来调节心理压力。本次研究可以帮助家长、学校和社会根据青少年的个性特征以及心理特征，有重点地对青少年开展精神健康教育与疏导，同时对青少年上网现象有一个客观、全面的认识。

（二）研究方法

本研究采用问卷调查法作为主要研究方法。在受到经费、地理、时间等条件限制的情况下，调研将青少年群体的抽样范围选择在广州市。根据青少年的教育阶段，将范围缩小在广州市的中学和大学。为保证数据的全面性，在院校的选择上，将大学分为重点大学和非重点大学两类，将中学分为公立中学和私立中学两类。在此四类学校中进行第一阶段分层抽样，共选取了8所中学（包括初中和高中）和8所大学。具体包括公立中学4所——广州市第十六中学、华南师范大学附属中学、执信中学和广州大学实验中学；私立中学4所——增城二中、同德南方中学、思源学校和培才学校；重点大学4所——中山大学、华南农业大学、南方医科大学和广州中医学院；非重点大学4所——广东商学院华商学院、广州体育学院、广东商学院和广州大学。

在2011年12月至2012年1月期间，由暨南大学新闻与传播学院研究生在所选学校内采用偶遇抽样的方式派发问卷，尽可能做到各个年级平均分配样本量。在问卷正式实施之前，发放者将向被测试者宣读指导语，向学生保证问卷的内容和结果将完全用于学术研究，不进行商业活动，不会向家长、教师或其他学生透露问卷的结果，以此来保证学生的回答真实可信。调查共计发放 800 份问卷，回收有效问卷 636 份，总体有效回收率 79.5%。回收的所有数据资料录入统计分析软件 SPSS。

（三）研究质量与局限

本次研究在抽样方案的设计方面尽量做到全面。不仅涵盖了中学和大学的所有年级，而且在学校的选择上也兼顾了重点大学、非重点大学、私立中学以及公立中学。由于客观条件所限，依然存在一些局限，有待后续研究的补充与完善。问卷设计的内容虽然广泛，但在一定程度上缺乏深度，因此，对于青少年的精神健康状况缺乏深度的认知。调查地点的选择受到现实条件的制约，如果能将问卷发放到更广泛的区域将使调查结果更有代表性。同时，对于精神健康状况的调查，如果能够补充一些深度访谈效果会更好，但是由于精力有限，这一环节在调查中未能实现。对于青少年网络使用情况的调查虽然有所涉及，但是没有对互联网如何影响青少年行为这个问题进行挖掘研究，稍显遗憾。

四、调查样本的基本信息

本次调查的样本性别比例平衡，其中男生占 49.4%，女生占 50.6%。年级构成情况为初中生占 27.4%，高中生占 26.6%，大学生占 46.0%。样本年龄最小 11 岁，最大 28 岁，平均年龄 17.8 岁（标准差 3.5）。其中 11～15 岁占 29.5%，16～20 岁占 44.7%，21～25 岁占 25.0%，26～28 岁占 0.8%，调查主体为 16～25 岁的青少年。受访的青少年中，双亲、非独生子女家庭，占 39.5%；双亲、独生子女家庭，占 51.0%；单亲、非独生子女家庭，占 2.7%；单亲、独生子女家庭，占 6.3%；无家庭成员的有 3 人，占 0.5%。

五、青少年的精神健康状况：自我感受与主观认知[①]

从调查数据的分析中可以看出青少年的精神健康状况整体良好，但是某些消极的心理问题，例如自卑、抑郁还是广泛出现。在人际关系的协调与处理上，有三分之一左右的学生存在问题，表现在处理与同学关系或与家人的关系

---

① 本章部分内容已发表，详见张蕾．（2013）．青少年的精神健康困扰与网络排解．舆情观察（第二辑）．北京：人民日报出版社.

上。同时只有一半左右的学生对目前的生活状况表示满意。对于压力的来源，大多数青少年选择的是学业压力，而人际关系并不是主要的压力来源。另外，有4.4%的受访青少年出现了比较严重的自杀倾向，应予以高度的重视。

青少年群体对精神健康知识的了解程度不容乐观。有相当数量的青少年认为自身对于精神健康知识的了解程度不够，完全不了解和不太了解的人达到三分之一。在对压力的排解方式上，专业、权威受到排斥，更多青少年选择的是自我调整或与同辈人交流。

（一）自我感受：对自身精神健康的评价

1. 压抑或烦躁指数

从调查数据中可以看到虽然青少年整体的精神健康状况良好，但是烦躁、压抑等一般性的精神健康问题还是广泛出现。明确表示基本没有任何压抑或烦躁情绪的受访者只有11.3%；经常或较多感到压抑或烦躁的人比例达到18.6%；较少感到压抑或者烦躁的人比例为34.9%；选择一般的人最多，占35.2%。以1分为最低、5分为最高计算压抑指数，分数越高表示精神压抑情况越严重。受访者的平均值达到2.65（标准差为1.00）。

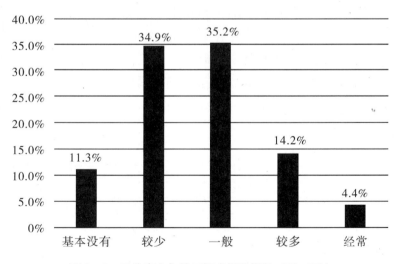

图3-3 受访青少年的压抑或烦躁指数 （N=623）

2. 自卑指数

基本没有自卑感和较少有自卑感的受访青少年占60.7%；选择一般的人占29.2%，选择较多的人占7.9%；经常有自卑感的人占2.2%。可见在受访青少年中有十分之一的人受到较为严重的自卑情绪的困扰。受访者的平均自卑指数为2.28（标准差为0.98）。分数越高表示自卑情绪越严重，5分为最严重。

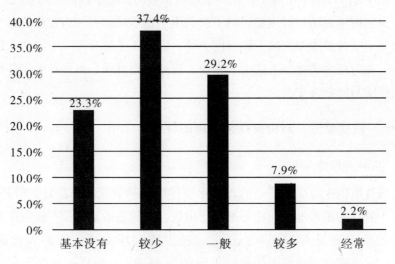

图3-4　受访青少年的自卑指数（N=628）

3.　与同学的融洽指数

有2.0%的受访青少年认为自己与周围同学的关系非常不融洽；选择较不融洽的有3.5%；选择一般的同学有29.4%；选择比较融洽和非常融洽的有65.1%。受访者与同学的平均融洽指数为3.77（标准差为0.87，5分为最高值）。分数越高表示与同学的关系越融洽，可以看出绝大多数受访者与身边的同学关系良好。

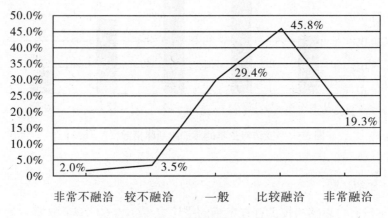

图3-5　受访青少年的与同学的融洽指数（N=630）

在与周围同学关系的处理上，可以看出青少年适应集体生活与处理人际关系的能力。这种关系其实也会映射到网络中，因为网络也是一个社交网络系统。集体不仅是学生时代的环境，而且在日后青少年进入社会，处理与集体的关系也很重要，因此，此项能力欠缺的学生尤其需要关注与帮助。

4. 与家人的融洽指数

有 6.7% 的受访青少年与家人的关系处于比较紧张的状态——非常不融洽或较不融洽；选择一般的占 21.1%；与家人处于融洽关系的受访青少年合计占到 72.1%，说明绝大多数同学与家人的关系处于良好状态。与家人的融洽指数达到 4.00（标准差 0.99，5 分为最高值）。

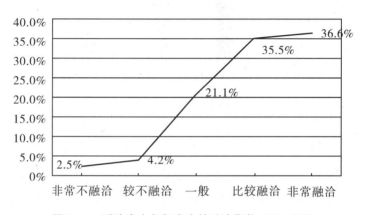

图 3 - 6　受访青少年与家人的融洽指数（N = 630）

5. 自杀指数

出现自杀倾向，说明精神健康问题已经极为严重了，但是对于青少年这个情绪波动较大的特殊群体来说，自杀倾向并非罕见。从调查中我们可以看出，虽然大多数青少年没有自杀倾向，回答基本没有的比例为 62.4%；但是仍存在 4.4% 的青少年较多或经常有自杀念头。在平均年龄只有 17.8 岁的受调查群体中出现具有自杀倾向的个体足以令人警醒。本应朝气蓬勃、无忧无虑、健康成长的"初升太阳"却被自杀的阴霾所笼罩，其所承受的严重心理创伤或情绪压力绝非一朝一夕形成的。对于这类学生来说，排解心理压力显得尤为重要。特别是经常出现自杀情绪的学生，一般来说像网络这样的排解渠道已经起不到很大作用，理性地寻找专业的心理咨询是非常必要的。虽然 4.4% 是个很小的数字比例，但依然令人担忧。对于出现严重精神健康问题的学生，需要及时给予特殊的情感关怀和专业的情绪疏导。

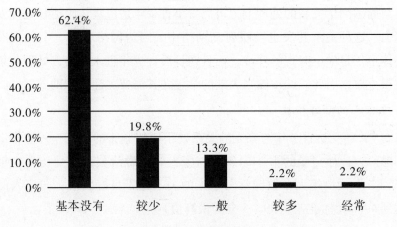

图 3 - 7　受访青少年的自杀指数（$N = 618$）

6. 生活满意度指数

　　生活满意度是指个体基于生活感知和某些自我设定的标准对生活质量做出的主观评价，可分为总体生活满意度和具体领域的生活满意度。前者是对个人生活质量的总体认知评价。后者是对构成全部生活的各个不同领域的具体评价，如家庭满意度、工作满意度、健康满意度、环境满意度等。一般而言，总体生活满意度比具体领域的生活满意度更为抽象和稳定。尽管情感可以影响生活满意度的评价，但是生活满意度还是与那些暂时性的情感状态存在区别。情感指的是对于发生在人们生活中的具体事件，如生气、喜悦、焦虑等具体的直接的反应。而生活满意度评价是指更加一般化的、持久的经历评价，包括一个人的总体生活或生活的主要方面。生活满意度是衡量个体精神健康总体水平的一个非常关键的指标。它通常反映了个体在一段稳定的时期内对自己生活状态的整体认知评价情况。在受访的青少年中，对自己的生活表示不满的人数比例为 18.7%，表示满意的人数比例为 50.8%，另有 30.4% 的人选择一般。生活满意度指数达到 3.39（标准差为 1.04，5 分为最高值）。

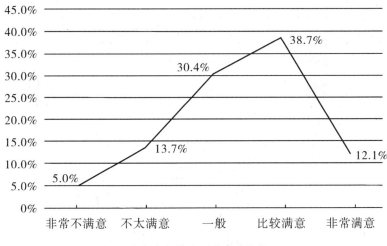

图 3 − 8 受访青少年的生活满意度指数（N = 613）

7. 压力来源

对于大多数处于求学阶段的青少年来说，学习依然是最大的压力来源，73.4% 的人能够感受到学习的强大压力。排在第二位的是感情问题，比例为24.2%。人际关系的处理不是青少年面临的主要的压力来源。这与前面测量的与同学和家人的融洽指数的良好表现可以相互印证。

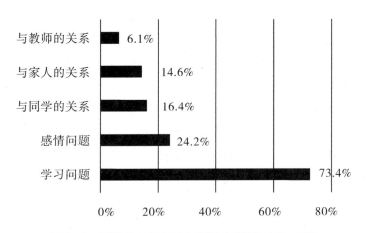

图 3 − 9 受访青少年的压力来源（多选）（N = 630）

（二）主观认知：对精神健康理念的认知

1992 年世界精神病学协会首次发起了"世界精神卫生日"的倡导活动，自此每年的 10 月 10 日，世界各地不同的国家都为精神卫生日筹备丰富而周密的活动，通过专题讲座、纪录片、公益广告、心理咨询热线等各种形式积极宣传普及精神健康知识。卫生部在 1996 年 9 月 10 日首次印发了《关于开展 1996 年"世界精神卫生日"宣传教育活动的通知》（卫医康发〔1996〕第 79 号），要求全国各地开展形式多样的世界精神卫生日宣传活动。从 1996 年到 2018 年，二十多年间世界精神卫生日的主题都在不断变化，以应对全球范围内精神健康领域面临的挑战。

表 3 - 1　1996—2018 年世界精神卫生日主题

年份	主题	年份	主题
1996 年	积极的形象，积极的行动	2008 年	同享奥运精神，共促身心健康
1997 年	女性和精神卫生	2009 年	行动起来，促进精神健康
1999 年	精神卫生和衰老	2010 年	沟通理解关爱，心理和谐健康
2000 年	健康体魄 + 健康心理 = 美好人生	2011 年	承担共同责任，促进精神健康
2001 年	行动起来，促进精神健康	2012 年	精神健康伴老龄，安乐幸福享晚年
2002 年	精神创伤和暴力对儿童的影响	2013 年	发展事业、规范服务、维护权益
2003 年	抑郁影响每个人	2014 年	心理健康，社会和谐
2004 年	儿童、青少年精神健康：快乐心情，健康行为	2015 年	心理健康，社会和谐
2005 年	身心健康、幸福一生	2016 年	心理健康，社会和谐
2006 年	健身健心，你我同行	2017 年	共享健康资源，共建和谐家庭
2007 年	健康睡眠与和谐社会	2018 年	健康心理，快乐人生

注：1998 年的主题内容未查到。

2018 年 10 月 10 日是第二十七个世界精神卫生日，该年宣传的主题为"健康心理，快乐人生"——关注儿童青少年心理健康。呼吁人们给予青少年更多的关爱，以助其健康成长。历年世界精神卫生日的主题都是对精神健康领域科学理念的一次普及性教育。积极的宣传有利于增进公众对精神健康知识的认知，客观理性地评价自身面临的心理困扰，减少严重性精神疾病的发生。

1. 对精神健康知识的了解程度

精神疾病已经成为全球范围内影响人类健康生活的头号杀手。在全球疾病总负担中，有 23% 是由精神心理疾病造成的，而且还是导致非致命性疾病的首要原因。全球预计有 3.5 亿人患有抑郁症，遍布各个年龄段；在中国，精神心理疾病的患病率为17.5%，有超过2亿人受到精神心理疾病的困扰；抑郁症患者已达9 000万，但七成没有被"识别"出来；我国每年有30万人自杀，抑郁症是最主要原因；重型精神疾病大概有2 000万人，约为1%。① 一个个触目惊心的数字无不提醒我们精神健康危机已经兵临城下。然而由于讳疾忌医的传统思维，长久以来人们不敢也不愿开诚布公地讨论自己的精神健康问题，唯恐带来"精神病"的负面标签。精神健康知识的匮乏在青少年群体中也普遍存在。受访的青少年群体对精神健康知识的了解程度不甚理想。有相当数量的青少年认为自身对于精神健康知识的了解程度不够，完全不了解和不太了解的人达到33.2%；而表示对相关知识非常了解和比较了解的人数仅占25.2%；另有41.6%的人认知程度选择一般。精神健康知识的欠缺，对于青少年理性认识自身以及解决自身心理问题都是不利的。因此，普及精神健康教育显得尤为重要。

表3-2　受访青少年对精神健康知识的了解程度

选项	人数（人）	有效百分比（%）
完全不了解	51	8.0
不太了解	160	25.2
一般	264	41.6
比较了解	143	22.5
非常了解	17	2.7
合计	635	100.0

2. 排解精神健康问题的方式选择

世界卫生组织很早就将健康定义为一种在身体上、精神上的完满状态以及良好的适应力，而不仅仅是没有生理疾病和衰弱的状态。在综合性的健康理念中，每个人都能发掘自身潜力，客观看待正常的生活压力，从容乐观地应对生活挑战。但是正如人吃五谷杂粮无法避免生病一样，人一生当中遭遇不同的境况，面临各种困难挫折，几乎不可避免地会出现各种精神健康问题。轻则自卑抑郁，重则自残自杀。精神健康到精神障碍并非泾渭分明，两者之间是一个不断转化的心理过程。任何人任何时候都不该忽视自己的精神健康。

对于青少年来说，正处于青春发育期，生理上的变化伴随着学业负担的加

① 搜狐新闻. 世界精神健康日——你该知道的心理健康知识. 2017 - 10 - 12. http：//www. sohu. com/a/197721804_694383.

重，精神状态往往跳跃波动。他们比成年人更容易受到极端事件的刺激，诱发心理疾病。放荡不羁、执拗任性、敏感多疑，甚至罹患精神分裂症也并非罕见。因此，青春期是精神卫生保健的特别关键时期。在此阶段父母和教师应该密切关注青少年的行为变化和思想波动，积极予以必要的正面干预，切不可简单粗暴或者听之任之。根据调查的反馈来看，虽然青少年在遇到压力时都有不止一种的排解方式，但是专业的心理咨询和向教师寻求帮助却是比较冷门的选项。相比而言，独立应对和向同学倾诉是比较常见的方式，可见青少年对于同龄人的信任程度要大于对长辈的信任。

表 3 – 3　受访青少年出现精神健康问题时的排解方式（多选）

选项	人数（人）	有效百分比（%） （$N = 624$）
室内活动	365	57.4
独立应对	364	57.2
向同学倾诉	291	45.8
户外活动	276	43.4
向教师寻求帮助	97	15.3
心理咨询	47	7.4

3. 对待精神健康咨询的理性态度

对于青少年来说，精神问题的困扰并非一朝一夕形成，因此看起来似乎并不像生理疾病那样需要快速诊治。通常人们遇到生理疾病的折磨时，会立刻想到求医问药，缓解病痛，而精神疾病的发生过程缓慢，症状表现不典型，往往容易被忽视而延误了诊治的最佳时机。长久以来相关科学知识宣传的缺乏，使得人们对于精神健康咨询存在种种偏见，认为只有精神病患者才需要去咨询治疗。这种"负面"标签让很多有心理困扰的青少年产生畏惧心理，害怕被同伴发现而被视为"精神病"。在调查中，只有42.1%的受访者表示接受精神健康咨询，不在意周围同学的看法；明确表示在意的有16.5%；有41.4%的人视情况而定。由于调查问卷中的问题只是情景设定，面临真实情况，畏惧同伴压力而不敢进行精神健康咨询的比例应该会更高。

表 3 - 4　接受精神健康咨询，是否在意周围同学的看法

选项	人数（人）	有效百分比（%）
看情况，说不清楚	263	41.4
不在意	268	42.1
在意	105	16.5
合计	636	100.0

如果得知身边有同学进行了心理咨询，选择"没什么大不了的，跟原来一样"的，占39.8%，比例最多；有37.4%的人认为应该多帮助和关心这些心理出现问题的同学；选择"他肯定有严重的心理问题，要离他远一点"的只有5%，选择"觉得他有点问题，但是不会明说"的占17.8%。人生的成长过程不可能总是一帆风顺，每个人都会遭遇各不相同的挫折和烦恼。升学压力、人际交往障碍、性格缺陷、恋爱问题、就业问题、婚姻问题、家庭关系问题等等不一而足。寻求专业人士的帮助有助于疏解情绪、化解危机，更好地调整心理状态。因此，能够主动寻求精神健康咨询的人往往都是正常人，相反，那些极少数具有严重心理问题如强迫症、恐惧症、精神分裂症的患者往往无法清楚地进行自我判断，更需要在专业的医疗机构进行系统性的治疗。只有客观、正确地看待精神健康咨询，才能逐渐形成宽松、理性的社会氛围。

表 3 - 5　受访青少年对接受精神健康咨询的其他同学的态度

选项	人数（人）	有效百分比（%）
他肯定有严重的心理问题，要离他远一点	32	5.0
觉得他有点问题，但是不会明说	113	17.8
他需要我们更多帮助，要多关心他	238	37.4
没什么大不了的，跟原来一样	253	39.8
合计	636	100.0

六、学校开展精神健康教育的情况：普及堪忧、效果不佳

通过对学校精神健康教育的普及情况和教育效果的分析可以发现，以广州市大中学生为对象的学校精神健康教育并不十分令人满意。作为一线城市的广州尚且如此，那么在其他中小城市想必更不容乐观。青少年在踏入社会之前的时间均在学校度过，学校对青少年的精神健康教育有着举足轻重的作

用。但现实情况是，学校在精神健康教育方面有所缺失，学生对学校的精神健康教育评价不高，教育效果不尽如人意。

（一）精神健康教育普及情况堪忧

2000 年广州市教育局按照《中小学心理健康教育指导纲要》的精神，制定了《广州市中小学心理健康教育实施方案》。2001 年广东省教育厅颁发了《关于委托有关学校承担中小学心理健康教育业务指导任务的通知》（粤教思〔2001〕35 号）。为落实文件精神，广州市相继成立了广州市中小学心理健康教育指导（培训）中心、广州教育学会学校心理教育专业委员会。一系列的举措旨在大力推动广州地区精神健康教育的发展。不仅如此，广州市在师资培训、专项课题研究方面都投入了较大的精力进行规范与提升。相关教育部门一直力求从学校教育的层面着手促进青少年群体的精神健康水平，但实际调查中所反映的情况并不乐观。

调查发现，开设了精神健康课程、咨询或活动的学校只有 56.8%，也就意味着有高达 43.2% 的受访者所在的学校并未很好地落实开展精神健康教育。而不同层级学校之间开课情况存在巨大差异（$\chi^2 = 57.531$，$P < 0.01$），初中的开课率仅有 35.8%，高中上升到 53.0%，大学的情况最为乐观，开课率达到 71.5%，也就意味着越是低龄学生越无法有效地享受学校提供的精神健康教育资源。

表 3-6　学校开展精神健康教育的情况（%）

开课情况	初中	高中	大学	合计（$N = 624$）
否	64.2	47.0	28.5	43.2
是	35.8	53.0	71.5	56.8
$\chi^2 = 57.531$，$P < 0.01$				

即使那些开设了精神健康教育课程、咨询或活动的学校，在被问到每周开课的频率时，受访的青少年回答没有每周开课的比率是最高的，达到 43.0%；回答不清楚的有 20.3%；每周开课 1 至 2 节的占 29.6%；开课 2 节以上的仅占 7.1%。

表3-7　学校开设精神健康教育课程的频率

每周开课频率	人数（人）	有效百分比（%）
没有	157	43.0
1至2节	108	29.6
2节以上	26	7.1
不清楚	74	20.3
合计	365	100.0

　　11.7%的受访青少年所在学校没有举办过与精神健康教育相关的活动；28.0%的学校每学期举办1~2次；每学期能够举办2次以上活动的学校仅有10.2%。更有高达50.1%的受访者根本不清楚自己的学校是否举办过相关的活动，让人不禁质疑学校的精神健康教育活动是否真正落实到学生身上，以及学校是否真正重视对学生的精神健康教育。

表3-8　学校举办精神健康教育活动的频率

举办频率	人数（人）	有效百分比（%）
没有举办过	44	11.7
每学期1~2次	105	28.0
每学期2次以上	38	10.2
不清楚	188	50.1
合计	375	100.0

（二）精神健康教育的效果不尽如人意

　　从青少年的角度来看，他们并没有感受到学校对精神健康教育课的重视。有27.0%的受访青少年认为学校完全不重视或者不够重视精神健康教育课；40.8%的人持中立的观点；仅有32.2%的人认为学校非常重视或比较重视。

表3-9　学校对精神健康教育课的重视程度

选项	人数（人）	有效百分比（%）
完全不重视	10	4.7
不够重视	47	22.3
一般	86	40.8
比较重视	61	28.9
非常重视	7	3.3
合计	211	100.0

无论是广州市还是其他地区，开设精神健康教育课，将心理学的基本知识直接引进课堂，是学校实施精神健康教育的一种最直接的方式，也是目前应用得最广泛的方式。在调查中，以传统的教师授课为主开展精神健康教育的学校比例最高，达到83.3%。其次是课堂讨论和课堂活动的方式，比例分别为35.7%和22.4%。采用课外活动方式的学校仅占8.1%。然而，以教师授课为主的方式是最不受学生喜欢的一种方式，仅有13.6%的受访青少年表示喜欢教师授课，而最受学生欢迎的恰恰是在实际执行中最少被采纳的课外活动的方式，比例达到61.6%。两组数据的鲜明对照反映了学校精神健康教育课的开设并没有充分考虑到学生的心理需求，没有迎合学生的喜好，因而教学效果也很容易大打折扣。

表3-10　实际执行的开课方式与学生期望的对比 （$N = 624$）（多选）

开课方式	实际执行（%）	学生期望（%）
教师授课为主	83.3	13.6
课堂讨论	35.7	32.3
课堂活动	22.4	48.5
课外活动	8.1	61.6
其他	2.4	4.5

为什么教师授课成为实际应用最多而学生却最不喜欢的一种教育方式？这恐怕与教师授课内容的实用性有关。高达四分之一的受访青少年认为在精神健康教育课上教师讲授的内容完全没用或不太有用；有30.2%的人认为比较有用或非常有用；另外还有将近一半的人不置可否，选择了一般。这从另一个侧面反映了以教师授课为主的精神健康教育方式并没有取得良好的效果。若能够

充分了解学生的心理诉求，以学生喜欢的方式开展精神健康教育，相信教学效果会有所提升。

表3-11　精神健康教育课内容的实用性

评价	人数（人）	有效百分比（%）
完全没用	18	8.5
不太有用	35	16.5
一般	95	44.8
比较有用	54	25.5
非常有用	10	4.7
合计	212	100.0

在精神健康知识的获取上，书本是最为主要的来源渠道，有54.9%的受访青少年选择了书本知识。其次是电视、报纸、杂志，比例为49.6%。网络排在第三位，比例为44.0%。而能够从课堂教学中获取精神健康知识的受访青少年比例是最低的，仅为28.6%。这也和前面的几组数据形成了参照，以教师授课为主的精神健康教育方式并不能为学生提供足够的精神健康知识，自然无法引起学生的学习兴趣，教学效果也不甚理想。

表3-12　受访青少年精神健康知识的获取渠道（多选）

知识的获取渠道	人数（人）	有效百分比（%）（N=632）
书本知识	207	54.9
电视、报纸、杂志	187	49.6
网络	166	44.0
与人交谈	135	35.8
课堂内容	108	28.6
其他	11	2.9

七、青少年的网络使用与压力排解

QQ 聊天群是一种方便快捷的群体沟通方式。然而，近年来浙江、广东等地相继发生了青少年通过 QQ 群相约自杀的事件。这类 QQ 群一般由一些有自杀倾向的人组建，而某些青少年因为心理或现实方面的原因被吸引加入自杀 QQ 群，后因群成员的鼓动怂恿而选择自杀。由 QQ 自杀群引发的人们对青少年网络使用安全的担忧，成为暨网络游戏成瘾、网络色情成瘾等问题之后又一个关注的热点。在青少年处理精神困扰问题时，网络到底发挥了怎样的作用，值得人们深思。

总体来说，网络已经成为青少年排解压力的主要方式之一。但是在具体的活动上，不同的人选择不同。独立性的活动（如看电影、看电视）和社交性的活动（如网络聊天、对社交网站的选择）都是青少年经常从事的网络活动。虽然网络社交活动很常见，但是青少年对于网络社交对象的信任程度并不高。

（一）青少年上网的一般活动

青少年上网所从事的活动比较丰富多彩。首先，最多人选择的是看电影、电视剧等独立进行的活动，比例为 61.8%。其次，与人聊天的比例为 45.8%。最后，选择看社交网站的人数也不少，有 42.8%。可见，社交性的活动，无论是网络聊天还是浏览社交网站，都是青少年上网的主要活动内容。玩游戏的人，有 34.9%。还有一部分的青少年上网并没有特定的活动，只是随便看看，比例为 30.5%。

表 3 – 13　受访青少年上网的一般活动（多选）

上网活动	人数（人）	有效百分比（%）（$N = 630$）
看电影、电视剧	393	61.8
与人聊天	291	45.8
看社交网站	272	42.8
玩游戏	222	34.9
随便看看	194	30.5

（二）青少年对网络社交关系的信任程度

青少年参与网络社交活动是经常性的，但他们对于网络交流活动的信任程度如何是值得探讨的问题。在受访的青少年中，有 17.3% 的人基本不与网友聊天，33.5% 的人很少与网友聊天，只有 17.0% 的人选择的是较多或经常。由此可见，虽然会与网友产生一定的接触与交流，但是大多数在校青少年对于同网友聊天保持相对排斥的态度。

表 3 - 14　受访青少年与网友聊天的频率

频率	人数（人）	有效百分比（%）
基本没有	110	17.3
较少	213	33.5
一般	205	32.2
较多	72	11.3
经常	36	5.7
合计	636	100.0

绝大多数受访青少年对于网友组织的线下活动参与程度不高，85.6% 的人基本没有或较少参与。他们更多地将与网友的交往限制在网络上，而不会将其延伸到现实中来。仅有累计 2.7% 的人经常或较多参与网友线下活动。

表 3 - 15　受访青少年参加网友组织的活动的频率

频率	人数（人）	有效百分比（%）
基本没有	436	68.6
较少	108	17.0
一般	75	11.8
较多	8	1.3
经常	9	1.4
合计	636	100.1

在校青少年与网友网络聊天频率低、参与网友活动程度低的原因可能在于对网友的信任程度不高。在调查中，仅有 6.1% 的人认为网友是比较值得信任或非常值得信任的。而对网友信任程度非常低和比较低的人超过一半，占 51.9%。

表3-16　受访青少年对网友的信任程度

信任程度	人数（人）	有效百分比（%）
完全不能信任	100	15.8
较不值得信任	230	36.3
一般	265	41.8
比较值得信任	33	5.2
非常值得信任	6	0.9
合计	634	100.0

（三）青少年使用网络排解心理压力的情况

随着网络的普及，人们越来越关注网络对青少年的不良影响，如青少年沉迷游戏、青少年浏览暴力色情内容、青少年网络上当受骗，以及陆续发生的QQ群相约自杀现象。网络对于青少年的重要影响不言而喻，但是除了这些负面的影响之外，网络对于促进青少年的社会化、疏解紧张情绪也有积极的一面。因此，对于网络的认识，要保持理性客观的态度。

青少年的心理压力越来越大，特别是升学方面的压力。面对现实生活中的压力，转而投向虚拟世界寻求排解就成为一项合理的选择。在调查中当出现心理压力时，63.4%的人会选择上网来排解压力。随着年龄的增长，接触网络机会的增加，越是年长的学生越容易使用网络来排解压力。大学生中高达69.8%的受访者曾经上网解压，相应的初中生和高中生的比例则为50.3%和66.1%。网络作为一种休闲娱乐方式，给青少年的生活增加了更多情绪宣泄的途径。

表3-17　受访青少年使用网络排解压力的情况（%）

网络解压	初中生	高中生	大学生	合计（$N=628$）
否	49.7	33.9	30.2	36.6
是	50.3	66.1	69.8	63.4
$\chi^2 = 18.414$，$P < 0.01$				

网络社交活动可以在一定程度上弥补部分青少年现实生活中社交能力的缺乏。虚拟的网络社区让青少年能够从其他角度认识到自己在社会中的角色。通过这种交往，青少年不仅扩大了交友的空间，而且促进了自身的社会化，使他

们更能融入社会群体中去。青少年对网络的利用会使得其个性更加完整。由于网络是个完全开放的空间，在这个空间内青少年可以自由发表自己的意见，展开自己的想象，因此青少年的精神压力能够得到更大的释放。

互联网并非洪水猛兽，其对于青少年的成长，特别是心理压力的缓解可以起到积极的作用。当然，为了避免青少年对网络的不良利用，家长、师长以及社会还需要不断引导青少年健康使用网络以及加强对网络使用的监管。

八、青少年精神健康危机的多方联合干预

2011 年 8 月 15 日，广州 3 名花季少女通过自杀 QQ 群相约烧炭自杀，其间两人放弃自杀，而年仅 17 岁的许某则因体位性窒息死亡。2012 年 12 月，3 名平均年龄不到 25 岁的青年，经过 QQ 联络在安徽淮南一家宾馆的卫生间里集体自杀身亡。

为什么正值花季的青少年选择结束自己的生命？网络交流平台、网络互动行为对青少年自杀行为产生了怎样的影响？青少年时期，本应是无忧无虑、快乐成长的年纪。然而在这人生最美好的发展阶段，一些精神问题的困扰开始频繁出现在这一群体中。接连出现的青少年个体或群体性自杀行为，使人们在震惊之余，开始反思并关注青少年群体中业已存在的精神健康问题。

如上所述，本研究在实证调查的基础上，分析青少年的精神健康状况、学校开展精神健康教育的情况以及青少年的网络使用情况。通过调查发现，虽然青少年的整体精神健康状况良好，但还是存在一些不容忽视的问题，烦躁、压抑等一般性的心理问题广泛存在于青少年群体中。相当一部分青少年在处理人际关系方面存在问题，甚至还有部分青少年出现自杀倾向这样严重的精神健康危机。学习压力是最主要的压力来源。在平时处理压力时，大多数青少年选择自我调整或者向同辈人倾诉，而不会主动选择向专业、权威的机构或人士求助。

学校在青少年的精神健康教育中扮演着非常重要的角色。但是目前高校及中学的精神健康教育普及情况不容乐观。调查中有四成多的青少年表示自己的学校不曾开展过任何形式的精神健康教育课或咨询活动。在已经开展过相关课程和活动的学校中，大部分的课程或讲座只停留在授课层面，并且每学期开展的频率极低，很多受访者甚至表示对自己学校是否开展过精神健康教育活动不清楚。学校的精神健康教育不仅普及情况不理想，学生对其教育效果的评价也较低。相当多的受访者认为学校并没有对精神健康教育给予足够的重视，授课教师的专业化水平仍有所不足，教授的内容实用性不强，教育方式未能适应学

生精神健康发展的需要。

学校是青少年从家庭走向社会的桥梁，是社会化的重要场所。在学校中青少年可以预先感受到步入社会所面临的压力竞争和人际交往。为了能让青少年拥有健康的精神面貌，学校教育不仅需要进行科学知识的传授，精神健康教育也不容忽视。与家庭教育的私密性不同，学校教育在规模性、系统性上有着天然的优势，并且目的性更强。学校教育依照国家的培养标准，遵从素质教育的理念，从德智体美劳全面综合培养青少年，教会青少年参与社会的必备知识技能和遵守社会规范的纪律意识（石军，2012）。学校首先应该更新教育观念，认识到青少年的精神健康的重要性。落实素质教育，鼓励学生的个性发展，开设特色课程并将其与文化课程并重。上好体育课，通过运动转移学生的注意力，在锻炼体魄的同时，开阔胸怀，抑制低落情绪，激发积极的精神状态（任若鹏，2007）。开设学生团体，让学生参与同龄人社交。加强纪律管理，净化校园环境和周边环境，给学生营造一个健康的学习环境。加大学校心理辅导的投入，开设心理课程和心理咨询室，进行规模化的心理知识教育和个别化的针对辅导，引进有专业心理知识的心理教师，改变思想政治教师兼任的现状。学校与家长之间加强沟通和交流，多维度了解学生的个性和心理，尤其关注留守青少年群体。对留守青少年进行心理状态普查并建立个人长期的心理档案，根据调查结果尽量和家长建立联系。

网络已经成为青少年排解压力的主要方式之一。从调查结果中可以看到青少年会经常通过网络来释放心理压力，虽然在具体的活动选择上存在一定的个体差异。独立性的活动（如看电影、看电视）和社交性的活动（如网络聊天、浏览社交网站）都是青少年经常从事的网络活动。虽然网络社交活动很常见，但是青少年对于网络社交对象的信任程度并不高。这也说明大部分青少年能够认识到网络环境的复杂性和虚拟性，他们对于网络活动的利弊还是有着基本的理性认知。网络并非洪水猛兽，如果利用得当，有助于青少年健康成长。

积极开展线上线下的社区教育，也可以成为继家庭、学校教育之外的有益补充。将社区作为一个小社会，引导青少年在其中将学到的知识应用起来，并在自由的范围内实现创新。社区教育是素质教育的延伸，和家庭以及校内教育相互补充，全方位地强化青少年的精神健康教育。社区精神健康教育（CM-HT）源自西方，又称社区心理健康服务，是指在社区服务工作中，以心理科学的相关理论为依据，通过形式多样的社区活动提升参与者的精神健康水平，从而达到预防身心疾病的目的（李昱霏，2015）。传统的社区教育限定在一定的地理空间范围内，对社区内的青少年进行统筹管理，定期开展各类青少年教育活动，举行丰富的实践活动寓教于乐，减轻青少年的精神压力。而互联网技术的飞速发展，使得社区教育突破地域局限成为可能。在更广义的网络社区中，充分发挥虚拟技术对青少年受众的强大吸引力，将青少年的精神健康教育融入更加形式多样的、题材丰富的参与式活动中，可以潜移默化地提升精神健康理念的传播效果。

第四章　新生代农民工：社会支持与精神健康

一、研究背景

农民工问题是社会持续探讨的热点话题之一，随着老一代农民工回巢，新生代农民工逐渐成为进城务工人员的主力，社会各界对他们的关注度与支持力度也不断提升。2009 年 12 月 31 日，国务院在《关于加大统筹城乡发展力度进一步夯实农业农村发展基础的若干意见》中，首次在官方领域使用了"新生代农民工"的提法。目前，农民工群体中的"80 后""90 后"被界定为新生代农民工。新生代农民工已经日渐成为我国产业工人的重要组成，且人数还在不断增加。他们渴望融入城市生活，获得社会认可，但是仍然受制于城乡二元结构，处于社会弱势群体地位。

研究新生代农民工群体意义重大。处于转型期的当下中国社会，农民工内部已出现代际更替，新生代农民工已成为当代农民工的主体，解决好农业、农村、农民问题，事关社会大局。2010 年的中央一号文件也提出明确要求，各级政府必须充分重视新生代农民工面临的现实社会困难，采取积极措施，促使其顺利实现市民化的转变。对于这一日益庞大的群体的深入研究，有利于党和政府工作的有效开展，有助于针对性措施的制定，使新生代农民工产生的社会问题得到真正解决。

有关新生代农民工的研究涉及市民化、身份特征、角色变迁（与老一代相比较）、婚恋、就业、权益保障、利益诉求、媒体报道方式、价值观和心理等诸多方面。其中，如何促进其市民化的研究比较多见。新生代农民工已经成为推进我国城市化战略的重点对象。近年来有关新生代农民工的精神健康话题频繁出现，特别是一些社会突发事件如富士康职工接连自杀事件和外来务工青年（多为新生代农民工）的犯罪问题等，使新生代农民工的心理问题备受关注。

二、文献综述

（一）新生代农民工的精神健康状况研究

自 20 世纪改革开放以来，我国着力以第二产业的发展带动经济增长，农业等第一产业得益于机械工业的进步，生产效率大大提高。从土地生产中解放出来的剩余劳动力纷纷涌入城市，寻找发展机会。制造业、建筑业等劳动密集型产业吸纳了大量的农村就业人口。社会习惯将这些从农村进城务工的拥有农村户籍的庞大人群冠以农民工的称谓（郑功成，2002）。农民工的概念有广义和狭义之分，广义上是指跨地区外出务工人员，包括在县域内第二、三产业就业的农村劳动力；狭义上是指跨地区外出进城务工人员，虽为农业户籍，但从事非农业生产活动，工资是其主要收入来源（国务院研究室课题组，2006）。该群体有"代际更替"的特点，第一代农民工如今除少数事业成功者扎根在城市，其余大部分由于年龄问题和竞争优势的丧失已经返回农村。他们的年轻子代——出生于 20 世纪 80 年代、90 年代的农村青年开始成为进城务工的主体，取代第一代农民工成为现代生产制造的主力军。新的一代农民工群体被称为第二代农民工或新生代农民工（刘传江、徐建玲，2007）。截至 2016 年底，全国农民工总量达到 28 171 万人，其中 1980 年及以后出生的新生代农民工已逐渐成为农民工的主体，占全国农民工总量的 49.7%[①]。新生代农民工作为农民工中的强壮年劳动力，在第二产业和第三产业的发展中发挥了巨大的作用。

近年来，新生代农民工的自杀行为和犯罪行为引人关注。尤其是 2010 年富士康公司连续发生了十几起员工自杀的悲剧，令人震惊。自杀员工都是低端的流水线工人，年龄处于 18～25 岁之间，均属于新生代农民工群体。这一事件的爆发不仅反映了企业管理存在问题，更为重要的是反映了农民工的精神健康所面临的挑战，了解农民工精神状况并建立心理关爱机制迫在眉睫。

1. 基于知识图谱的宏观分析

运用 CiteSpace 软件对新生代农民工精神健康的研究成果进行关键词共现分析可以发现，已有的成果大致呈现出两个研究取向：积极的研究取向和消极的研究取向。

---

① 国家统计局. 2016 年农民工监测调查报告. 2017 – 04 – 28. http：//www. stats. gov. cn/tjsj/zxfb/201704/t20170428_1489334. html.

　　积极的研究取向主要包含对新生代农民工主观幸福感的调查和新生代农民工内在复原力的作用（曹艳，2014）。主观幸福感是个人对自己生活质量的主观、整体的评价，是新生代农民工的个人判断。这种判断有可能是与某种标准的比较。对主观幸福感的研究指明了一个常被忽视的重要因素，即个人性格特质的关键作用。因为每个人的心理特质不尽相同，所以即使面对同样的困境，乐观心态的农民工和消极心态的农民工会感受到不同的幸福感程度。复原力又称心理韧性，使新生代农民工在面对困境时，能激发潜在内质，积极调用可利用的资源进行调适，以达到心理平衡的效果（阳毅、欧阳娜，2006）。心理弹性水平越高的，在面对压力时，对困难的抵抗力越强，心理健康水平就越高。

　　消极的研究取向指向了新生代农民工的悲观情绪，主要是从身份认同或城市融入视角（赵晓红、鲍宗豪，2016）、人际交往社会支持视角（郭星华、才凤伟，2012）、社会稳定公共治理视角（袁靖华，2015）、心理教育与辅导视角（胡宏伟等，2011）进行研究。

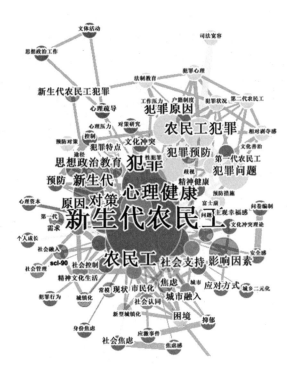

图4-1　新生代农民工群体精神健康研究关键词共现图谱

2. 基于文献内容的研究梳理

目前，国内相关研究主要围绕新生代农民工精神文化生活现状、产生精神健康问题的原因及提高新生代农民工精神健康水平的对策三个方面进行探析。

（1）新生代农民工精神文化生活现状的研究。

关于新生代农民工精神文化生活现状的研究，国内研究者大多采用实证调研与定性分析相结合的方式，对新生代农民工面临的心理健康问题（朱考金，2003；郭星华、才凤伟，2012）、精神文化需求（堵琴囡，2012）进行分析，揭示了新生代农民工存在的诸如孤独、抑郁、焦虑、自卑、人际关系敏感、缺乏归属感、身份认识模糊、心理抵抗力不足等精神健康问题。常见的是基于《症状自评量表》（SCL-90）《自尊量表》（SES）《歧视量表》《抑郁自评量表》（SDS）《知觉压力量表》（PSS）《自我效能感量表》等心理量表的结果分析。例如，陈朋月等人（2001）对河南省第六建筑工程公司的民工（全部为男性，平均年龄为 25.28 ± 7.30 岁）进行调查，发现民工的心理健康水平比一般人差，尤其在人际关系敏感、抑郁、敌对、偏执四因子得分差异非常显著（$P < 0.01$）。李晓芳（2004）对其所在城市的 106 名青年民工（年龄 19 ~ 32 岁，平均 25.28 ± 2.65 岁）进行调查，发现青年民工心理问题发生率占 60%，常见的心理问题为焦虑、抑郁、人际关系、敌对等，中度以上焦虑与抑郁的发生率分别为 17.9% 和 16.9%。汤捷等人（2006）组成的课题组对珠海市金湾区三灶镇 2 个公司的农民工（平均年龄为 25.6 ± 6.3 岁）进行研究，农民工的精神健康状况较好，SCL-90 各因子均分除恐怖及精神病性因子外，都较常模低；有 26.2% 农民工有轻度痛苦水平的精神健康问题，处于亚健康状态，主要表现为偏执易怒、人际交往障碍、失眠多梦等；4.7% 的农民工有心理问题。廖传景（2010）以温州市瓯海经济开发区 8 家民营企业的青年农民工为调查对象，得出 SCL-90 所有因子及总分均显著高于全国常模，说明城市青年农民工精神健康整体情势令人担忧，比较检验发现：女性的恐怖心理显著高于男性；男性的偏执心理显著高于女性；已婚农民工的精神健康水平显著高于未婚者；不同文化程度的青年农民工在感受生活紧张、职业压力时的心态迥然相异，初中及以下低学历农民工的心理与行为问题最为突出。基于《症状自评量表》（SCL-90）等进行分析的这类文献，因为有实证主义方法论的指导，有调查数据的支撑，研究较有信服力，数据详细具体，有较强的现实指导作用。

不过需要指出的是，对于新生代农民工精神健康的研究结论并不一致，认为总体精神健康状况较差的占多数，但在相应的人口学特征分析中性别要素、年龄要素、婚姻状况、受教育程度等要素与精神健康状况的正负相关性的分析上却存在分歧，相关对应关系不稳定。这可能是与被试取样范围、研究工具、城市类型、区域性文化特征、政府的政策制度实施状况等条件不同有关。

与此同时，也有一部分研究结论认为新生代农民工的精神健康状况总体较好。原因可能在于，一方面研究地域选取上的不同，不同选取地的结果有差异。另一方面，有些研究的样本数量过少，样本构成不合理，所以结果不具代表性。

随着对新生代农民工精神健康的深入调查，研究不再仅限于宏观层面上的"应激事件和反应"这样简单的"条件反射"式的关系（吴文峰、卢永彪，2013），学界逐渐开始关注在"应激事件"和"反应"之间的中介变量。新生代农民工精神健康的研究越发微观，对事件作用机制的内在逻辑深入剖析，为干预新生代农民工的精神状况指出了更具可行性的方向。有些研究者尝试降低客观事件的影响度提高个人主观思想的干预能力，探析能否通过主观因素调节新生代农民工的不良情绪，比如对多元认同（张璐等，2009）、自我认知（王慰等，2012）、幸福感（叶鹏飞，2011）、认知图式（吴文峰、卢永彪，2013）、情绪智力（曾先锋、宋婷，2015）、自我概念（陈艳玲等，2015）、自尊（刘杨，2013）等要素的研究。结果显示，这些要素对新生代农民工的精神健康确实有中介干预作用，但想发挥积极作用，这些要素需保持高水平的稳定。自我认同感越强、身份认同意识越明确、主观幸福感越强的新生代农民工，其精神健康水平明显高于身份意识模糊、不能清醒地认识到自我价值的新生代农民工。

（2）新生代农民工精神健康的影响因素研究。

还有一类文献是基于部分新生代农民工的精神健康问题而展开的成因分析与对策讨论，直接描述他们的心理现状，重点是探讨原因和提出对策。这类文献的文章结构和内容观点较为一致。文章结构多为：新生代农民工精神健康现状—成因—解决对策。此类文献资料数量较多，对于新生代农民工中存在的心理问题的描述有很大相似性，其原因分析较为深刻，政策建议也比较全面。但是，对文中所提出的新生代农民工心理问题，绝大多数文章没有说明所依据的具体数据来源和理论来源；对于问题的成因分析多是情理推理，对问题与原因之间的因果关系缺乏数据支撑，这在一定程度上限制了文献的实用价值。

在众多影响因素中，制度性因素是关键性外部因素。城乡二元结构户籍制度造成法定户籍地和实际居住地的冲突，在根本上不能被承认市民身份是新生代农民工身份定位无法跨越的难题。新生代农民工少小离家，奔赴城市务工，但是户籍壁垒和高昂的生活成本使他们很难在城市长期定居。面临不良的生存环境，经常受到歧视和不公正待遇，他们很多都出现了自卑、封闭、孤僻、逆反等不良心理，影响到他们的健康成长（石庆新、冯维，2010）。同时，从小感染的文化价值观念和城市规范碰撞冲突，阻碍新生代农民工的城市融入进程（穆薇等，2012）。身份认同危机导致新生代农民工长期处于一种非城非乡的游离生活状态。第一代农民工因为深刻的乡土体验，相对于新生代农民工对于自身农民的身份认定更加笃定。与父辈不同，新生代农民工大多缺少长期务农的生活经验，缺乏对土地的眷恋。他们普遍接受过九年义务教育，文化程度比父辈更高，因而对自己的未来生活有着更高的期待。生活于城市之中，新生代农民工可以便捷地接触到更多新鲜的事物和丰富的资讯，这也使得他们的情感体验和精神生活有了不同于农村生活的全新特征，面临的精神压力和困扰也更为严峻和复杂。新生代农民工在追求更多经济收入的同时，还追求更多的交流和被认同。农民工虽然生活于城市之中，但是他们并未被城市市民完全接纳，在身份上仍然被视为农民。而且由于没有城市户口，加之文化程度不高，农民工在市场竞争环境中明显处于不利地位。他们往往只能从事劳动环境差、强度大、时间长、收入低的工作。微薄的薪水和辛勤的付出之间的反差让他们更容易感受到社会的不公平，心理困扰随之产生。与此同时，缺乏农村的生活经验，也没有足够的能力和充分的意愿回乡务农，从而处于"城市留不下，农村回不了"的夹心境地。在新生代农民工群体中，"边缘人"的身份认知比例增高，他们认为自己既不是农民，也不是完全意义上的市民。身份认同危机无法解决，就难以找到归属感和安全感。正因如此，他们往往面临巨大的精神压力，很容易产生精神健康问题。

此外，个人权益保障（刘林平等，2011；郗杰英，2012）、社会交往（郭星华、才凤伟，2012；陶建杰、徐宏涛，2012）、社会支持（崔澜骞、姚本先，2012）、人际关系（丁腾慧、肖汉仕，2010）、家庭环境（刘杨等，2013）、青春期和成年早期的情绪心智不稳定（石庆新、冯维，2010）等因素也会对新生代农民工的精神健康问题产生明显影响。

（3）新生代农民工精神健康危机的解决对策分析。

解决新生代农民工的精神健康问题需要全社会的努力。政府部门已经开始有所行动。首先，积极打破城乡二元体制制度壁垒，取消因为户籍制度而导致的资源配置不均。《国家新型城镇化规划（2014—2020年）》有关城镇化的目标提出，要在2020年努力实现户籍人口城镇化率与常住人口城镇化率差距缩小2个百分点左右，努力实现1亿左右农业转移人口和其他常住人口在城镇落户。① 其次，规范进城务工人员择业就业市场，适当提高农民工工资收入，改善工作环境和居住条件。合理利用闲置资源办置廉租房，完善农民工社会保障制度。建立完善的成人教育体系，提高新生代农民工的职业素养和技能。有研究者指出，新生代农民工的心理求助行为单一，一般只向最亲近的人吐露情绪，心理求助被动，大多排斥专业心理咨询机构（胡宏伟等，2011），因此建立健全心理辅助体系具有重要意义。

除了国家层面的政策举措外，作为农民工的雇用方，企业也应为员工的精神健康考虑，多给予员工自由活动时间，鼓励其自由组织群体性活动，丰富业余文化生活（郭星华、才凤伟，2012）。改变"重管理，轻服务"的传统观念，尊重新生代农民工的个性发展要求。加强预防员工心理问题并实施必要的教育干预，改变绝大多数企业不重视员工心理健康教育的消极局面。

社会各界积极群策群力。媒体方面纠正传媒刻板印象，媒体报道公正客观，消除社会歧视和排斥。发挥社区调节作用，发挥近邻优势，提升新生代农民工的归属感，关注该群体的精神文化需求（赵晓红、鲍宗豪，2016）。

当然，新生代农民工的精神健康问题不只是外部原因，农民工自身更应为自己的身心健康付出努力。认识自己、接纳自己，面对自身能力的差距，积极学习新的文化知识，提升职业素养和个人素质，增强自信心，积极参与社会交往和社会活动。

（二）与精神健康相关的社会支持研究

针对新生代农民工的精神健康问题，学术界开展了一系列研究，但是从社会支持角度进行研究的论文数量较少。随着网络覆盖率的提升和移动终端的信息可得性提高，农民工参与网络社交的积极性也在提升。相关的研究逐渐延展到虚拟的网络社会支持领域。网络新媒体的发展为新生代农民工拓展社会交往空间提供了技术支持。新生代农民工可以通过网络平台，将社会交往从实体向虚拟转变。新生代农民工在虚拟的社交平台中可以对其农民工的身份进行隐匿，在情感、信息交换中获得尊重和理解，从而找到归属感和认同感，获得情感上的支持。由于现实社会支持是建立在亲缘地缘的基础上，网络社会支持建立在兴趣关注上，两者的关系较弱。但也有研究者指出，网络社交只会让新生代农民工更加孤独（周小刚、李丽清，2013），所以网络社会支持能否帮助新

① 中华人民共和国国家发展和改革委员会发展规划司．国家新型城镇化规划（2014—2020年）．http：//ghs．ndrc．gov．cn/zttp/xxczhjs/ghzc/201605/t20160505_800839．html．

生代农民工缓解不良情绪还有待商榷。

作为一个具有中国特色的身份人群，"新生代农民工"的相关研究在西方文献中较少涉及，但后者对于移民、弱势群体的精神健康研究相对充分。从已有研究成果来看，西方学术界关于社会支持与弱势群体精神健康问题的研究可归纳为两个方面。

1. 宏观分析社会支持与弱势群体精神健康问题的关系

弱势群体的精神健康问题，主要表现为由生存压力（Durden et al.，2007）、其他人群的歧视（Brashers et al.，2004）以及精神文化水平低下（Andres，2012）等造成的较为强烈的焦虑、孤独等情绪障碍，最终转化成不同程度的抑郁症（Aguilera - Guzman et al.，2004）等系列心理问题。提供充分的社会支持，对于缓解弱势群体的抑郁倾向，提高他们的心理健康水平具有明显的增益作用（Weisz & Wood，2005；Segrin & Passalacqua，2010）。一方面，对弱势群体提供的社会支持能在一定程度上缓解其所面临的生存压力，降低他们的孤独感（Segrin & Domschke，2011）。另一方面，充分的社会支持有利于增强弱势群体与社会的互动（Kang，2007），提高他们的自我价值感（Shaw & Gant，2002）和生活幸福感（Kang，2007）。

2. 微观探讨社会支持方式对弱势群体精神健康状况的影响

西方研究者对于社会支持并没有统一的分类标准。部分研究者认为社会支持可以分为积极的社会支持和消极的社会支持。Bertera（2005）在对 4 668 名年龄在 21 ~ 54 岁的美国成年人就社会支持与个人焦虑等情绪障碍的作用关系调研中发现，消极的社会交往对个人心理健康状况有重要影响。在一定情况下，来自伴侣、亲戚和朋友间积极的社会支持对于个人焦虑等情绪障碍的作用并不如消极的社会支持产生的影响大。部分研究者则认为家庭支持能有效缓冲社会风险给弱势群体带来的心理压力（Silveira & Allebeck，2001）。

总体而言，西方研究者从社会支持角度对弱势群体的精神健康问题进行了系列研究，为我们提供了方法上的借鉴。但是中国新生代农民工既具有一般弱势群体共性问题，也兼有自己的群体特征，完全利用西方学界的理论解释当前新生代农民工的精神健康问题难以形成有说服力的结论。虽然近年来国内对新生代农民工精神健康问题的关注度有所提升，但是所做的研究并不充分。研究论文成果数量较少，针对性不强。大部分论文只是在研究农民工问题时顺带提及新生代农民工问题，专门针对新生代农民工群体特征的研究论文较少，研究的内容比较单一，系统性不强。

三、研究方法

（一）抽样方案

由文献资料可见，一方面广东省关于新生代农民工的心理研究还比较缺乏。广东是农民工流入最早、数量最多、管理服务任务最重的省份①。有关数据表明，广东省外来务工人员大部分为农民工，且主要分布在珠江三角洲地区，以20~30岁的年轻人居多。做好众多新生代农民工的服务管理工作对于广东省的经济发展、社会稳定至关重要。而对这一群体的精神健康状况以及影响因素的整体把握将有助于推进政府决策的科学化，增强政策实施的针对性，有助于工作的进一步顺利开展。另一方面，不同性别的新生代农民工精神健康状况缺乏比较研究。特别是定性研究的文献，由于结论不是基于实地调查结果，缺乏探讨男女之间心理差异性的客观数据，只能从整体上来论述。因此，男女新生代农民工之间的精神健康状况是否存在突出的差异、差异的具体表现等都值得探讨。这种比较研究的方法会加深对一个群体的认识与了解，必要时可以作为政策措施制定的参考，体现政府工作不仅科学而且愈加人性化。

所以，本研究以广东省的新生代农民工为对象，基于珠海、深圳、佛山、汕头、广州和东莞6个新生代农民工较为集中的城市调研数据，对广东省的新生代农民工精神健康状况进行研究，并对比男女之间的差异。中华全国总工会于2010年5月29日发出《关于进一步做好职工队伍和社会稳定工作的意见》，要求为新生代农民工开展切实有效的心理疏导服务。希望本研究和其他更多的研究项目能够为广东省有效开展此项工作提供更多的参考信息。

考虑到样本的可获得性和代表性，目标调查人群被具体细分为：其一，珠海市两大长途汽车总站的流动人群；其二，深圳市某长途汽车总站的流动人群；其三，佛山市的工厂工作人员；其四，汕头市某工厂集中地的街边人员；其五，广州市某长途汽车总站的流动人群；其六，东莞市某工厂集中地的街边人员。选择长途汽车总站做调查地点，是基于那里外来务工人员多、行业分布随机；而选择工厂集中的地区进行街边调查，则是因为目标调查人群较集中。

问卷调查采用便利抽样和判断抽样的方式，由经过专业培训的暨南大学新闻与传播学院本科生于2011年的2月16日至3月29日实施完成。共计发放

---

① 国务院研究室课题组．（2006）．中国农民工调研报告．北京：中国言实出版社．

600 份问卷，回收 568 份，有效回收 539 份，总体有效回收率 89.8%。六市的有效问卷数量分布如下：

表 4-1　广东六市的有效问卷数量分布

城市	频数（份）	百分比（%）
珠海	90	16.7
深圳	140	26.0
佛山	96	17.8
汕头	61	11.3
广州	81	15.0
东莞	71	13.2
合计	539	100.0

（二）研究局限

由于受到人力和资金的限制，本研究在调查对象的选取上未能采用更具代表意义的概率抽样的方式，只能以非概率的便利抽样和判断抽样相结合的方式进行调查，造成受访新生代农民工的职业分布比例存在一定的瑕疵。其中，佛山、汕头和东莞三地的调查在工业密集区完成，所以调查对象以加工制造工业的新生代农民工为主。这也是受访新生代农民工整体行业分布中加工制造业比例较高的原因，相应比例达到 56.8%。

四、调查样本的基本信息

受访新生代农民工的性别比例为男性占 50.5%，女性占 49.5%。平均年龄为 23.68 岁（标准差为 3.82）。婚姻状况以未婚为主，其中已婚只占 28.2%，未婚达到 71.8%。受访新生代农民工的受教育程度普遍偏低，小学及以下的占 3.9%，初中占 43.5%，高中占 23.6%，中专占 15.6%，大专及以上占 13.3%。

受访新生代农民工的个人收入情况整体来看处在一个较低的水平。月收入在 800 元及以下的比例为 2.9%，801～1 500 元的占 29.3%，1 501～2 000 元的占 40.0%，2 001～2 700 元的占 17.4%，2 701～3 500 元的占 6.7%，3 501 元以上的仅占 3.8%。

在受访新生代农民工的行业分布中，从事服务业（家政、餐饮、售货等）的占 23.9%，加工制造业的占 56.8%，建筑业的占 4.0%，个体工商业（自己开店、摆摊等）的占 6.2%，其他行业的占 9.1%。

五、新生代农民工的精神健康状况：总体向好但满意度偏低

（一）新生代农民工的自我认同感

问卷中的两个量表——《自我价值测评量表》和《性格方面综合测评量表》，分别设有 6 个题项。

表 4-2　《自我价值测评量表》和《性格方面综合测评量表》

自我价值测评	性格方面综合测评
1. 我是个有价值的人	1. 我在一般情况下都是很自信的
2. 我的工作很有意义	2. 在遭遇挫折时我很坚强
3. 我在工作中做出过不少成绩	3. 我很有上进心
4. 我为自己的存在感到骄傲	4. 我对自己未来的目标很明确
5. 我对于家人和朋友来说很重要	5. 我评价人和事很少受外人干扰
6. 通过努力，我能取得成功	6. 我能很好地接受新事物的挑战

注：5 个可选择答案分别为：非常符合、比较符合、不确定、比较不符合和根本不符合，赋分从 5~1。每一量表总分评定：总分 <18 分为"差"，≥18 且 <22.5 分为"中"，≥22.5 且 <25.5 分为"良"，≥25.5 分为"优"，满分 30 分。

各得分等级的人数比例如下：

表 4-3　两个量表各得分等级的人数比例（%）

得分等级	自我价值测评	性格方面综合测评
优	32.0	29.7
良	30.7	31.1
中	32.0	33.4
差	5.4	5.8

两个测评表中，"良"和"优"的比率加起来分别达到 62.7% 和 60.8%，

而得"差"的则都不足6%，据此可以看出，总体而言，新生代农民工的自我认同感较强。

关于新生代农民工的心理特征，很多文献都提到自卑心理。自卑是一种通过不合理的方式，将自己目前的生活境遇或者拥有的资源、机会等与他人进行比较，进而产生的消极性情绪体验。自卑者认为自己处处低人一等，时常会自我否定、自我贬损。自卑心理的形成受到社会环境的影响、生理因素的影响、自我意识的影响（胡娟霞，2010）。社会歧视也是自卑心理的诱因。城乡二元对立的户籍制度客观上造成了制度性歧视，新生代农民工无法和城市工人一样享受同工同酬，也缺乏足够的社会保障支持。城市居民对农民工另眼相看，其负面刻板印象根深蒂固。

虽然本研究的结果不能直接肯定或否定上述文献提及的新生代农民工外显的自卑，但两个量表的优良率可以证明他们大多内心尊重自我。在他们的心目中肯定自我以及自己对于他人的价值，相信自己的努力，认为自己较自信，有上进心，有一定的受挫能力和接受新事物挑战的能力。

（二）新生代农民工的心理受挫感

从上述两个量表的调查可知，大多数新生代农民工的自我认同感较强，但是自我认同的某些方面与现实经历之间存在比较大的反差。在人际关系的问卷调查中，关于"您目前的朋友数量"这道题目，有49.1%的人选了一般，选比较多或非常多的人总共才达到41.3%。"您目前的城市朋友数量"，选择比较多、非常多的人下降至20.3%，选择一般的有39.9%，而选择比较少和几乎没有的则高达39.8%。

表4-4　受访新生代农民工的朋友数量

朋友数量	人数（人）	有效百分比（%）
非常多	48	9.0
比较多	173	32.3
一般	263	49.1
比较少	40	7.5
几乎没有	12	2.2
合计	536	100.0

表4-5 受访新生代农民工城市市民朋友的数量

城市朋友数量	人数（人）	有效百分比（%）
非常多	21	3.9
比较多	88	16.4
一般	214	39.9
比较少	150	28.0
几乎没有	63	11.8
合计	536	100.0

　　新生代农民工中有接近一半的人，朋友数量一般。相当多的新生代农民工交不到多少城市朋友。新生代农民工的交友空间非常狭小。虽然他们大部分时间生活在城市，但日常人际交往圈子具有高度同质性，基本上都是自己的老乡、亲戚、工友。他们与城市居民之间并没有建立起有效连接，缺乏深入的沟通。在"您接触城市市民的感觉如何"中，不好也不坏的占到47.2%，还有7.6%的人认为存在歧视或敌视并戒备情况。农民工为城市建设做出了很大贡献，然而却无法真正融入城市生活之中，得不到城市居民的认同甚至遭受歧视。这些与他们内心肯定自我以及自己对于他人的价值形成强烈反差，很可能因此而心理受挫。

表4-6 受访新生代农民工接触城市市民的感觉

感觉	人数（人）	有效百分比（%）
非常友好	40	7.5
比较友好	202	37.7
不好也不坏	253	47.2
歧视	34	6.3
敌视并戒备	7	1.3
合计	536	100.0

　　在本次调查中，大多数新生代农民工从事的是加工制造业和服务业（家政、餐饮、售货等），比例分别为56.8%和23.9%。这些工作对技术要求不高，入行门槛低。特别是在加工制造业领域，很多研究者认同去技术化生产体制的普遍存在。"他们（指多数企业）并不需要那么多高人力资本的就业者，更多需要的是基本不懂或稍懂技术的一线普工……根据哈里·布雷弗曼的详细

剖析，号称'科学管理'的泰罗制仍是企业用来组织和控制劳动过程的重要手段。其本质是劳动过程的'去技术化'——劳动和技术相分离；其宗旨是由少量管理和技术人员控制大量普通工人，通过对'知识的垄断来控制劳动过程'"（万向东、孙中伟，2011）。在这种体制下，大量的普通工人只是在整个生产流程中的某一环节上重复着纯熟的动作，这种低技能要求的劳力工作，与新生代农民工内心认识的"我的工作很有意义"以及"我在工作中做出过不少成绩"形成很大反差，给他们的心理造成一定打击。

（三）新生代农民工的模糊性心理状态

新生代农民工普遍存在着模糊性的心理状态，表现在他们对于很多涉及自我评价的选择中，都没有十分明确的判断，选择不确定这个选项的人数比例比较高。

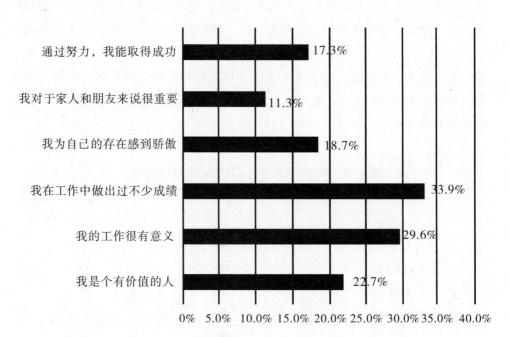

图4-2 《自我价值测评量表》中选择"不确定"的人数比例（$N = 532$）

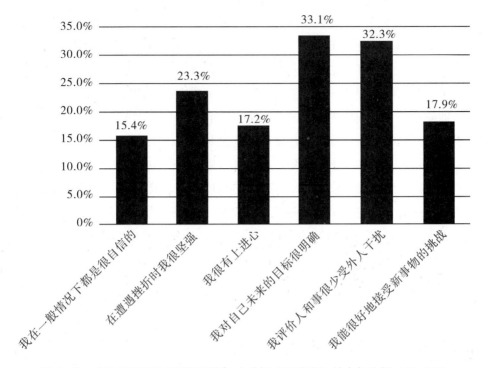

图 4 - 3　《性格方面综合测评量表》中选择"不确定"的人数比例（$N = 535$）

　　其中"不确定"比例最高的选项为"我在工作中做出过不少成绩"，比例达到 33.9%；"我对自己未来的目标很明确"为 33.1%；而"我的工作很有意义"则为 29.6%。比例相对较低的是"我对于家人和朋友来说很重要"，但也有 11.3%。

　　通过上述分析可以发现一部分新生代农民工存在比较明显的模糊性心理，比较突出地体现为对自己工作意义和成绩等方面的不确定，以及对未来安排的不确定。原因可能来自多个方面：

　　第一，工作的技能要求和工资水平影响新生代农民工对自己工作的认可。

　　在本次调查中大多数新生代农民工从事加工制造业或服务业。基于"去技术化生产体制"的普遍存在，这些工作入行门槛低，对技术的要求不高。普遍低技能要求的重复性工作使得很多新生代农民工不确定工作的意义何在。除了获得一份收入，也不知道怎么样来衡量其成绩。

　　农民工的劳动所得来源单一，大多仅有工资收入，且很多人没有三险一金，更不用提住房补贴等福利收入，甚至连加班费和奖金都缺乏保障，而且所得的工资性收入也不高。广东近年来最低工资标准逐步提高，以保障职工的收入底线跟上物价水平。政府部门设置最低工资标准的初衷是保护劳动者的合法权利和正当利益，其出发点是体现社会公平公正。可是在实际执行过程中，政策却被某些企业妄加利用，成了盘剥农民工收入的挡箭牌。有一些用人单位把最低工资标准定为基本工资。一些经营状况良好、获利丰厚的企业本可以为工人支付更高的劳动报酬，但他们以符合最低工资标准为借口，拒不提高工人待遇。即使不满意目前的工资待遇，限于自己的技能和文化水平，在没有找到更好的发展途径时，一部分新生代农民工选择对当前的工作评价不置可否。

第二，是否留在城市发展是未来安排不确定性的主要原因。

广东省已经出台了农民工积分制入户城镇政策，鼓励符合条件的农民工落户城市。在调查入户意愿时，尚有34.8%的人只是"考虑入户"。相当多新生代农民工还没有明确成为城市市民的目标。一项研究也曾得出类似的研究结论：相比新生代农民工，老一代的农民工落户城市的意愿要更加明确。新生代农民工有40.4%的人态度摇摆不定，比第一代高出10百分点（叶鹏飞，2011）。还有一部分新生代农民工不明确今后的归属——城市或家乡。

其实，新生代农民工徘徊在返乡和定居城市之间，难以做出明确选择，很大部分是基于他们的理性认识。目前，城市的生活消费水平较高，定居成本超出他们的经济承受能力。家人大多在农村，充满对家人的想念和对家乡的依恋。城市朋友比较少，缺少对城市的归属感等。还有研究认为，一些惠农政策也会影响农民工市民化的动力，粮食补贴和田地转租中收获的"无本"利润，在一定程度上影响了农民工市民化的积极性（周批改，2011）。

（四）新生代农民工精神状态的性别差异化

虽然受制于家庭等因素，外出务工的女性农民工在总体数量上少于男性农民工，但她们也是农民工群体中的重要一员。比起男性，女性在生理属性和心理特点上都处于弱势。进城务工可选择的工作类型受限，工作中还存在形式上的照顾而实际上被轻视的现象。因为婚姻、生育的影响常常被迫中断工作。被迫卖淫、强奸、犯罪和受伤害的概率更大。诸多负面的刻板印象也增加了社会对女性农民工的歧视。女性农民工的生存状况不容乐观。

在本次调查中，男性新生代农民工自我价值测评和性格方面综合测评的表现略好于女性。在差评率方面，女性比男性高，女性的自我价值测评和性格方面综合测评的差评率分别为7.2%和6.8%，而男性为3.7%和5.0%。优良率方面，两性自我价值测评的优良率比较接近，男性的性格方面综合测评则明显高于女性，优的比例比女性高7.9%。总体上看，女性新生代农民工的自我认同感弱于男性。

表4-7　两个测评量表中各得分等级的性别比例分析（％）

等级	自我价值测评		性格方面综合测评	
	男	女	男	女
差	3.7	7.2	5.0	6.8
中	33.1	30.2	34.7	31.1
良	32.2	29.4	26.5	36.2
优	31.0	33.2	33.9	26.0

广东省的产业结构中劳动密集型产业比重相当大，对年轻女性劳动力的需求量庞大，女性农民工数量庞大并且正在不断增加。在接受调查的新生代农民工中，男性农民工人数占50.5％，女性农民工占49.5％。导致女性新生代农民工的自我认同不如男性的原因包括以下四个方面。

第一，收入差距影响。新生代女性农民工的收入普遍低于男性，是导致女性自我认同低于男性的因素之一。工作收入的多少一般被认为体现工人对企业做出的贡献差异。女性相对于男性偏低的工资使得她们对自身的素质、工作能力等方面产生了怀疑，从而在心理上表现为较低的自我认同感。

第二，婚姻状况的影响。参与本次问卷调查的新生代农民工大部分婚姻状况为未婚，未婚率为72.1％。其中女性未婚人数占女性总体的67.8％，男性未婚人数占男性总体的76.3％。新生代农民工普遍低龄化，并且较多地受到城市晚婚晚育的现代婚恋观的影响，因而未婚率较高。高未婚率或许也是导致新生代女性农民工心理状态不佳的原因之一。虽然新生代男性农民工未婚率比女性高8.5％，但男性无论结婚与否，他们都可以继续在城市中谋求工作，实现自己的事业理想。而女性是城市的匆匆过客，到了一定年龄不得不离开城市回到农村结婚，转而承担母亲的角色（高景柱，2007）。很多新生代女性农民工要面临返乡成婚和继续留在城市的两难选择。有研究表明，即使女性在城市生存之后生成抗拒传统父权制下的婚姻生活的倾向，在返乡之后很快就会被原先的社会环境所同化（郑真真、解振明，2004）。因此，女性农民工所必须面对的返乡成婚等世俗压力成为她们对未来目标不明确的原因之一。

第三，文化水平和技能差距的影响。女性农民工的受教育程度普遍要比男性农民工低，文化水平更差。在本次调查中，女性农民工文化水平在初中及以下的人群的比例为54.6％，而相应的男性农民工的比例则为39.5％。女性新生代农民工的工作技能往往也不如男性。这与她们从事的工作有很大的关联。

女性有 59.1%从事加工制造业，1.6%从事建筑业，25.0%从事服务业。男性有 48.6%从事加工制造业，23.3%从事服务业，6.5%从事建筑业。女性务工于加工制造业和服务业领域者较多于男性，务工于建筑业领域者远少于男性。广东省外来就业人口主要集中在第二、三产业，即主要集中在加工制造业、建筑业和服务业（王彪等，2009）。这些行业对员工需求量非常大，但要求的技术能力不高，工作的性质决定了她们的专业素养程度。女性农民工受到在文化与能力上与男性农民工有差距的影响，导致自我认同感降低。

第四，新生代女性农民工更容易产生消极情绪。已有研究发现，进城务工的女性与男性相比较，心理状态显得更为复杂。对女性农民工来说，进城务工不仅是迁移，还是从一个狭窄空间进入一个全新的、与家乡截然不同的社会环境中，女性对自身的身份认同产生很大的转变。女性由于社会性别分工而从事加工制造业和服务业等适合女性的职业。而职业的价值却被贬低，"打工妹"的身份认同容易被女性农民工内化（马冬玲，2009）。在《性格方面综合测评量表》中的"我在一般情况下都是很自信的"一项，认为不符合的男性比例为1.6%，女性比例则为 9.5%，几乎是男性比例的 5 倍。在"我能很好地接受新事物的挑战"一项中，认为不符合的男性比例为 5.2%，女性比例为 8.7%。

新生代女性农民工相对于男性体现出来的消极心理与她们从农村迁移到城市之前的生活体验有关系。新生代男性农民工在流出之前基本上已经具有参与社会生产和活动的经验，在进入城市劳动力市场时，相对于女性更能适应变化了的社会环境。而新生代女性农民工在进城务工之前通常被限制在家庭的私人空间环境里，进城之后面对与家乡截然不同的现代化城市的社会环境，缺乏交流经验的她们很容易产生"我不如别人能干""我只是来打工的"等想法，从而演化出边缘、不自信等消极情绪。

（五）新生代农民工的总体精神健康水平

为了探索新生代农民工精神健康问题的可能影响因素，本研究将调查问卷中关于价值评价和性格评价的两个量表分别通过 SPSS 转换成两个新的变量——自我价值评价指标和自我性格评价指标，然后将上述两个指标与生活满意度指标按照等权重的原则构建出新的总结性指标——新生代农民工精神健康总指标（如图 4-4 所示）。

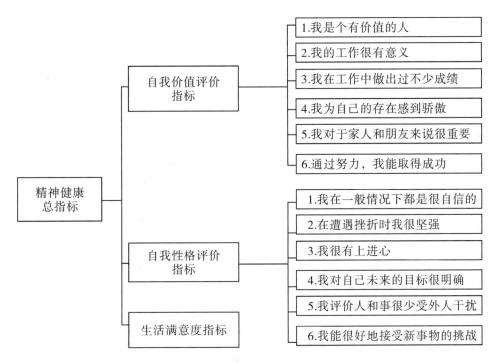

图4－4　新生代农民工精神健康总指标

　　统计分析发现，以5分为最高分，新生代农民工的精神健康总指标平均值达到3.69（标准差0.52），总体而言仅是处于较为良好的状况。在对三个细分指标分别进行平均值计算后，可以发现新生代农民工对于自我价值（3.90）和自我性格（3.89）的评价要明显高于他们对于现实生活的满意度评价（3.24）。这一较高的自我认知和较低的生活满意度评价之间的差距，反映了新生代农民工在现实生活中存在巨大的心理落差。一方面，他们肯定自我及自己对于他人的价值，比较有自信心和上进心，有一定的抗挫折能力和接受新事物挑战的能力，相信通过不懈的努力可以过上幸福的生活；另一方面，他们不得不面对较为尴尬的现实生活境遇，制度性的歧视使他们无法享受和城市居民一样的社会保障与公共服务，工资待遇普遍低下，生活质量无法满足预期的设想。对生活的美好向往与残酷的现实所形成的生存压力不可避免地影响到新生代农民工的精神健康状况。

表4-8　受访新生代农民工的精神健康总体状况

指标	平均值	标准差
精神健康总指标	3.69	0.52
自我价值评价指标	3.90	0.62
自我性格评价指标	3.89	0.63
现实生活满意度评价指标	3.24	0.88

六、社会支持对新生代农民工精神健康的影响分析[①]

关于社会支持，学界并没有严格的概念界定。李强（1998）认为社会支持应该被界定为一个人通过社会联系所获得的能减轻心理应激反应、缓解精神紧张状态、提高社会适应能力的影响。刘维良（1999）提出社会支持是指个体经历的各种社会关系对个体的主观或客观的影响。刘瑛、孙阳（2011）则认为社会支持是指个体之间所提供的支持。本研究将社会支持界定为外在的各种社会关系提供给个体的不同形式的帮助与支持。

目前，国内学界关于社会支持的分类大多参照肖水源、杨德森（1987）的标准：一是客观的、实际的或可见的支持，包括物质上的直接援助和社会网络、团体关系的存在和参与；二是主观的、体验到的或情绪上的支持，主要指个体在社会中被尊重、被支持和被理解的情绪体验和满意程度。那么社会支持对新生代农民工的精神健康状况是否有显著影响？这种影响是增益性还是负向性的？本研究将社会支持的分类标准细化为教育支持、经济支持、社会网络支持、媒体舆论支持和政策性支持5个指标，探讨不同社会支持方式与精神健康状况的关系，希望能为提高新生代农民工精神健康水平提供可参考意见。

（一）教育支持、经济支持对新生代农民工精神健康水平的影响具有显著差异

新生代农民工作为弱势群体，由于受户籍制度、知识沟等因素影响，他们大多处于底层社会，经济地位较低。那么，不同程度的教育支持和经济支持对新生代农民工精神健康水平的影响是否存在显著差异？本研究将受教育程度和月收入水平与新生代农民工的精神健康总指标进行单因素方差分析检验，结果显示受教育程度和月收入水平均通过了统计学意义的单因素方差检验，两者的 F 值分别为 5.615 和 2.944；P 值分别小于 0.01 和 0.05。

---

① 本章节部分内容已经先期发表，详见张蕾、常媛媛．（2014）．社会支持与精神健康——基于广东六市新生代农民工的实证调查．西北人口，35（5）：102－106．

表 4 - 9　受访新生代农民工的精神健康水平与受教育程度、月收入水平差异

受教育程度	平均值	标准差	月收入	平均值	标准差
小学及以下	3.25	0.45	800 及以下	3.57	0.23
初中	3.62	0.48	801 ~ 1 500	3.64	0.53
中专	3.70	0.50	1 501 ~ 2 000	3.63	0.49
高中	3.78	0.47	2 001 ~ 2 700	3.80	0.44
大专及以上	3.89	0.69	2 701 ~ 3 500	4.00	0.59
—	—	—	3 501 以上	3.81	0.81
$F = 5.615$　　$P < 0.01$			$F = 2.944$　　$P < 0.05$		

就受教育程度而言，学历水平越高的新生代农民工对自我精神健康水平的
评价越高。以 5 分为最高分，小学及以下学历水平的新生代农民工对自身精神
健康水平的评价仅为 3.25；随着学历水平的提高，他们对生活的掌控能力和
实现自我价值的机会也越丰富，大专及以上学历的新生代农民工对自我精神健
康的评价则达 3.89。

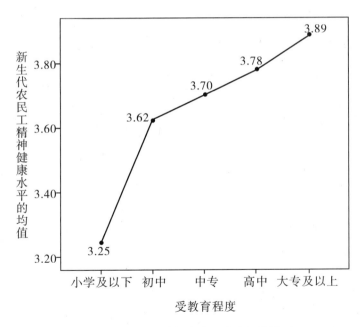

图 4 - 5　受教育程度与精神健康水平差异折线图 （$N = 537$）

而就收入水平而言，2 701 ~ 3 500 元是一个分水岭。月收入低于 2 701 元
的新生代农民工，收入越低，对自己精神健康水平的评价越低，月收入在

2 701～3 500 元之间的新生代农民工对自身精神健康水平的评价值最高，达到
4.00（5 分为最高分）。根据广东省统计局公布的信息，同期广东城镇单位在
岗职工年平均工资 45 152 元①，而私营及其他单位就业人员年平均工资为
27 468元②。本次调查的新生代农民工以从事加工制造业和服务业工作为主，
这类工作劳动时间长，但是收入水平普遍偏低。统计分析结果也与此基本吻
合。九成以上新生代农民工年收入低于城镇单位在职员工年平均收入，甚至有
高达七成的新生代农民工年收入达不到私营及其他单位就业人员年收入的平均
线。根据马斯洛的需求层次理论，人的需求分为五个层次，分别为生理上的需
求、安全上的需求、情感和归属的需求、尊重的需求、自我实现的需求。对于
收入水平较低的新生代农民工来说，满足基本的生存需求处于首要位置，对于
精神健康的关注则在其次。而对于收入水平相对较高的新生代农民工来说，在
满足基本生存需求后，开始生活品质的追求，但是较低的工资收入水平又不足
以支撑他们追求较高的精神需求，与其他社会工作者相比还是处于社会的弱势
地位，这也有可能导致其对自身心理健康的评价降低。

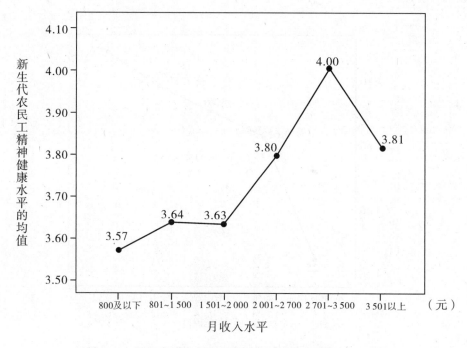

图 4-6　月收入水平与精神健康水平差异折线图（$N = 537$）

① 广东统计信息网.2011 年广东城镇单位在岗职工年平均工资 45 152 元.2012－06－14.
② 广东统计信息网.2011 年广东私营及其他单位就业人员年平均工资为 27 468 元.2012－06－
14. http://www.gdstats.gov.cn/tjzl/tjkx/201206/t20120612_92414.html.

（二）社会网络支持对新生代农民工精神健康影响显著，弱关系的影响力呈上升趋势

社会网络，也称社会关系网等。社会网络理论最早源于德国社会学家盖奥尔格·齐美尔（Geory Simmel）。他在《群体联系的网络》中第一次使用了"网络"一词，把社会想象成相互交织的社会关系。20世纪中叶以后，格兰若维特系统地建立社会网络理论，提出了"强弱关系"概念，并用其解释劳动者的求职和离职现象。

相对西方而言，我国社会是更加看重社会网络的，特别是在当今社会转型时期，种种变动使人们更加依赖于从社会网络等非正式制度中获得社会支持。这一点已经在企业经营（边燕杰、丘海雄，2000）、劳动就业（丘海雄等，1998；边燕杰、张文宏，2001；赵延东，2002）、流动人口的生活适应（李培林，1996；赵延东、王奋宇，2002）和灾后恢复（赵延东，2007）等诸多领域的研究中得到验证。社会网络往往被看作连接个人健康水平与社会支持和资源的桥梁。个人的社会网络情况代表了他们获得社会支持和资源的数量和质量，这进而影响了他们的健康水平（贺寨平，2001）。

在接受调查的新生代农民工中，虽然累计有41.3%的新生代农民工认为自己目前朋友数量较多，但认为自己市民朋友数量较多的仅占20.3%，而明确表示自己市民朋友数量较少的占39.8%。可见，虽然大部分新生代农民工社会交往较为积极，但是他们的交往对象仍然以老乡或同事为主，并没有与城市居民建立良好的社会网络关系，他们获得来自城市居民的社会网络支持可能性较小。

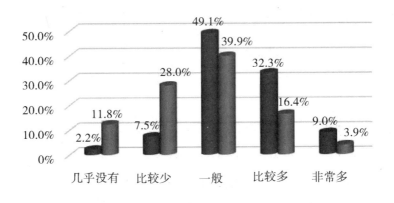

图4-7 受访新生代农民工社会交往频率（$N=535$）

　　根据社会网络分析中的强关系、弱关系理论，人际关系的强弱可根据交往双方的互动频率、情感的卷入程度、亲密关系和互惠交往次数四个指标来测量（Granovetter，1973）。双方交往次数多、感情好、形成亲密关系的为强关系，而那些不紧密或间接联络的社会关系则为弱关系。据此，本研究将与新生代农民工关系密切的亲人、朋友界定为其社会交往中的强关系，而将城市市民及新生代农民工工作方面的同事作为弱关系。为了进一步验证强弱关系对新生代农民工精神健康水平的影响程度，采用逐步回归的方法，将新生代农民工的精神健康总指标与他们接收到的来自家人、朋友、同事和城市市民的社会网络支持放入回归模型。分析结果显示，整体模型 R^2 为 0.310，$P < 0.001$，F 值达显著，模型成立且具有较强解释力。根据标准化回归系数可知，朋友数量最高（0.238），与城市市民的交流次之（0.155），且均达显著水平，所以朋友数量和与城市市民的交流情况对新生代农民工精神健康水平具有较大影响。就回归系数的正负值方向而言，新生代农民工的朋友数量越多，其与城市市民朋友的交流越顺畅，他们的精神健康水平也相应越高。

　　值得注意的是，在这一回归模型中，新生代农民工与家人的沟通情况回归系数仅为 0.113，是所有社会支持中对其精神健康水平影响力度最低的一种。这可能与新生代农民工较早离开家乡来到城市打拼，在城市中重新建立自己的人际网络有关。一方面，新生代农民工继续通过与家人的交流获得情感支持，但是与老一代农民工离土不离乡有所不同，新生代农民工的社会交往更加活跃和主动，并且有更强烈的融入城市生活、获得他人认可的意愿，这也导致了曾经的弱关系在他们的社会交往中占据比以前更加重要的地位。可以预测，社会交往越积极的新生代农民工，他们获得的社会网络支持越充分。根据库利的"镜中我"理论，在交往过程中所得到社会关于其自身的评价也会不断促使他们调整自己的行为和态度。所以，获得充分的社会网络支持对于新生代农民工的精神健康有着积极而重要的影响。

表 4 - 10　社会网络支持回归模式的整体检验结果分析表

R	R^2	调整后 R^2	F 值	Sig 值	DW 值
0.556	0.310	0.299	30.488***	0.000	1.744

注：*** 为 $P < 0.001$

表 4 - 11　社会网络支持回归系数与复共线性分析表

	回归系数		t	Sig	容差	VIF
	非标准化	标准化				
（常量）	1.905		11.787***	0.000		
朋友数量	0.145	0.238	4.572***	0.000	0.746	1.340
与同事相处	0.104	0.148	2.643**	0.009	0.650	1.537
接触城市市民的感觉	0.105	0.155	3.145**	0.002	0.840	1.190
与朋友沟通情况	0.067	0.149	2.764***	0.006	0.701	1.426
与家人沟通情况	0.070	0.113	2.122	0.035	0.722	1.385

注：** 为 $P < 0.01$　*** 为 $P < 0.001$

（三）新生代农民工认可媒体的舆论支持，尤其关注就业、国家政策宣传等内容

大众媒体在新生代农民工城市融入方面起着重要作用，多从农民工主体角度去反映情况，塑造一个真实的群体形象，有助于消除城市居民的偏见，促进新生代农民工与城市居民的交融。在广东地区，新生代农民工对媒体报道客观性的总体评价较高，五成以上的新生代农民工认为媒体关于外来务工人员的报道较为客观。

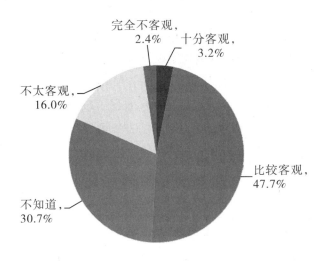

图 4 - 8　受访新生代农民工对媒体报道客观性的评价 （$N = 537$）

　　在媒体关于外来务工人员的报道中，新生代农民工最期望能够在就业问题（54.3%）、国家相关政策宣传（40.3%）、工资拖欠（40.3%）以及住房问题（37.1%）等方面获得媒体的舆论支持，而这也与当前媒体关于外来务工人员报道重点基本吻合。

表4-12　受访新生代农民工对当前媒体关于外来务工人员报道的期待与认知（多选）

媒体的报道内容	期望的媒体报道内容（期待）（%）	感知到的媒体报道内容（认知）（%）
就业问题	54.3	53.5
国家相关政策宣传	40.3	31.9
工资拖欠	40.3	44.8
住房问题	37.1	37.1
子女教育问题	31.7	30.4
犯罪问题	15.1	14.9
其他	3.5	2.1
总计（$N=537$）	222.4	214.7

（四）新生代农民工对当前政策性支持的认可度较高，留城意愿明显

　　新生代农民工已经成为支撑城市经济快速发展的重要力量，做好该群体的服务与管理工作对于经济的可持续发展以及维持社会稳定同样至关重要。面对新生代农民工的发展需求，目前已经实施的各项政策措施的效果如何？是否有助于提升其精神健康水平？本研究以新生代农民工较为关心的户籍制度为例，就广州市"农民工积分制入户城镇"设置了四个问题，以探究新生代农民工对相关政策的知晓度、满意度、对入户资格的评价及入户积极性。研究发现新生代农民工对近年来出台的有关农民工政策制度的总体满意度较高。其中，累计有31.0%的新生代农民工对政策制度表示满意，明显高于持不满意态度的9.5%。

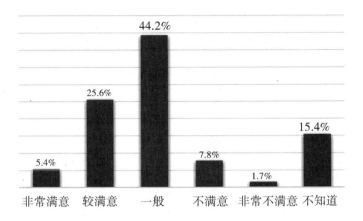

图 4 - 9　受访新生代农民工对政策制度的满意度（N = 537）

新生代农民工对政策性支持的满意态度，缘于广东省在户籍制度改革中先行先试的积极推进。早在 2009 年，广东省中山市出台了《中山市流动人员积分制管理暂行规定》，在全国率先全面探索积分排名入户改革。2010 年 6 月 7 日，广东省人民政府出台《关于开展农民工积分制入户城镇工作的指导意见（试行）》，正式在全省推行积分入户制。广东省的积分入户制为新生代农民工真正打开了进入城市的大门，且执行效果显著。在本次调查中，76.0% 的受访新生代农民工表达了自己渴望入户城镇的强烈意愿。可见，当前新生代农民工不再满足于城市过客的角色，而是渴望留城，获得与城市居民的同等待遇。

表 4 - 13　受访新生代农民工对积分入户制度的态度

态度	有效百分比（%）
如果目前已达到积分标准，一定争取入户	15.4
如果目前已达到积分标准，考虑入户	34.8
如果目前还没有达到积分标准，会努力提高积分争取入户	25.8
如果目前还没有达到积分标准，放弃算了	6.2
不确定是否达到标准分	17.9
合计（N = 537）	100.0

七、结论与建议

本研究针对"80后""90后"外来务工人员的调研问卷进行分析，其中共回收有效问卷 527 份，广州占 15.0%，珠海占 16.7%，深圳占 26.0%、佛山占 17.8%、汕头占 11.3%、东莞占 13.2%。总体来说，新生代农民工的精神健康水平总体状况良好，但是他们对当前生活的满意度评价较低，在自我价值预期和现实生活需求中存在着明显的心理落差。

在对不同社会支持方式与精神健康关系进行探索时，研究发现，不同学历水平和经济收入水平的新生代农民工对自身精神健康的评价存在着显著差异。虽然说新生代农民工较老一代农民工的受教育程度有所提高，但是不可否认，学历水平的限制仍然是广大新生代农民工求职就业过程中的拦路虎。在本次调查中，从事第二、三产业的新生代农民工累计达 77.7%，月收入在 3 000 元以下的共占 96.3%，明显低于广州市月平均工资。较低的工资收入无形中确立了他们较低的社会地位，也限制了他们与其他层次人群的交往，在一定程度上加重了他们的孤独感与精神压力。给新生代农民工创造更多机会、培养他们的工作技能、提高经济收入、加强他们与社会的交往，对于提高整体精神健康水平具有重要意义。

此外，社会网络支持也会显著影响新生代农民工的精神健康状况。社会交往是否发达，能否得到来自家人、朋友、同事乃至城市市民的社会支持会对新生代农民工的精神健康状况带来重要影响。根据社会网络分析中对强关系、弱关系的界定，在新生代农民工的社会网络关系中，随着社会交往的扩展，他们与同事、城市市民等弱关系的影响力呈现增强的趋势，尤其是与城市市民的交往对他们的精神健康问题具有较为显著的影响。相反，在与家人的强关系方面，随着时间、空间距离的阻隔，这种强关系对新生代农民工的精神健康水平的影响与老一代农民工相比呈现出弱化倾向。

媒体舆论支持也是新生代农民工获得的重要社会支持方式。随着近年来媒体关于农民工问题报道力度的增强，农民工尤其是新生代农民工对待媒体的报道态度也更加积极和理性。通过媒体报道，新生代农民工有机会了解到其他农民工的生活、工作状态、遇到的问题以及解决的方法。媒体报道让他们从被遗忘、受歧视的社会角落走进大众视野，这也能在一定程度上化解他们的孤独感。从前面分析的新生代农民工对媒体关注的需求可知，媒体信息提供得越充分，越有利于新生代农民工应对来自工作、生活等多方面的社会风险，对于提高他们个人精神健康水平也具有增益作用。

而政府政策性支持充分与否也会影响到新生代农民工精神健康状况的发展。具体来说，政府提供的各种政策性支持与新生代农民工的工作、学习和生活息息相关。政策性支持越充分，新生代农民工的个人权益越能得到较好的保障，在物质生活得到保障的同时也越有利于他们精神健康的发展。

总之，从本次调查分析结果来看，不同社会支持方式对新生代农民工的精神健康状况影响程度不一。因此，根据新生代农民工发展中遇到的问题以及他们对社会支持的不同需求，政府、媒体、社会各界都应当尽可能多地提供不同社会支持形式，帮助新生代农民工化解心理健康问题，提高他们的精神健康水平。

（一）基于社会网络支持：发挥工会作用，增强权益维护

新生代农民工来到城市工作，他们渴望获得来自城市居民的认可，但是受社会地位和工作性质的限制，他们大多局限在老乡的人际圈，与城市居民的交流相对较少，无法真正地融入城市生活的人际交往圈，难以建立起发达的社会网络关系。一旦面临工作维权等现实困境，很难获得来自于城市网络的积极、高效的社会支持。因此，从机构设置层面，加强工会等组织机构的建设，为新生代农民工提供专业的咨询维权服务，具有现实可操作性。

例如，针对新生代农民工收入较低以及一些用人单位把最低工资标准定为基本工资来压榨新生代农民工利益的现象，有关部门就可以通过加强工会建设，发挥工会维护农民工权益的重要作用。在此方面已有成功经验可供借鉴：浙江省温岭市行业工会和行业协会在全市羊毛衫行业开展集体协商，改善了行业内用工不规范的状况，实现了劳资双赢。北京市通过劳动关系三方（政府、工会和企业代表）会议，将解决农民工工资支付问题作为工作重点，制定了在京建筑企业设立农民工工资预留账户的指导意见。[①] 行业工会有利于提高农民工的权益维护话语权，形成劳动关系主体双方依法平等协调工资待遇水平的良好氛围。

根据本调查，目前工会组织对于农民工权益维护的作用不明显。在"您认为目前的工会组织对于维护农民工权益所起的作用大吗"选项中，选一般的人占45.4%，其次是几乎不起作用（22.9%），还有13.6%的人没听说过有工会这个组织。可见，工会建设工作还需进一步加强。

---

① 国务院研究室课题组．（2006）．中国农民工调研报告．北京：中国言实出版社．

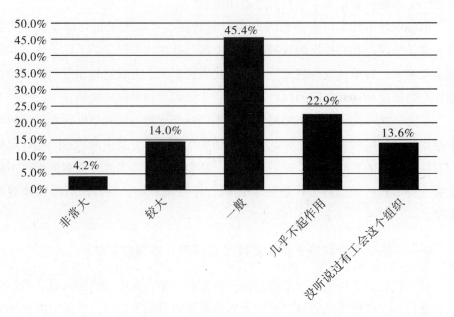

图 4 – 10 工会组织对于维护农民工权益的作用（N = 537）

（二）基于舆论支持：破除刻板印象与促进城市融入

城市居民与新生代农民工之间的隔阂，与城市居民对农民工的刻板印象有关。处于社会底层、文化素质水平低下、从事最脏最累的工作、野蛮、犯罪问题严重等，都是城市居民对农民工群体过激、过于消极的片面认识。而城市居民的刻板印象形成与新生代农民工在大众传媒中话语权的缺失有较大关系。有观点认为，新生代农民工在社会资源分配体系中明显处于劣势地位，无法获得更丰厚的物质资本和文化资本。他们的身份游离于城市和农村之间。社会的边缘地位导致他们的话语权缺失。媒体有关新生代农民工的报道，主要信息源本应是作为故事"主人公"的农民工自身，但实际上媒体更倾向于向政府、专家和用人单位获取相关信息（袁靖华，2011）。很多情况下，新生代农民工并不能呈现完整、真实的自我形象，容易被他人的话语所遮蔽。因此，破除城市居民对农民工的歧视心理，创造更多机会让新生代农民工与城市居民交流，打破彼此的成见和隔阂，对于提高新生代农民工的精神健康水平和维护社会稳定大有裨益。

大众媒体在新生代农民工城市融入方面起着重要作用。多从农民工主体角度去反映情况，塑造一个真实的群体形象，有助于消除城市居民的偏见，促进新生代农民工与城市居民的融合。大众传媒作为信息提供者、传播者，还应当尽可能及时、有效地为新生代农民工免费提供求职、就业、培训、维权等城市工作、生活所需的各类信息，从而为新生代农民工提升经济、社会和文化资本提供直接帮助（袁靖华，2011）。在本次调查中，有 65.3% 的新生代农民工会特别关注媒体对外来务工人员的报道，他们希望媒体多报道工资拖欠、住房和就业等关乎切身利益的问题以及国家相关政策出台的内容。除政府外，媒体应当为他们提供充足的信息保障，给新生代农民工发声的机会，让他们能够走出信息孤岛，实现与社会的对接，这样对提高他们的精神健康水平也具有一定作用。

（三）基于政策支持：推动户籍改革，提供职业培训与创业优惠

对于新生代农民工城市定居、发展的不确定性问题，要从多方面着手解决。广东是全国重要的劳务输入大省，近三千万的流动人口未来的发展问题牵动人心。户籍制度的改革已是箭在弦上不得不发。2010 年 6 月 7 日，广东省政府出台《关于农民工积分制入户城镇工作的指导意见（试行）》，规定农民工可以通过学历、技能、社保、计生等个人素质、参保情况以及社会贡献和当地产业所需人才缺口等数十项设置积分的方式，拥有城市户籍。积分入户政策成为农民工户籍改革的新政。此后，省内各地市先后制定了农民工积分入户的具体细则。广东省的积分入户制为解决新生代农民工的留城问题真正打开了大门，且执行效果显著。

积分入户政策似乎激起农民工"翻身做城市人"的热潮，但在本次调查中却发现受访新生代农民工中，知道农民工积分制入户城镇政策的仅有 160 人，没有听说过该政策的人数比例高达 70.3%。大部分接受调查的新生代农民工对积分入户政策毫无了解，这与政府在政策宣传方面的媒介使用有较大关系。宣传渠道应该多元化、全方位，不仅应该充分利用传统媒体渠道，例如电视媒体、纸质媒体、广播媒体，还应该增加网络社交媒体的覆盖力度。新生代农民工平时接触比较多的大众媒体是电视和网络（包括移动网络）。新生代农民工日常工作任务繁重，可供自由支配的休闲时间较少，在较短的时间内能接受的信息传播平台很有限，电视和手机是他们了解社会的重要渠道。手机网络相比于传统媒体最大的特点是不受时间和地点的限制，携带和使用十分便利。对于闲暇时间少的新生代农民工来说，手机网络无疑是他们与外界信息同步的最佳平台。政府应该更多地在电视和手机这两种媒体中针对农民工群体发布关于积分入户政策的信息，例如在电视上更多地报道积分入户政策的实施情况、在网络（包括手机移动网络）上增加积分入户制度咨询平台等，使农民工能够及时了解到新政的推出以及实施情况。

强化积分入户政策的执行力。农民工积分入户城镇并不是一个简单的过程，它需要对农民工进行多方面的测评，包括学历、技能、社保、计生等个人情况、参保情况以及社会贡献和当地产业所需人才缺口等数十项设置积分。在这一过程中，政府机构办事人员应对每一个环节和程序进行严格把关。为了避免办理不顺、难以入户的情况发生，相关机构应从加强对办事人员自上而下的监督、尽量简化流程手续，增加参与积分入户的渠道等方面入手，提高执行力，推进积分入户政策工作的有效开展。

新生代农民工不仅要"进得去"，还要"留得住"。目前新生代农民工融入城市尚面临着诸多障碍。本研究对新生代农民工的收入、学历和人际关系等的调查结果显示出新生代农民工面临素质障碍、社会资源障碍的客观事实。所以，在户籍制度改革的基础上，政府还应该出台一系列配套措施以做好新生代农民工入户后的工作。探索形成针对新生代农民工的一套激励性机制——免费在岗职业培训和创业政策优惠，激发他们的内在积极因素，相信通过自己的努力、自信和上进心，能够转化为学习提升、自强不息的动力，为他们实现个人以及社会价值、赢得他人认同开辟更为宽广的道路。

根据一项已有的新生代农民工调查，"如果有机会，您最想学什么"，排在首位的是专业技术，达49.69%；其次是创业致富的经验，达17.18%（吴红宇、谢国强，2006）。同一项调查中，发现69.94%的人都有自己创业的打算（吴红宇、谢国强，2006）。针对新生代农民工很多从事低技能要求的体力工作、影响日后发展空间的现实情况，政府应该强调企业对农民工进行职业培训的法定义务，农民工本人也应该主动争取学习的机会。虽然政府也有责任，但是鉴于农民工数量太过庞大，如果仅靠政府一方实现对农民工的全覆盖教育培训并不现实。应该充分调动企业的自主性，引入市场机制，为农民工提供差异化的培训服务。同时，更要激发农民工自身的积极性。当前，有资历的师傅的经验传授仍是他们提高技能的重要渠道。当前很多企业对技术工人有迫切需求，新生代农民工应该努力提高技能水平，选择更好的就业环境，实现工作价值。拥有一门过硬的专业技术，不仅可以找到一份高工资的好工作，而且对于工作上的成绩表现、职业晋升都有很大帮助，有利于增加新生代农民工工作的稳定性。政府有关部门可以与企业合作开展职工技能培训，营造企业重视职工发展的良好氛围，提高职工的工作积极性。

目前，广东省政府为了缓解大学生的就业压力，出台了鼓励大学生自主创业的优惠政策，希望以创业带动就业。这个工作思路同样可以应用于新生代农民工的管理与服务工作中。如何解决新生代农民工群体的就业问题关乎城市化进程的推进、社会稳定的维护。应该创新思路，新生代农民工同样可以通过自主创业来帮助缓解城市就业压力。不过应该考虑到，新生代农民工文化水平虽然较老一代有显著提高，但跟城市居民相比还有较大差距，特别是跟创业的大学生相比，绝大多数并不具备竞争的能力。所以，鼓励新生代农民工创业更多是针对"个体工商"的创业途径来说的。个体工商的形式灵活多样，创业资金门槛低，新生代农民工可以根据自身情况，包括技能、经验、人力等因素选择合适的形式，在自身的优势上做好做精，同样可以自力更生。

根据本次调查，目前从事个体工商（自己开店、摆摊等）的新生代农民工为 6.2%，比例还比较小。加上他们中大多又有自己创业的打算，所以政府可以研究制定一些新生代农民工创业的优惠政策，鼓励他们自主创业（以个体工商为主），让他们能在城市以创业成就自己，努力争取获得他人的认同。

（四）基于性别的差异化支持：给予女性农民工特殊关怀

女性农民工具有区别于男性农民工的生理特性和心理特性，而这些往往被社会所忽视，几乎所有的政策措施都是根据整个新生代农民工群体的总特征、总需求来制定的，缺少对女性农民工的特殊关怀。实际上，女性新生代农民工作为一个特殊的弱势群体，在生存压力与工作压力激烈的城市中务工，身体素质和社会生产经验不如男性农民工，月均收入低于男性农民工。她们的思想具有很大的矛盾性，既存在农村社会传统的男强女弱观念和强烈的家庭意识，又受到城市先进的人人自由而平等思想的影响。她们在城市务工之后面临着返乡成婚和继续留在城市的两难选择。她们对工作环境、生活稳定性和安全感有更高的诉求和需要（廖传景，2010）。

社会在关怀整个新生代农民工群体的同时，应该给予女性农民工某些特殊的支持与帮助，增强新生代女性农民工走向社会的自主性和自信心。具体来说，政府应当进一步完善针对保护女性农民工劳动权益、提高她们的收入水平和生活水平的相关政策，在给予女性农民工充分物质保障的前提下鼓励她们发展个人兴趣，拓展社会交际，从而有效提高精神健康水平。作为劳务输入大省，广东省对女性农民工有巨大的需求量。由于女性农民工的家庭职责界定了她们的身份与利益，作为雇用方的企业应该尽可能满足女性农民工的家庭诉求，给予她们更多的关心，从而降低女性农民工的工作不稳定性，增强她们对企业的归属感。作为服务机构来说，广东省妇女联合会可成立流动女性发展部，并开展针对女性农民工市场经济体制下的竞争能力提高、法律意识培训等活动，关怀广大的女性农民工，促使她们更好地融入城市的社会生活。

第五章 蚁族群体：精神健康与返乡意愿[①]

一、问题的提出

传统意义上来说，大学毕业生群体似乎很难与弱势群体之间产生直接联系，然而，2009 年底全国热映的电视剧《蜗居》却褪去了大学毕业生群体曾经绚丽耀目的光环。《蜗居》中刻画的为房奔波、无奈沦为房奴的生存困境是当下许多大学毕业生的真实生活写照。与此同时，"蚁族"一词的出现，更加形象生动地描绘了这样一个隐藏于城市之中的庞大群体。廉思（2009）在《蚁族：大学毕业生聚居村实录》中将其定义为"大学毕业生低收入聚居群体"，指的是毕业后因无法找到工作或工作收入很低而聚居在城乡接合部或者"城中村"的大学生。蚁族不同于传统的弱势群体，他们的年龄大多集中在二十多岁，虽然普遍接受过高等教育，但是并非毕业于名校或者优势专业；生活工作在竞争激烈的大城市，缺乏核心竞争优势，往往只能从事低端的或者临时性工作，薪资微薄，甚至入不敷出。

近年来，随着"逃离北上广"话题的不断流行，大学毕业生的大城市融入和归乡发展等问题越来越受到社会各界的关注。一线城市为了进一步扩大竞争优势，纷纷出台人才激励政策，吸引高端人才落户发展。而以往饱受人才流失困扰的众多二三线城市和乡镇地区也深刻意识到人才建设对地区经济发展的重要意义，不断优化人才引进政策，希望走出去的大学毕业生能够返乡，以助力家乡发展。流动人口的迁移并非一个单向的过程，他们在流动中有着在定居、返乡、保持流动三者间的选择和转变，并在此过程中发生分化（陈文哲、朱宇，2008；朱宇，2004），有意愿在流入地定居的流动人口只是流动人口的

---

① 本章部分内容已经于先期发表，详见张蕾，刘晓旋.（2012）. 返乡的理性与非理性——城市外来毕业大学生的返乡意愿及其影响因素研究. 中国青年研究，(2)：56 – 61.

一部分。面对一线城市残酷的竞争压力、高昂的生活成本以及拥挤破败的居住环境，众多蜗居于"城中村"的低收入大学毕业生不堪重负，生活举步维艰。越来越多的年轻人在大城市缺乏归属感，在生存压力的重压之下，精神往往处于高度紧张状态，逃离一线城市返乡发展也许是他们无奈的选择。那么在当前的社会经济背景下，蚁族群体的精神健康状况到底如何？他们是否打算在流入地定居？随着各地对人才的日益重视并采取相应措施，外来大学毕业生回流出地定居的意愿又发生了怎样的变化？是什么因素影响他们对流入地和流出地的定居意愿？关于这些问题的回答对相关的理论研究和政策制定有着重要的启示意义。

二、文献综述

蚁族作为高度竞争社会的衍生物之一，受到的关注和研究比较多。研究主要针对该群体的身份认同与生存现状，对该群体精神健康状况的研究分析较少，分析的内容也大多为规律总结和现状的研究。研究表明大学毕业生低收入聚居群体多认可自身的生存现状，表现出内群体偏好和外群体贬损的特点，在身份认同过程中户口、媒体建构、信仰体系对其产生了重要影响（廉思，2011）。在对所生活城市的归属感不强的情况下，该群体对其蚁族身份大多表示认同。

（一）蚁族群体的精神健康状况研究

随着城乡一体化的发展和大学毕业生就业形势的严峻，蚁族群体的精神健康状况不容乐观的现状逐渐引起不同领域研究者的关注。根据蚁族的概念内涵，以"蚁族"及"大学毕业生低收入聚居群体"为关键词，在知网中以全文字段并进行同义词扩展检索得出987篇文献。经过再次检索和筛选明确涉及精神健康状况研究的相关文献共123篇，据此分析国内蚁族群体精神健康状况研究的现状。

1. 国内蚁族群体精神健康状况研究的整体分析

（1）发文数量和年度分析。

2009年廉思提出蚁族的概念后，国内便有研究者开始关注蚁族群体并进行研究。关注热度在2010年达到最高点，之后的发文数量便逐渐下滑，且从2015年起，发文数量比2009年还要少。与整体研究有所不同的是，针对蚁族群体精神健康状况研究的文献数量反而在2011年达到最高点，之后发文数量同样下滑，且精神健康状况研究的年度最高发文数量占整体研究的比重偏低。显然，国内研究者对蚁族群体的精神健康状况研究并未形成持续的热度。

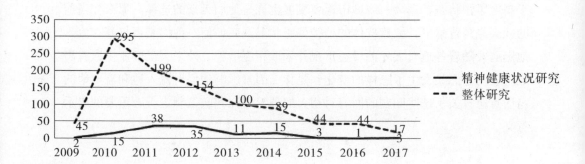

图 5 - 1　国内蚁族群体整体研究和精神健康状况研究的发文趋势（2009—2017）

（2）研究作者及研究机构分析。

国内蚁族群体精神健康状况研究以团队研究为主，部分进行个体研究，各个作者的发文篇数少而平均。胡小武（2011a，2011b）研究了蚁族群体的就业问题；廉思、冯丹、胡娟、马敏研究了蚁族群体的心理健康问题（冯丹等，2010；胡娟等，2010；马敏等，2010）；王静及其合作团队从蚁族群体的自我认知分析其心理健康（王静，2010；王静等，2012）；李雅儒、夏晶、蒋奖等对蚁族群体的幸福感进行相关研究（蒋奖等，2013；李雅儒、王伟璐，2014；王伟璐等，2016；夏晶、田姗，2011；徐凤等，2013）；高永良的团队分析了蚁族群体的生活环境（高永良等，2011；高永良、徐锋，2011）；孙建波、袁慎芝等对蚁族群体现象对大学生的影响进行了研究（孙建波，2011；袁慎芝、张居永，2012；袁淑、袁慎芝，2013）。

另外，研究蚁族精神健康状况的科研机构级别较低，相互之间的联系较为松散，合作程度低；主要集中在高校，其中职业技术类的院校对蚁族精神健康状况的关注较高，中东部地区高校对此也有研究。

（3）研究学科分析。

国内的蚁族群体精神健康状况研究横跨了多个学科，研究者们尝试将社会学与经济学、管理学、医学等不同学科的范式相结合，从社会学的视角去分析蚁族群体精神健康状况的表现状态及其产生的个体影响和社会影响，并从政治、经济、文化等不同方面寻找解决问题的方法，反而较少单纯从心理学的专业角度进行分析阐释。

2. 国内蚁族群体精神健康状况研究的主要内容

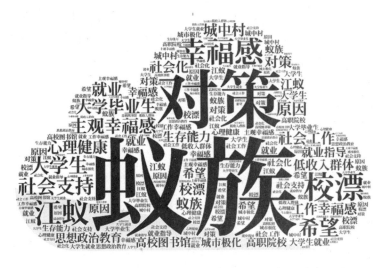

图 5 – 2　国内蚁族群体精神健康状况研究关键词分布云图

从国内蚁族群体精神健康状况研究关键词分布云图可知，国内研究者的主要研究对象为蚁族，其次是不完全符合蚁族定义的大学毕业生、大学生、"校漂"（指不属于某校或在该校标准学年已修满的学生因主客观原因仍在该校附近租房生活、学习）、低收入群体、"江蚁"（指收入只有 2 000 元左右，收入偏低，82% 住在月租 500 元以下的城中村里，期待高薪工作，期待买房，最终在这个大城市获得成功）等群体。研究内容主要涉及蚁族群体的幸福感（包括主观幸福感和工作幸福感）和精神健康中存在的心理问题，及其解决对策。

（1）幸福感的研究。

幸福感是出现频率较高的词语。主观幸福感和工作幸福感也是衡量精神健康水平的重要指标之一。国内众多研究者通过探讨这两者的影响因素，来展现蚁族群体的精神健康状况，提供对其心理干预的理论依据。

①主观幸福感。

研究表明，主观幸福感与社会支持密切相关，给蚁族群体带来积极影响。蚁族群体获得或感知的社会支持越多，越有利于他们减轻生存压力和消除消极心理，能够缓解和阻止他们的应激反应，提高其生活满意度，维持健康的行为模式（胡娟等，2010）。具有良好社会信念的人能够更好地应对压力刺激，减少心理问题，维持精神健康（蒋奖等，2013）。而具有自主动机的蚁族群体能够满足个人的基本心理需要，提高主观幸福感（徐凤等，2013）。

另外，主观幸福感与知觉压力、受控动机呈负相关，但是知觉压力等能够在积极因素的影响下进行转换，促进主观幸福感的提升。蚁族群体若在大城市中长期为房所困，经济、就业等方面的压力无法消减，会导致其生活满意度和积极情感下降。而"希望"作为一种心理力量能够有效调节、缓解知觉压力对主观幸福感的消极影响（江红艳等，2011）。人们的行为受到外部力量的影响，若施加不当，则会使得具有受控动机的蚁族群体的基本心理需要无法得到满足，导致其消极行为的发生，但可以通过自我调节进行转化（徐凤等，2013）。

②工作幸福感。

工作满意度与工作幸福感密不可分。蚁族群体的工作满意度与工作价值、工作经济条件（工作收入、福利待遇）、知识技能、组织因素（组织内部的文化与认同机制、制度稳定与创新）、人际关系密切相关。蚁族群体若处于良好的工作环境状态下，拥有良好的人际关系，其工作幸福感会随着工作满意度提高而不断提高，能有效改善蚁族群体消极的心理状态，反之亦然（夏晶、田姗，2011）。

社会支持、家庭环境和个体心理都在一定程度上影响工作幸福感。在社会支持方面，城市发展的规模越大、当地政府出台政策扶持的力度越大、高校在就业方面的引导作用越强，越能够提高蚁族群体的工作幸福感（胡娟等，2010；夏晶、田姗，2011）。家庭地理位置处于城市还是农村、处于经济较发达地区还是经济不发达地区均会影响蚁族群体的基本社会经济基础，父母对自身职业是否认可会影响工作幸福感的提升，个人已婚或未婚状态会影响个人支撑力度与性满足度（姚明、曲泽静，2010），而乐观的心态、豁达的生活态度和积极的就业观，将会显著影响蚁族群体的工作幸福感（夏晶、田姗，2011）。

针对蚁族群体工作幸福感的提升，研究者们大致提出了五点建议：第一，政府应加快农村发展和城市化建设，拓宽就业渠道，加大政策优惠力度和公共租赁建设等；第二，企业应制定合理的薪酬制度，创造良好的工作环境，营造和谐的人际氛围，转变领导者管理方式等；第三，学校应整合知识教育与职业生涯教育，加强校企合作；第四，家庭成员应打破陈旧观念，多与蚁族群体沟通，为其提供支持性意见和可能的帮助；第五，个人对自我要有客观、准确的认识，保持良好的心态，树立科学的就业观，制订合理的职业生涯规划，提高个人的知识技能等（姚明、曲泽静，2010）。

（2）心理问题的研究。

蚁族群体精神健康状况的表现会因地区经济发展差异而不同。张补峰等人（2011）的研究得出中部地区的蚁族群体较之东部地区的蚁族群体压力小、心态更为乐观，但生活条件差、工作不稳定、难以融入城市、缺乏社会保障和权益保障等困境对其身体状况和心理健康有着负面影响。徐凤等（2013），白彩全和程丽嫣（2012）则发现东部地区的蚁族群体的心理状态在大体上是健康的，但存在社会责任感较低、对未来充满迷茫、幸福感和生活满意度逐渐降低等问题。而在 SCL－90 量表的相关调查中，蚁族群体的心理健康状况低于全国的常模，他们通常报喜不报忧，将苦闷压抑在心中，缺乏与家人的有效沟通，心理问题比较严重（马敏等，2010）。研究者们大多关注蚁族群体的消极心理问题的表现、成因和解决对策，研究较少涉及其积极的心理表现。

蚁族群体的消极心理问题表现在以下四个方面：①常伴有持续的紧张和焦虑的情绪。蚁族群体为缓解因生活中遇到不顺心事件所长期积累的精神负担和紧张感，而去吸烟、饮酒和服药，从而危害身体健康、阻碍职业生涯的发展（白彩全、程丽嫣，2012）。②存在盲目的从众心理。在没有制订好科学的职业发展规划前，不考虑是否与自身能力和需求匹配，蚁族群体便随大流留在大城市发展，使得自己在后期用仇视的心理面对梦想与现实之间的差距（郭双、宁嘉鹏，2015）。③消极完美主义的加重。蚁族群体本身拥有着较高的目标和期望，在收入低、生存环境差的情况下，因自卑感而定下远大目标却不能达到后产生的挫败感，会使其处于物质和精神的双重压力中，进一步加重其消极完美主义倾向，容易出现进食障碍、抑郁、自杀行为、强迫症等问题（马敏等，2010）。④具有网络成瘾的倾向。为缓解自身压力、寻求支持，蚁族群体会把网络视为情感支撑，在网络上抒发己见、寻求认同（刘锐，2010），与此同时也减少了接触社会的机会，孤独感不断升高，加剧对网络的依赖感（冯丹等，2010）。

很多研究者把社会资本作为考量蚁族群体消极心理问题存在的原因，并与社会、家庭、个人等因素进行整合分析。二元劳动力市场分割理论、大学生就业市场供需均衡机制的研究均发现蚁族群体就业困难，经济收入不稳定；且普遍存在工作时间长、加班多的问题，导致了休息时间的减少；加之缺乏必要的社会保障，使得工资收入低的蚁族群体消费不得不"量入为出"，心理压力随着经济压力而加重（王静，2010）。

在社会因素中，对蚁族群体心理问题影响较大的是社区的影响。蚁族群体在社区中缺少积极的人际交往，彼此间无法信任，加之所居住的地区大多治安和卫生状况恶劣、住房条件和稳定性差，疏离感和孤独感容易加重，容易产生

"居无定所"的感觉，无法从现实和心理上实现在城市"落地生根"（王静，2010）。

在家庭因素中，由于父辈缺乏充裕的社会资本，蚁族群体无法通过血缘关系获得较高的社会经济地位。加之蚁族群体较少从家庭成员中得到价值肯定和较高的情感性支持，自身原有的心理压力无法缓解，影响个人能力在生活、工作中的发挥。

在个人因素中，蚁族群体尤其是农村大学生，不善于与人交往和建立新的人际关系，交往最多的仍然是以前的同学或朋友，导致自身社交圈子小、生活压力大、处于婚恋弱势，生活满意程度低（王静，2010；白彩全、程丽嫣，2012）。

为了使蚁族群体进一步融入城市、加强其与社区的联系、防止心理问题进一步恶化等，研究者们主要从政府、高校、个人三个层面提出针对性建议。政府应该统筹经济社会的协调发展，缩小城乡和区域差距；出台并实施有效政策，大力建设公租房，完善社区的基本建设；倡导各地部门、社会团体和媒体关注蚁族群体；完善社会心理预测和疏导机制（王静，2010）。高校不仅应该健全就业服务体系，加强就业指导，还应该将学科教学工作与心理健康教育同步进行（白彩全、程丽嫣，2012）。个人要对自己的就业和未来做出理性预期，避免不切实际的就业幻想；积极从家庭和社会寻求支持，建立协调的人际关系；做好心理调适，提高自我效能感和心理抗压能力（曾博，2012）。

3. 国内蚁族群体精神健康状况研究的方法选择

国内研究者关于蚁族群体精神健康状况的研究主要采用实证主义范式。问卷调查法和深度访谈法是其惯常使用的研究方法，并辅以文献研究，去探究蚁族群体的精神健康状况和解决措施。《症状自评量表》（SCL-90）（马敏等，2010）《心理弹性量表》（RSA）（寇冬泉，2012）《压力知觉量表》（CPSS）（胡金凤等，2011；江红艳等，2011）《社会支持评定量表》（SSRS）（胡娟等，2010；寇冬泉，2012）《成人希望特质量表》（ADHS）（胡金凤等，2011；江红艳等，2011）《生活满意度量表》（SWLS）和《积极—消极情感量表》（PANAS）（江红艳等，2011；蒋奖等，2013；徐凤等，2013）等量表常被用于研究蚁族群体的主观幸福感、工作幸福感和心理健康问题。

4. 国内蚁族群体精神健康状况研究的述评

首先，近年来国内对蚁族群体精神健康状况的研究在幸福感和心理问题的研究领域有所进展，在其他方面却未有明显扩展。总体来说，发文数量逐渐减少，研究学科基本以社会学、经济学、管理学为主，较少涉及心理学。除了经济、政治和教育等领域外，对精神健康其他相关领域的关注仍然较少。

其次，关于该群体的精神健康状况研究的原因分析比较精准，但成果单一，角度少，在原因、对策等方面得出的结论基本一致，没有突破与创新。

再次，对于该群体的主观幸福感研究偏向原因分析，缺乏对策建议；对于该群体心理问题的研究具有区域性，偏向消极心理问题，缺乏对积极心理表现和成因的研究。

最后，虽然开展了较多的社会调查工作，但调查质量参差不齐，影响了所得数据的可信度。很多研究即使利用了大量量表进行检测，也只是流于表面，仅对所得数据进行了简单分析，并未能进一步开展深层次研究。

（二）流动人口的留城与返乡决策研究

流动人口的留城与返乡是一个复杂的行为决策过程。通常研究者们在考察流动人口的居留意愿时，会将流动人口本身的性别、年龄、婚姻状况、受教育程度等纳入研究范畴。流动人口的社会资本拥有情况，例如其在城市中的职业稳定性与安全性、收入多寡、是否参与社会医疗保险等也是关键性的影响因素。有研究者利用第五次人口普查数据，从个人因素、居住地类型以及家庭户特征三个方面分别讨论了流动人口返迁的决定因素（周皓、梁在，2006）。还有研究者将影响流动人口留城和返乡意愿的因素概括为三大方面，即经济因素、社会因素、心理因素。在留城研究中，经济因素对流动人口的居留意愿并没有显著的影响，社会因素的影响更加显著，其中社会融合因素与居留意愿呈正相关，家乡联系与居留意愿呈负相关（孟兆敏、吴瑞君，2011）。但也有研究者发现，经济收入对流动人口的居留意愿影响最显著，其次是城市吸引力、婚姻家庭状况、个体特征等（王春兰、丁金宏，2007）。在新近的研究中，代际关系成为新的研究焦点。父代的流迁经历除了具有直接的影响，还将通过与文化资本、社会资本等家庭禀赋产生的交互作用影响子代的居留意愿，父代的流迁行为有助于未来子代实现"留城"行为（盛亦男，2017）。

在实际研究过程中，由于调查抽样的方式不尽相同、样本人群所属地区不同等因素的存在，很多研究者得出了截然相反的研究结论。例如，钱文荣等对长江三角洲地区的农民工进行研究时，认为年龄、性别、受教育程度都与农民工的留城意愿存在相关关系；而叶鹏飞对全国七个省的农民工的研究却发现性别、年龄、居住时间、月平均收入、是否参加工会组织、职业资格证书、代际因素的影响作用，都未能通过显著性检验（叶鹏飞，2011）。此外，关于女性还是男性、文化程度高还是文化程度较低者更倾向于回乡发展在不同研究中的结论也存在分歧。

三、研究方法

目前国内针对蚁族群体的研究主要集中在该现象使在校大学生产生了"蚁族焦虑"，存在消极的学习心理与就业心理倾向化、自我意识模糊等问题（袁淑、袁慎芝，2013），直接或间接影响高校的稳定（曾博，2012），研究给高校在招生工作、培养模式、就业指导等方面提出警醒（孙建波，2011）。蚁族群体在城市中的规模不断扩大，既有外在原因（经济、政治、教育等），也有个人原因（就业观念和心理承受能力），因此，很多研究者尝试从政府、学校、企业、个人等角度出发，针对蚁族群体出现的生存状况和生存压力的问题提出相应的解决方案（曹克舜等，2011）。但是，尝试从精神健康的角度研究蚁族群体返乡意愿的研究还比较缺乏。

过去，城市中的流动人口主要以进城务工农民为主。但近年来，外来大学毕业生已悄然成为流动人群中另一重要的组成部分。以广州为例，作为一线城市，广州强大的经济辐射能力和优越的地理位置，吸引了大批优秀人才来穗发展。优胜劣汰机制在城市竞争中残酷而又现实，重压之下很多人无奈地喊出"逃离北上广"的口号。加之国家与二三线城市的政府均出台了与返乡就业相关的优惠政策，吸引人才返乡。外来大学生在毕业之后将做出怎样的选择，是"蜗居"城里当蚁族还是选择返乡？影响其社会空间流动的决策因素有哪些？哪些是推力，哪些是拉力？情感因素占据了怎样的地位？其如何影响蚁族群体在面临较为恶劣的生存条件时做出理性的行为选择？这些都已经成为迫切需要关注的社会命题。实证调查或许有助于寻找问题的答案。

（一）抽样方案

本研究主要采用问卷调查的方法，在广州三个典型的"城中村"进行实地调研，调研分前期调研和后期调研两个主要步骤。前期主要以结构访问法为主，调查人员利用事先设计好的调查问卷，通过实地走访、网上征集、朋友介绍等方式，采取口头询问和交谈的形式，向目标调研对象了解相关情况并收集有关资料。后期主要采用自填问卷法，由访问员向符合要求的目标调研对象派发问卷，受访者自主填答完毕后，再由访问员收回问卷进行审核。

具体来说，调查地点选择在广州市天河区大学生聚居的三大"城中村"：

车陂、上社和棠下，调查时间为 2011 年 5 月至 6 月。根据既往研究对蚁族群体的界定——大学毕业生低收入聚居群体，本次调研将受访者限定为户籍地不在广州的、居住于"城中村"的外来大学毕业生，其中包括本科生和专科生。由于低收入很难有统一的划分标准，但是居住于"城中村"这个外在条件可以视为低收入的重要表征，因此选择在"城中村"调研更具有可行性。根据三个"城中村"的具体构造、人员构成、配合程度等条件，采取街头偶遇和判断抽样相结合的方式进行问卷调查，由暨南大学新闻与传播学院研究生具体实施，共发放 370 份问卷，剔除 57 份有缺失的问卷后，最终有效样本数为 313 份。所收集的信息具有一定的代表性，反映了外来大学毕业生的生存和心理现状。

（二）研究局限

蚁族群体并非人口统计学意义上的某类群体，其更多的是一个具有情感标签的、学术意义上的名词概念。由于很难清晰准确地勾勒其群体特征，加之缺乏官方权威的统计资料支持，导致问卷调查的抽样框存在严重的设计困难。在问卷调查的具体实施过程中，无法采用代表性更强的概率抽样，只能退而求其次选择非概率的抽样方式开展调查。在调查地点的选择上，鉴于广州市拥有许多"城中村"，而本次实施调查的人员数量十分有限，只能选择最具代表性的三个"城中村"作为取样地点。考虑到天河区高校云集、大学毕业生数量庞大，又是高新技术产业聚集区，吸纳了大量青年就业人群，因此将天河区作为首选调查地区，放弃了对偏远的白云区等地的"城中村"进行调查。

四、调查样本的基本信息

（一）受访者的性别、年龄分布

本次调查样本中，男性 214 人，占 68.4%，女性 99 人，占 31.6%。样本存在性别比失衡的原因可能在于：①调研时能接触到的女性的总体数量比男性的总体数量少很多；②女性的拒访率比男性的拒访率高很多。当然，也不排除另外一个假设："城中村"中男性大学毕业生的数量比女性多，但是这个假设需要参考人口普查或者其他相关资料验证。

23～26 岁是受访者的主要年龄区间，比例达到 64.5%，由此可推断"城中村"的大学生绝大多数处于刚毕业 5 年以内。其他年龄段的比例依次为：18

岁及以下的 0.6%；19 ~ 22 岁的 14.4%；27 ~ 30 岁的 18.8%；31 岁及以上的 1.6%。

（二）受访者的来源地户籍分布

在调查样本中，来自农村地区的受访者有 56.9%，来自县城的有 31.3%，来自城市的仅占 11.8%。众所周知，一线城市中的"城中村"作为特殊的生活空间一直以来备受社会关注。逼仄甚至肮脏的居住环境、拥挤不堪的人口密度、鱼龙混杂的人员构成和潜在的高犯罪风险，使得"城中村"与周围鳞次栉比的高楼大厦乃至光鲜亮丽的城市名片"CBD 商贸区"形成了鲜明的对比。但这里是众多蚁族留居城市的生活起点，尽管存在诸多居住风险，但低廉的生活成本和便捷的交通出行是薪资微薄的蚁族首要考虑的因素，尤其是那些来自农村和乡镇地区的外来青年，早在求学阶段就已经被透支的家庭财务状况更加捉襟见肘，相对贫困的家庭背景根本无力为其提供足够的财力支撑，在城市中生存的成本考量远远大于对生活舒适度的追求。蜗居于"城中村"是蚁族群体无奈而又现实的理性选择。

（三）受访者的学历、收入分布

蜗居于"城中村"的大学毕业生主要学历为专科和本科，本科生所占比例略高于专科生比例。从毕业院校来看，40.3% 毕业于教育部普通高校，26.5% 毕业于专科学校，17.6% 毕业于教育部重点高校，8.3% 毕业于民办及其他学院，7.3% 毕业于省属地方院校。同时，累计 47.3% 的受访者平均月收入在 3 000 元以下，平均月收入在 4 000 元以下的累计达到 74.4%，仅有 11.8% 的受访者平均月收入能够超过 5 000 元。这一调查数据与同期广州市统计局公布的广州市城镇职工月均在岗工资4 904元相比[①]，明显处于较低水平。

中国作为世界上最大的发展中国家和经济增长最快的实体地区，在改革开放四十多年间经历了翻天覆地的发展变化。年均 GDP 的高速增长在造就了无数财富神话的同时，也前所未有地不断累积着收入不平等的风险。收入不平等的差距不仅体现在具有城乡不同户籍身份的劳动群体之间，在城市，由于劳动力资源的市场配置也使得那些具有更高人力资本的个体可以获得相对更丰厚的收入回报。在所有衡量人力资本的指标中，教育水平无疑是最为直接、最容易

---

① 广州市统计局.从业人员稳中有升、劳动报酬较快增长.2011 - 09 - 23. http：//www.gzstats.gov.cn/zwgk1/5.1.1.htm.

测量的显性指标，因此，受教育程度与收入回报之间的关系长久以来一直都是教育学界、经济学界乃至社会学界的热门话题。而中国转型国家的特质、二元分割的再分配经济形态、处在变革中的高等教育模式使得教育回报的相关命题有着不同于西方国家的更加复杂的特性。

1974 年美国经济学家明瑟（Mincer）提出的收入决定方程（Mincerian Human Capital Earning Function），被视为教育回报率的经典模型，该模型也被称为明瑟方程，主要通过统计受教育年限、工作年限以及工作年限的平方项（或者年龄以及年龄的平方项）来预测社会成员的收入（刘生龙等，2016）。在此之后，西方经济学界大量采用了计量经济的测算方法对教育回报率进行评估。以西方发达国家为例，虽然大部分研究都得出了教育质量与个体收入之间呈正相关的研究结论，即个体可以获得的教育资源越优质（大学声望越高、考试成绩越好），其在工作之后能够获得的工资收入越高。但也不乏结论相反的研究案例，一些研究甚至表明进入好大学并不能带来更好的教育回报，反而教育年限的影响大于教育质量的回报（许玲丽、艾春荣，2016）。

教育回报率的命题在中国同样具有十分重要的研究价值。那些能够充分利用后发优势、实现经济飞跃增长的发展中国家的成功案例，无不充分表明教育对社会发展的关键性驱动作用。作为后起的发展中国家，中国之所以能在改革开放四十多年间取得惊人的发展成就，源源不断的高质量人才的智力支持是非常关键的支撑因素之一。无论是转变经济增长方式，提升经济发展质量，还是促进经济的可持续发展，都离不开对教育领域的大力投入，归根结底都体现在对社会成员的教育资源分配上。科学准确地估算教育投入的回报率，对于提高教育领域资源分配的效率，推动教育领域的深化改革都具有重要的现实意义。众多国内研究者尝试利用明瑟方程对中国的教育回报率进行多层次的估算，常见的数据来源为全国性的统计数据库，例如中国家庭收入调查（CHIP）、中国城镇住户调查（UHS）、中国综合社会调查（CGSS）、中国健康和营养调查（CHNS）、中国家庭追踪调查（CFPS）等。这些全国性的数据库往往由国内顶尖科研机构采用标准化的方式进行抽样调查，因此具有很高的公信力，据此分析得出的研究结论也更具有权威性。尽管采用的计算方式各不相同，对明瑟方程也多有修正，但研究结论基本上都认同提高教育水平对提高社会成员的收入具有积极的正向作用。在当前发展阶段的中国社会，虽然绝对低收入的人群比重在不断下降，但是收入的相对差距在逐步扩大。教育确实起到了带动收入增长的作用，但收入较低的家庭其子女通过教育改善收入的难度却也变得更大，客观上造成了收入差距的拉大。教育改革的某些措施在实际操作过程中，更加惠及收入水平更高的阶层。教育投入客观上存在的阶层差异和个体差异进一步加剧了社会的分化与不平等。

本次调查虽然并非全国性的大型调查，但调查数据也在一定程度上印证了以往的研究结论。相对那些毕业于顶尖高等院校（"985"和"211"大学）的毕业生，蜗居于"城中村"的蚁族群体更多来自普通高校和各类专科学校。面对竞争激烈的人才市场，他们即使接受了正规的高等教育，但一纸含金量不高的文凭并不能保证他们在求职初期获得理想的收入回报。调查中呈现的月平均收入甚至低于广州市的平均工资水平。中国在向市场经济转型的过程中，高等教育的质量与教育回报之间存在着显著相关关系，尤其是那些刚刚进入职场的年轻人，工作时间越短，毕业学校的质量与收入的关系就越大（Zhong，2011）。一流大学的受教育经历可以给毕业生带来更高的收入回报，而缺乏竞争力的教育背景往往意味着只能选择工作强度更大、收入更低的工作。

（四）受访者的居住条件："羊城米贵，居留不易"

一线城市的"城中村"作为城市中的特殊所在，充分反映了城市飞速发展对传统农村社区的强大征服力。当城市的版图不断扩张，那些曾经的良田、沟壑、水乡等田园风光在地表空间逐渐消失，高耸入云的摩天大厦拔地而起。然而在某些城市化改造尚未彻底完成的区域，虽然农耕地被全部征用，但是原有的村民居住的村落却被完整地保留了下来，逐步演变成为人口稠密的居民区。由于种种历史遗留问题，这些"都市里的乡村"严重滞后于城市现代社区发展，存在一系列社会问题。由于普遍缺乏科学规划，"城中村"村民私宅乱搭乱建现象严重，房屋质量低劣，"一线天""握手楼"等违章建筑密集分布。

相比其他一线城市，广州是少见的"城中村"改造缓慢而温和的城市。即使在寸土寸金的城市中心、CBD商业区周围依然保存了大量完整的"城中村"。据2017年不完全统计，广州现有304个城中村，居住人口近600万，其中，外来人口约500万，村域面积共716平方公里，占地相当于新加坡的国土面积。① 对于众多的"广漂"蚁族来说，广州这座城市的包容度或许也体现在星罗棋布散落在繁华核心区的"城中村"。

本次调查的广州上社、棠下一带，就是众多"城中村"的缩影。这里位于天河区腹地，比邻BRT快速公交系统，区位优势明显，是广州外来人口聚

---

① 梁栋贤. 毕业了吗？再出发！广州城中村生存指南. 羊城晚报，2017－06－04.

居最多的"城中村"。在"聚焦上社"网站上曾经有这样一段话：

> 在广州众多城中村里，要说"最令人骄傲"的城中村，非棠下莫属，这里是被百万豪宅环抱的黄金宝地。东至车陂，西至华师，南至中山大道，北至北环高速。在这里聚集着大家数不清道不明的缘分，总是那么朦朦胧胧，离离合合。但唯一不变的是，这里永远是广州城中村居住的最佳首选！①

诗意的描述只是砥砺"广漂"蚁族们精神上的自我安慰，现实生活的窘境远非朦朦胧胧，而是实实在在地表现在永远晾不干的衣物、24 小时长明的电灯和伸手可及的对面楼栋的窗台，居住空间更是被租金压缩到仅仅能容纳下一张床、一扇衣柜，甚至没有独立的厨房和卫生间。在本次调查中，绝大多数生活在广州"城中村"的外来大学毕业生居住条件较为恶劣。46.0%的受访者人均居住面积在 $20m^2$ 以下，人均居住面积在 $30m^2$ 以下的累计达到 85.9%，只有 14.1%的受访者人均居住面积超过 $30m^2$。根据 2013 年广东省统计局发布的《广东社会建设综合评估报告》，截至 2011 年底，广东城镇居民人均住房建筑面积已经达到 $34.4m^2$。② 即使考虑到住房建筑面积折抵成为居住面积相应的指标会有所减少，调查中反映出来的蚁族群体的住房窘境依然是不容忽视的。

为了节省租金，合租甚至群租情况非常普遍。调查中仅有 38.0%的受访者是单独租房居住，两人合租住房的情况占 37.7%，三人合租的比例为 13.1%，更有 11.2%的受访者处于群租住房的状态，合租人数甚至超过了四个人。本已拥挤不堪的空间内同时居住着多位租客，彼此的生活习惯各不相同，个人隐私无法保障，自然生活质量严重受限。

低收入的大学毕业生为了节约生活开支，无奈只得降低生活标准，居住在狭窄阴暗的出租房内，除此之外每天还不得不忍受外部环境的脏乱差和各种治安风险。各类见诸新闻报道的典型案例成为当下蚁族生存状态的真实写照。

> 那个季节里，巷子永远是不干的积水，楼道永远是湿润的墙壁，每次下班

---

① 聚焦上社. 广州最令人骄傲的城中村——棠下. 2016 - 02 - 12. https：//mp. weixin. qq. com/s？src = 3&timestamp = 1531712524&ver = 1&signature = Lz408Gn6aEz6WyXDTrpmIwiCxihg9EGcfL0Q ＊ RONDoz3N6EaGY8T1lOoXpFM - D4E ＊ xPH1LAQVhSenYI ＊ UYviOYflfCsfDVJovlrza69LQyTbtHFqAS370S - Nq72jcY7woNSPS ＊ aiPwTNFKN3BwYSLw = = .

② 刘倩，伊晓霞. 广东城镇人均住房建筑面积34.4m²，你达标了没？南方都市报，2013 - 02 - 27.

回家，打开房门就是一片潮湿阴冷，桌腿、床脚，甚至厨房，都不断长出细密的绿色霉菌，每天回来第一件事，就是一遍遍地擦拭这些霉菌，第二天回来，擦过的地方又泛起了浅淡的青斑，生生不息。①

杨亮、秦杰明合租的出租屋，被间隔仅半米到一米的六七层楼房层层包围，常年见不到阳光，空气流通不畅，阴暗潮湿，晾在窗户防盗网上的衣服，常年晾不干。清晨 7 点，杨亮坐起身来，直接从床铺爬过紧挨的桌子，跳出房门，一步跨进一米见方的卫生间，刷牙洗脸，穿上似乎永远晾不干的工作服，戴好胸卡，出门下楼，赶往公交车站。《南方日报》记者看到，杨亮的房间，摆下一张床、一张桌，就剩下一条缝隙，折叠衣柜摆到了狭窄的客厅里。床板下，塞满了被子和书本。杨亮拍拍床板，告诉记者："下面就是我的全部家当。"合租的房子没有厨房，杨亮、秦杰明就在厅上摆上一个电磁炉，放上一口锅，照样做饭做菜。

伴随着出租屋铁门关闭的声音，广州大小城中村里，无数和杨亮、秦杰明一样的年轻面孔，身着各式工作服，佩戴各类胸卡，提着电脑包，避开随处倾倒的垃圾，跨过巷道里常年不干的积水，钻出昏暗的巷道。此时，他们终于见到了第一缕阳光——如果不是阴天。②

天堂向左，棠下往右，走过热闹的街道，随便在街道的某个小分岔路口，拐个弯就进到了广漂真正的"居住地"了，与外面的街道形成强烈的反差，这里的房子一栋挨着一栋，犹如一片野蛮生长的森林！潮湿的地面，好像永远都不会干，曲折的电线、挂满了各种铁盒的电线杆，即使是在白天，这里也很难见得到几缕阳光。陈旧的房屋鳞次栉比，岔道随意延伸，仿佛是这村子杂乱无章的血管。密密麻麻的握手楼，回到家的第一件事不是脱鞋，而是开灯，警惕后面有没有跟踪抑或是看看家里是否有东西被偷了。

刚来广州，当时也没有钱租房子，和两个同学凑合一起租在棠下，一个30 多平方米的房子里，一房一厅。房间的床只够睡两个人，我自告奋勇做了"厅长"——睡客厅，那段经历现在想起来都觉得可怕！晚上睡觉，头对着厕所门口，脚边是垃圾桶，还有蟑螂在地上爬……③

---

① 尚老五. 广州最出名城中村：工作几年年轻人一个接一个选择逃离. 南方都市报，2016 - 11 - 28.
② 项仙君. 广州毕业生蜗居调查：城中村改造，他们住哪里？ 南方日报，2011 - 08 - 04.
③ 广州棠下村，难以言说的爱与恨. http://tieba.baidu.com/p/5634898392.

　　一旦踏进了车陂南的小巷子，脚下永远是黑积水或者发臭的垃圾；两边是各种黑作坊和发廊；抬头是密密麻麻并交集在一起的电线和可能挂了半个星期都还在滴水的廉价衣服，偶尔幸运可以看见"一线天"的晴朗。整条巷子留给你的只有相互"擦肩而过"的无奈和呼吸一口"臭湿气"的自由，但一般人都是选择屏住呼吸来逃避和忍受生活的不堪。楼道永远是湿的，好心的房东偶尔会在门口处铺满旧衣物，任人踩踏。一上楼梯，大家都会习惯性地拍拍手掌或者踏踏脚，只为换来几秒钟的光明和安心。每个房间都有自己的房号，我住的是401房。推开薄薄的铁皮门，你会先闻到一股独属于你的熟悉的"湿气"。第一件事要做的不是脱鞋，是开灯，这里24小时需要开灯照明。但白炽灯的全天笼罩并没能为你的这个"家"增添一丝温馨和舒适，反而能让你更加看清生活的赤裸裸——席子发霉了，干的衣服湿了，湿的衣服臭了，底裤永远不会干。①

　　狭窄的街巷，暗无天日的生活几乎成为"城中村"的标准生存状态。然而就是如此影响城市美观、与高速发展的光鲜城市似乎格格不入的"城中村"，却凭借低廉的租金和便捷的交通，成为城市低收入群体无奈而又现实的选择。城市无时无刻不在接纳、包容着每一个希望实现自己奋斗梦想的年轻的心。面对着飞涨的物价和城市化的残酷挤压，"城中村"客观上也充当着城市发展所需的源源不断的人力"蓄水池"。

五、蚁族群体的精神健康状况

　　珠江三角洲地区是中国最具发展活力的地区，高度发达的市场经济环境吸引了来自全国各地的务工者在此寻找发展机遇。然而外来务工人员与本地居民在很多领域存在差异，无论是工作状态、社会心理、生活方式还是休闲娱乐都形成了各自不同的特征（周大鸣，2000）。高度复杂的社会生活空间中既有传统的典型弱势群体，如数量庞大的低收入农民工群体，同时又不乏大量的外来大学毕业生。在一线城市先发优势的强力吸引之下，每年都有来自全国各地尤其是欠发达地区的大学毕业生涌入广州寻找发展机遇。与低文化层次的农民工群体不同，外来大学毕业生接受过良好的高等教育，他们渴望凭借自身的能力获得社会的认同，但是面临残酷的人才竞争和惨烈的市场淘汰机制，那些并非

---

① 知乎．在广州城中村生活是一种怎样的体验？https：//www.zhihu.com/question/27307824.

出身"985""211"名校的大学毕业生在初入职场之时，明显处于竞争劣势，无法获得理想的薪资报酬。微薄的收入和不断上涨的生活开支使得他们捉襟见肘，只能委身于"城中村"居住。被称为"第四类弱势群体"的蚁族群体，承受着理想和现实生活之间的巨大落差，精神健康状态特别需要予以关注。

（一）自我身份认同：双重边缘人的尴尬

研究中将自我身份认同操作化为"您认为您现在的身份是"，选项分别为本地人、正在成为本地人、正在融入本地的外地人、外地人、说不清。选项的设置体现了外来大学毕业生融入程度递减的趋势。统计结果显示，仅有14.4%的人认为自己是本地人或正在成为本地人。而有77.4%的人认为自己是外地人或正在融入本地的外地人；近八成的人虽然在广州生活了一段或长或短的时间，但仍然觉得自己不属于这里，而是归属于家乡。8.3%的人表示说不清，这部分人正处于身份认同困扰中。由于他们长期在外求学工作，基本上已经适应了现居城市的生活方式，但仍然无法完全融入当地的社会生活中。同时常年在外的经历也使得他们再也无法完全认同家乡的生活和文化，漂泊于现居城市生活之中，却无法摆脱家乡生活的烙印。进退失据的"双重边缘人"身份，成为外来大学毕业生的自我认同困扰。

表5-1 受访蚁族现阶段的身份认同状况

自我身份认同	百分比（%）
本地人	7.7
正在成为本地人	6.7
正在融入本地的外地人	40.3
外地人	37.1
说不清	8.3
合计（N=313）	100.0

（二）对现居城市的满意度评价：在骨感的生活中寻找丰满的体验

在中国，一切谈论城市生活的话题都绕不开城乡二元对立的宏大社会命题以及由此衍生的众多分支体系。无论是早期的城市利用工农业剪刀差获取原始发展的资本，还是全世界范围内规模最大的农村人口向城市的迁移，归根结底都可以在其中找寻到户籍分割制度的深远影响。人口流动的红利在特大城市的发展中起到了积极的推动作用，但也将城乡二元对立的生存矛盾引入城市内部的生活语境之中。在市场经济的转型过程中，"城中村"就是这样一个交织了太多矛盾冲突的特殊生活空间体系。首先，它的命名已经充分体现了城市包围农村、侵蚀农村的历史烙印。这里既是城，偏又称为村。地处城市繁华路段，但建筑格局与空间规划却杂乱无章，体现着农村特性的野蛮生长态势。这里居住的是拥有城市户籍的市民，可又常常被称为村民，极少数真正意义的原住村民在城市化的改造中早已洗脚上田，凭借拥有大量房产过上了优渥的收租生活，甚至某种意义上一纸某某村民的身份标签还会带来具有无限隐喻的"土豪"的优越感。而大量蜗居于"城中村"的外来大学毕业生，其中相当一部分人群，通过学业的努力进取，极力摆脱因为出身而被赋予的农村人口的标签，但是即便白天光鲜亮丽地出入于 CBD 宽敞明亮的工作间，下班后还是不得不淹没于"城中村"污秽肮脏的背街小巷。对于这些通过正式或者非正式途径迁徙到大城市生活的新移民来说，边缘化的生存方式让他们对这座城市形成了复杂而又特殊的情感。

1. 总体生活满意度评价

自 20 世纪末期开始，中国的高等教育推行了大刀阔斧的改革举措。不断扩大的招生规模，为来自贫困地区的农村考生带来更多的跳出农门的求学机会。渴望通过知识改变命运的大学生源源不断地涌入大城市读书、就业，特别是农村户籍的大学生，他们努力求学的目的很大程度上是想要改变身份标签，能够在大城市生活或定居。理想固然十分美好，现实却变得愈发骨感。随着高等教育从精英教育向大众教育的转变，大学文凭的含金量急剧降低，其所能换得的市场价值也在不断贬值。外来大学毕业生既要在大城市严酷的竞争环境中，承受职场的高强度工作压力，又不得不忍受背井离乡带来的孤寂感。融入新的城市生活圈层的努力如果受到打击，将使他们越来越缺乏城市归属感，由此"逃离北上广"一时之间成为热门的谈资。不过对于这样的争议话题，在广州"城中村"居住的低收入大学毕业生却表现出了令人欣喜的乐观心态。

调查中，有 2.2% 的受访大学毕业生对自己现在的生活非常满意，52.1% 的人表示比较满意，不太满意和非常满意的人分别占 26.2% 和 2.2%。以《李克特量表》的五分法进行赋值，从非常不满意到非常满意依次赋值为 1 到 5。那么总体生活满意度的平均值为 3.26（标准差为 0.95），总体来说，大部分受访者对现在的生活持比较满意的评价，正如久居"城中村"的蚁族青年所言：

有多少人进来了，又有多少人离开了，进来的人总是想离开，离开的人不愿意再回来。它脏它乱它暗无天日，但我依然感激城中村的存在，它给了离乡背井漂泊打拼的异乡人一个安身之处。夜深人静，密密麻麻的空间里，沉睡着多少梦想啊……如今我已经离开了员村，离开了广州，在另外一个城市住上了小区。但是我依然会一直怀恋我在城中村生活的那几年，我把我的青春给了广州，虽然在广州的时候没有住上好的房子，但是广州还是给我很多很多。①

星罗棋布、大大小小的"城中村"是众多大学生毕业后栖身的第一居所。每天不计其数的青涩而充满朝气的年轻人从这里出发，把这里当作实现人生理想的又一个起点。楼宇虽挤，志向不低，可能正是因为希望，激励着众多的年轻人满怀激情、奋斗青春。

2. 住房情况满意度评价

在知乎上曾经有这样一个帖子，一个年轻人"坐车经过广州科学城附近的城中村，感觉很震撼，巨大的村落一个挨着一个，房子很高，一个挨着一个，里面的房子根本看不见阳光，与天河 CBD 的反差很强烈。他很想知道在那里生活过的人有过怎样的故事"，于是就问大家"在广州城中村生活是一种怎样的体验"。② 其中部分回帖如下：

像车陂南这样的城中村，广州很多，深圳也很多，应该说全中国的城市都少不了。很多年轻人都是坐在高高的写字楼上面上班，然后挤着公交或地铁回到城中村生活的。当你站在高大上的写字楼上俯视城中村时，你会觉得他们就像一个个肮脏的贫民窟和难民所，就像被现代文明遗弃的孤儿，没有人想去关心，没有人愿意靠近。但当你下班了，饿了，累了，你想"回家了"，你还是会果断抛弃灯红酒绿的现代都市，和大家挤个你死我活地赶回"家"，去很脏的菜市场买几根青菜和几块钱瘦肉，一边做饭一边听歌；一边吃饭一边看电影；一边聊电话，一边洗衣服；一边睡觉，一边想着明天的工作……

城中村，一个如此奇葩又诡异的地方，一个让年轻人讨厌又无法逃离的地方。它是中国特色社会的产物，是现代城市文明的产物，是生活商业化的产物。没人管理，没人关心，没人正视。城中村就像是年轻人走进社会、谋求独立时的一棵救命草，但同时又是一棵慢性毒草。……

---

① 知乎. 在广州城中村生活是一种怎样的体验？ https://www.zhihu.com/question/27307824.
② 知乎. 在广州城中村生活是一种怎样的体验？ https://www.zhihu.com/question/27307824.

　　城中村，除了拥挤，还是拥挤。屋里是人挤人，屋外是楼挤楼。一天到晚都有人在煮饭并伴随着各种呛鼻的味道。邻居们的动静听得一清二楚，哭声骂声声声入耳，衣服全靠阴干，要是回南天只能靠电吹风。各种线路交缠一起密密麻麻盖过小巷子细长的天空，昏暗的小巷子不管春夏秋冬总是湿漉漉，满身肥肉的老鼠在垃圾堆与水渠之间窜来窜去，路上总是有不明来源的水滴下来，空调水，晾衣服的水，浇花的水还有……谁知道呢?! 握手楼的白天懂夜的黑，在屋里根本分不清日夜，也不知道天气。所有的光源都来自于一盏白炽灯，在这样的环境里生活，总是昏昏欲睡，没有精神。

　　以上的文字只是从 82 位亲历者的回答中截取的片段，42 万的网络点击量，一张张照片、一段段或长或短的文字，记述着每一个有过"城中村"生活经历的年轻人的心路历程。在这些明显滞后于时代发展步伐的都市村庄里，你能看到肮脏、阴暗、潮湿的居住环境，充斥着站街女、流浪汉的危险的街角社会，廉价便捷但卫生状况堪忧的餐饮食肆。生活在这样一种游离于现代城市管理之外的低收入居民聚居区域，绝大多数的蚁族表达了不满情绪：45.4% 的人不太满意现在的住房状况，7.3% 的人非常不满意，认为非常满意和比较满意的比例非常低，合计仅有 27.8%。

3. 工作状况满意度评价

　　广州作为南中国发展的标杆城市，凭借高速运行的经济增长速度、宜居的城市环境、便捷的交通枢纽和极具包容性的市民文化，深受大学毕业生的青睐，长期以来都是众多大学毕业生心目中的首选就业城市。在 2016 年国务院正式批复的《广州市城市总体规划（2011—2020 年）》中，明确广州作为"广东省省会、国家历史文化名城，我国重要的中心城市、国际商贸中心和综合交通枢纽"的主导型地位。广州不仅是国家中心城市，近年来国际影响力也是日趋提升，在全球知名机构的排名中进入世界一线城市行列。国内最大生活服务平台 58 同城发布的《2017 年高校毕业生招聘报告》显示，在毕业季 2017 年毕业生简历投递量前十的城市中，广州位列首位①。中国发展研究基金会与普华永道联合发布的《机遇之城 2017》报告，在 28 座样本城市中，广州、深圳、杭州、武汉、南京跻身综合排名前五名。该项调研始于 2014 年，至今已发布了 4 期。在 2017 年综合排名中，广州凭借均衡发展的优势稳居第

---

　　① 甄素静.《2017 年高校毕业生招聘报告》发布、新核心城市群潜力初显. 北京晚报，2017 - 06 - 29.

一，其中3个维度位居第一，具体57个指标中7项第一，6项第二，继2016年首登榜首后总积分再次荣膺第一。①

广州问鼎"最受毕业生欢迎的城市和机遇之城"，与其近年来在新一轮的经济转型发展中的抢眼表现不无关联。《珠江三角洲地区改革发展规划纲要（2008—2020年）》提出，要将广州建设成为广东宜居城乡的"首善之区"，建成面向世界、服务全国的国际大都市。城市发展定位的升级，不仅带来更广阔的发展空间，还意味着在教育医疗、交通出行、公共服务等领域更多的政策支持和资金投入，社会成员能够便捷地享受到更多的社会福利，分享城市发展的红利。除了高质量的宜居环境，广州在产业升级换代的转型发展过程中，也为青年群体的就业提供了大量优质的工作岗位和创业机会。除了本地每年毕业的总量约30万人的新增大学生就业群体，创新发展的驱动力更是成为吸引外来智力资源的超强动力，尤其是高新技术产业和动漫产业的蓬勃发展，源源不断地吸纳了来自全国各地的优秀人才。

在本次调查中5.8%的受访者非常满意现在的工作，59.6%的人比较满意现在的工作，持不满意态度的受访者比例较低，仅占23.1%。虽然说初入职场的大学毕业生的职业诉求往往存在不甚成熟的表现，但是良好的发展前景为在广州打拼的青年人提供了远远多于二线、三线城市的发展机遇。正是这种对希望的憧憬和对未来的掌控感可以使他们获得更高的职业满意度。毕竟对于刚刚毕业的大学生来说，工作稳定并非首要关注因素，职业发展空间的提升才是他们更为看重的决策因素。一个充满活力的、快速发展的一线城市，可以带给每一个渴望实现自身价值的青年人相对公平的竞争机会，而这些恰恰是本次调查中的主体对象——来自偏远的农村和乡镇地区的外来大学毕业生能够实现人生逆袭的关键所在。即使拥有较高的工作满意度，蚁族群体还是不应该盲目地被所谓的职场成功案例所诱惑。理性的择业观念、平和的心态，才是保持长久发展的稳定剂。

4. 社会交往满意度评价

如果说要用一个词给广州这座城市贴上一个标签，可能对于很多新广州人来说，首先想到的就是"包容"。这是一个充满温度的词语，正如这座城市给每一个到访者的体验："北上深有无数的过客，但很奇怪，很多人经过广州，就再也没离开。"广州市统计局的统计数据显示，截至2017年末，广州市常住

---

① 张煦暘. 厉害了，广州又拿下最有机遇城市！看完就知道广州人多有前途！广州日报，2017 - 03 - 20.

人口1 449.84万人，对比2016年末的1 404.35万人，净增长45.5万人，其中户籍人口为897.79万人。① 2018年1月广州市发布《广州市推动非户籍人口在城市落户实施方案》，要大力吸引高校毕业生、技术工人、职业院校毕业生和留学归国人员等高层次人才、技能人才、创新创业人才、产业急需人才。此外，《广州市推动非户籍人口在城市落户实施方案》提出，广州将取消农业、非农业户口性质划分，统一登记为广州市居民户口。近些年来，随着广州新兴产业政策的实施，以及各种落户政策的利好刺激，大量外来人口来穗发展，广州的常住人口呈现出高速增长的态势。

历史上广州在"在相当长的时间内，在'天朝'大国的版图上，还是一个极不起眼的边鄙小邑，是封建王朝鞭长莫及的'化外之地'，再了不起也不过一个'超级大镇'而已"。② 但广州在改革开放的四十多年间却发生了翻天覆地的变化，成为中国开风气之先河的标杆城市。因此，它自然也吸引了无数怀揣青春梦想的年轻人前仆后继地踏上南下的征程，赴穗寻找自己的人生理想。可是对于很多初来乍到的年轻人来说，广州这座南方城市是那么与众不同，以至于易中天将其形容为一座"怪异的城市"：

在中国，也许没有哪个城市，会更像广州这样让一个外地人感到怪异……当然，最困难的还是语言。广州话虽然被称作"白话"，然而一点也不"白"，反倒可能是中国最难懂的几种方言之一（更难懂的是闽南话）。内陆人称之为"鸟语"，并说广州的特点就是"鸟语花香"。语言的不通往往是外地人在广州最感隔膜之处。

易中天所描述的这种语言交流障碍或多或少有些夸张的色彩，他毕竟只是站在一个初来广州的外地人的视角看待粤语。对于定居于此的新移民来说，当你用心融入这座城市的时候，会发现语言障碍其实并没有想象的那么困难。除了遇到极少数年长的土生土长的广州本地人外，不会讲粤语并不会影响你与广州本地人的交流。毕竟作为全国的中心城市和日益国际化的大都市，这里的年轻人从小接受的都是普通话教育。

新移民的落户与空间要素和地缘因素密切相关。在所谓的"老四区"——海珠区、荔湾区、越秀区、东山区（现在合并到越秀区），这些区域

---

① 叶卡斯. 2017年末广州市常住人口1 449.84万人. 广州日报，2018-03-01.
② 易中天. 读城记. 上海：上海文艺出版社，2018：153.

本地居民相对更多，因而使用粤语的机会更多。在广州的新兴中心城区，云集 CBD 以及各种商贸中心的天河区无疑是外来新移民集中的区域之一。这里聚集了来自天南地北的非本地就业人群和商务交流、旅行出行人群，因而也是普通话交流最为顺畅的地区。本次调查的访问对象——居住在天河区"城中村"的外来大学毕业生，就是这些城市新移民的典型代表。他们身处的职场环境，普通话和英语是主要的工作语言，交流沟通完全不会存在障碍。即使广州本地人也已经很习惯用普通话与同事交流。良好的人际关系与和谐的社会交往是促进外来大学毕业生精神健康状况提升的重要因素。广州这座包容力极强的城市，以开放接纳的心态善待新移民，也促使其更加积极地融入城市的生活和发展建设中。总体来说，调查中大部分的受访者对于与本地人的交往持积极评价，非常满意和比较满意的比例达到 53.4%，不太满意和非常不满意的仅占 15.0%，另有 31.6% 的人表示没感觉。

这种积极的正向评价也从侧面反映了广州不同于北京、上海的城市性格特质——低调务实而不张扬、兼容并蓄而又温情脉脉。一位新广州人的经验分享可以验证这种真实感受：

不会粤语的我在广州生活 3 年了，刚开始是从北京过来，还一直担心面试的时候懂的粤语有限，或者面试官开口就讲粤语多尴尬。后来到了之后也遇到这些问题，但是慢慢地并没有什么了。如果别人第一句讲粤语你一脸懵懂样，那么大家就会立马转换蹩脚的普通话来跟你说。哈哈哈，待久了公司里除了两三个北方女孩，其他全是广东本省各个地方的，雷州话、潮汕话、客家话各种你听不懂的话在公司里满天飞。但是很友善的人们只要是跟我交流就跟魔术师耍魔术一样立马变成蹩脚的普通话，时间久了慢慢地也能听懂几句他们那些不知所云的话了。

年会是最有意思的事情。一桌里面如果全都是本地人，他们理所当然地都开始讲粤语，各种笑话笑到不行，讲着讲着发现有人不发言，才意识到有个不懂粤语的人在角落，然后就会有人专门用普通话翻译一遍刚才的笑话，大家再重新笑一次。KTV 唱歌也分两波，粤语唱区和普通话唱区，结合着听也还是蛮美。

总之就算是不会粤语，照样可以跟广州人好好玩耍、好好工作、谈生意，

甚至谈恋爱、结婚、生子都不无可能……①

　　综合来看，在对现居城市的满意度评价中，外来低收入毕业大学生对住房满意度的评价最低，以 5 分为最高分计算，平均值只有 2.69（标准差 0.99）；对工作满意度和社会交往满意度的评价相对较高，平均值分别达到 3.45（标准差 0.97）和 3.42（标准差 0.87）。由此可见，住房条件的恶劣已经引起较多外来大学毕业生的不满，而在工作、生活方面，大部分外来大学毕业生都持较为积极肯定的评价。

表 5 – 2　受访蚁族对现居城市的满意度评价

对现居城市的满意度	变量描述	平均值	标准差
总体生活情况	非常满意 = 5，比较满意 = 4，没感觉 = 3，不太满意 = 2，非常不满意 = 1	3.26	0.95
住房情况		2.69	0.99
工作状况		3.45	0.97
社会交往		3.42	0.87

（三）对家乡的满意度评价：浓郁的乡情难掩现实的失落

　　中国人对家乡素来有着浓郁的思念与珍视情结。余光中先生的《乡愁》至今依旧是全体中国人关于家乡情感的集体记忆："小时候，乡愁是一枚小小的邮票，我在这头，母亲在那头。长大后，乡愁是一张窄窄的船票，我在这头，新娘在那头。后来啊，乡愁是一方矮矮的坟墓，我在外头，母亲在里头。"在中国人的认知结构中，"背井离乡""流离失所""抛家舍业"等都是负面的词汇（杨宜音，1997）。长久以来安土重迁的中国农民对家乡的风土人情有着难以割舍的深深眷恋，而这也是维系农耕社会长治久安的关键情感支撑因素。然而市场经济的大潮刚刚汹涌几十年就迅速打破了中国农民传统的对土地的强烈依存感，务农成为低级生存状态的标签，在某些贫困落后地区，土地甚至成为累赘与负担。年轻人渴望跳出农门，在城市生活中寻找一席之地。求学离家成为很多农村青年心目中的成功之路。即使生活在中小城镇的年轻人也把对大城市的向往转化为实际的人生动力，竭尽所能地希望拥有更加开阔的眼界和生存空间。对于他们而言，家

---

① 马蜂窝. 不会粤语与广州当地人沟通困难吗. http://www.mafengwo.cn/wenda/detail – 7873026. html.

乡成了有着特殊复杂情感的所在，既承载了挥之不去的童年记忆，或艰涩或温情，又渴望有朝一日衣锦归乡的荣耀和体面。

1. 家乡总体情况的满意度评价

处于不同社会时空中的个体总会由于生命历程或者生活轨迹的不同，而对某种生活场域形成自己特有的社会记忆。这种社会记忆既源于真实的生活体验，也可能是他者经验在自己认知结构中的某种投射，甚至杂糅了个体的情感因素。人们总是凭借这样的记忆（或经验）来确定自己的行为，建构自己对周围的认识，当然这样的记忆并不属于个人，而是属于社会（王春光，2001）。在生活空间发生重大转换（从乡村、中小城镇到一线大城市）的社会成员中，他们对于原生家庭所处的家乡的社会记忆往往具有特殊的情感色彩，进而普遍形成超越于物质环境的积极评价。原先我们估计越是来自贫困的农村地区或者欠发达的县城，受访者对家乡的总体满意度评价会越低，但是调查结果并没有证实这种推测。受访者的来源地与家乡总体满意度之间并不存在统计学上的相关性（$P > 0.05$），这也就意味着外来大学毕业生无论来自何方，他们对家乡都形成了某种近乎一致性的情感判断，这种判断无关地域差异、经济状况差异，具有积极正向的社会属性。16.6%的受访者对家乡的总体情况非常满意，59.7%的人比较满意，仅仅有11.2%的人不太满意，1.6%非常不满意家乡的情况。脱离了家乡物质生活场域的社会记忆甚至重建了个体的情感体验，在某种意义上这也是千百年来中国人认知结构中思乡情结集体无意识的表现。

表5-3　受访蚁族的来源地与家乡总体满意度评价（%）

总体满意度评价	农村	县城	城市	合计
非常满意	17.4	17.3	10.8	16.6
比较满意	59.6	58.2	64.9	59.7
没感觉	10.1	12.2	10.8	10.9
不太满意	11.2	11.2	10.8	11.2
非常不满意	1.7	1.0	2.7	1.6
合计（$N=311$）	100.0	100.0	100.0	100.0
卡方检验	\multicolumn{4}{c}{$\chi^2 = 1.821$, $P = 0.99$}			

2. 家乡经济状况的满意度评价

在中国经济发展史上，曾经长期存在着"重城市轻农村、重工业轻农业、重市民轻农民"的发展理念，并在事实上形成了"城市优先发展"的国家战略。随着计划经济向市场经济的转型，城市经济体获得了飞速的发展，成就举世瞩目。尤其以一线城市为代表，年均经济增长速度遥遥领先于世界平均发展水平，然而这些光辉成就的背后一直刺眼地折射着区域发展的严重不平衡。例如，沿海发达城市与中西部城市之间存在发展差异，虽然在广袤的农村地区经济发展有了显著性提高，但是远远落后于城市的发展速度。在中国事实上形成了城市与农村两种截然不同的经济空间。观念的落后、激励制度的缺失、人才的流失、环境的恶化，诸多不和谐因素严重阻碍了农村经济的可持续健康发展，也进一步加大了农村与城市之间的差距。对此，出生于农村或者乡镇、有过长期的农村生活经历的城市新移民群体，感受可能更为深刻。然而本次调查却得到了出乎意料的结果：虽然有高达37.7%的人对家乡的经济状况不太满意，3.5%的人非常不满意，但还是有3.5%的受访者对家乡的经济状况非常满意，41.2%的人比较满意，近半数的受访者对自己家乡的经济状况做出了积极评价，并且这种评价还不存在地域差异，也就意味着无论来自农村、县城还是城市，受访者对家乡经济状况的满意度评价近乎一致（$P>0.05$）。之所以出现这种情况或许与近些年来政府加大了对农村经济发展的扶持力度有关。习近平曾经在中央农村经济会议上针对三农问题进行了全新的诠释，提出"中国要强，农业必须强；中国要美，农村必须美；中国要富，农民必须富"，解决农民增收、农业增长和农村稳定是关系国家长治久安的战略性问题。在一系列利好因素的刺激下，农村整体的经济态势在向良好的方向运行，也给更多人带来了发展的期望和美好的愿景。因此，对家乡经济状况满意度的评价可能更多的是基于对近年来经济发展转变的认可与肯定。

表5-4　受访蚁族的来源地与家乡经济状况的满意度评价（%）

满意度评价	农村	县城	城市	合计
非常满意	2.2	5.1	5.4	3.5
比较满意	40.4	42.9	40.5	41.2
没感觉	11.8	16.3	18.9	14.1
不太满意	42.7	30.6	32.4	37.7
非常不满意	2.8	5.1	2.7	3.5
合计（$N=310$）	100.0	100.0	100.0	100.0
卡方检验	$\chi^2=7.395, P=0.50$			

3. 家乡就业环境的满意度评价

2018 年《中共中央国务院关于实施乡村振兴战略的意见》提出了实施乡村振兴的路径和方向，其中，人才被认为是乡村振兴的重要支撑，明确"要把人力资本开发放在首要位置，畅通智力、技术、管理下乡通道，造就更多乡土人才，聚天下人才而用之"。① 而目前掣肘农村可持续发展的关键因素，恰恰也是人才的匮乏。农村的发展与振兴，仅靠现有的农村人力资源是远远无法实现的。在中国的很多农村地区，留守人群基本上呈现"两头大中间小"的状态，即年长者和年幼者占据了留守人群的主体，年富力强的中青年群体则大量外出务工，选择留在农村发展的比例很低。在这样的人口结构之上，即使进行基础的培训与再教育，也无法有效地提升农业现代技术的应用，更不用说引进高效的市场运作方式和发挥互联网对现代农业的促进作用。因此，从某种意义上讲，乡村振兴首要的是人才的振兴。而人才振兴的关键在于人才的大力引进，尤其要吸引那些对家乡有着深刻情感体验的曾经的农村人返回故土，回乡创业或者就业。他们既熟悉农村的生活情境、拥有亲恋故土的情愫，又熟练掌握城市市场经济的运行规律，可以更好地、因地制宜地实现城市治理方式、经济运作方式的本地化。因此，吸引包括大学毕业生在内的青年群体返乡发展，是实现人才利用效率最大化的一条捷径。但是，农村的发展困境是一个复杂的社会问题，实质性的改变并非朝夕可以实现。目前农村地区的人才引进策略，大多是口号大于实际行动，缺乏行之有效的具体举措，无法营造健康良性的就业环境，引进人才的愿景常常流于纸上谈兵。

在与大城市的生活参照对比之间，理性而又现实的大学毕业生群体对家乡的就业环境还是有着难掩的失落评价。受访者对家乡的就业环境表达了较多的不满情绪：44.4%的人不太满意，5.8%的人非常不满意，对家乡就业情况表示满意的累计仅占28.8%。这一数据也与他们在广州高达65.4%的工作满意度形成了明显的反差。

① 海皮. 乡村人才振兴方略实施建言. 澎湃新闻, 2018-04-13.

表5-5 受访蚁族的来源地与家乡就业环境的满意度评价（%）

满意度评价	农村	县城	城市	合计
非常满意	2.8	2.0	2.7	2.6
比较满意	24.2	23.5	43.2	26.2
没感觉	20.8	24.5	13.5	21.1
不太满意	46.1	43.9	37.8	44.4
非常不满意	6.2	6.1	2.7	5.8
合计（$N=310$）	100.0	100.0	100.0	100.0
卡方检验	$\chi^2=7.521$，$P=0.48$			

4. 家乡政策环境的满意度评价

在很多社会情境下，由政府主导的政策动员的社会影响力远远大于自下而上形成的内生发展力，新中国成立七十年来农村的发展历程就是一个典型缩影。20世纪五六十年代，"农村是一个广阔的天地，在那里是可以大有作为的"的政策性动员，让无数知识青年热血沸腾地奔赴农村奉献大好青春。在那样一个特殊的年代，领袖的强大号召力、国家政策的空前执行力，使得知识青年实现了向农村地区的流动迁徙。无论是基于高尚的思想觉悟，还是迫不得已的政治因素，声势浩大的人才流动成为那个时代不可磨灭的集体记忆。但这种青年人才向农村地区的反哺很快随着"文化大革命"的结束戛然而止。汹涌的返城大潮，将城市的文化精英迁移出贫瘠落后的农村地区，自此，在中国的城乡二元空间中，再也没有大规模的智力外援输入农村地区。反而城市像一块充满了魔力的磁石，源源不断地吸纳着来自农村地区的青年务工群体。由农村向城市的单向人才流动，固化了已有的城乡发展差距，成为阻碍农村发展的结构性障碍。要想打破此禁锢，仅仅依靠口号宣传或者提高人们的思想觉悟是无法实现的，必须再次依赖自上而下的强力政策动员，出台明确具体的政策措施，鼓励农村创业，支持现代农业发展，推动新农村建设。很显然，目前农村地区的政策环境并没有达到预期的吸引人才返乡的效果。在调查中，受访者对家乡政策环境的满意度评价不容乐观，来自农村地区的受访者认为不太满意和非常不满意的比例分别有35.4%和9.6%，非常满意和比较满意的人累计仅占22.4%，还有高达32.6%的人不置可否。这些数据充分反映了农村地区的政策环境并没有在毕业大学生心目中留下良好的印象。县城和其他中小城市的政策环境评价也同样不容乐观。

表5－6　受访蚁族的来源地与家乡政策环境的满意度评价（%）

满意度评价	农村	县城	城市	合计
非常满意	2.2	3.1	8.1	3.2
比较满意	20.2	26.5	24.3	22.7
没感觉	32.6	30.6	18.9	30.4
不太满意	35.4	30.6	45.9	35.1
非常不满意	9.6	9.2	2.7	8.6
合计（$N=299$）	100.0	100.0	100.0	100.0
卡方检验	$\chi^2=9.868$，$P=0.274$			

　　许多大学生毕业之后宁愿蜗居城市，也不愿意回到家乡发展。因为家乡缺乏足够的吸引力，存在很多阻碍他们返回的客观不利因素，长久以往积蓄了较为恶劣的情感评价。以本次调研为例，总体来看，受访者对家乡在经济发展、就业环境、政策环境三方面的满意度评价都比较低，平均值分别只有3.04（标准差1.04）、2.75（标准差0.99）、2.78（标准差1.00）。这些数据充分说明环境因素成了大学生对家乡的强烈不满意因素。就业环境主要取决于就业政策、人口的多少和总体文化水平等因素。就业机会少、就业制度不完善、工资收入低是农村和其他二三线城市客观存在的就业缺陷。对于政策环境，近年来国家出台了很多优惠政策向二三线城市和农村倾斜，但由于这些地方经济发展起点低，社会保障基础差，在政策执行上很难做到跟大城市一样的水平，具体经济政策、就业政策、保障政策等并没有真正实施起来，阻碍了毕业大学生返乡就业的热情。在本次调研中，57.8%的受访者表示，如果相关优惠政策真正付诸实践的话会考虑回家乡发展，可见政策因素是影响大学生是否回家乡发展的一个非常重要的推力因素。

表5－7　受访蚁族对家乡的满意度评价

对家乡的满意度	变量描述	平均值	标准差
总体情况	非常满意＝5，比较满意＝4，没感觉＝3，不太满意＝2，非常不满意＝1	3.79	0.91
经济发展		3.04	1.04
就业环境		2.75	0.99
政策环境		2.78	1.00

六、定居意愿与返乡意愿：一体两面的决策困境

定居意愿反映了人们对未来流迁方向和定居地点的预期与规划，进行定居意愿研究是探讨流动人口在流迁过程中分化机制的一种重要方式（陈文哲，2008）。中国近几年的流动人口研究发现，流动人口在城市定居的意愿不断增强，长期流动的人口规模扩张，呈现出家庭化迁居比例增加等特征（盛亦男，2017）。在庞大的流动人口群体中，青年群体的定居意愿和返乡意愿格外引人注目，他们代表了未来中国人口迁徙的发展趋势。在人口迁徙的研究框架下，定居意愿与返乡意愿其实已经成为同一命题的不同指向。

广州作为中国第三大城市，经济发展迅速，高校云集，就业机会众多，聚集了数量庞大的外来大学毕业生。随着广州房价日益上涨，没有太多物质资本的外来大学毕业生只能聚集在广州的"城中村"，租住廉价的房子，想以努力拼搏和勤俭节约求得在广州长期定居，但现实的打击又让许多人萌生回乡发展的念头。留城定居还是返乡发展，蚁族群体的决策困境与许多现实条件息息相关。大城市和家乡之间相互的推力与拉力正在他们身上产生复杂的交互作用。

（一）对流入地的定居意愿："远近"不同

经济学家达·凡佐（Da Vanzo）在探讨农民向城市迁移所带来的收益时指出，迁移的收益不仅包括收入的提高，一生额外福利的增长，而且包括非工资收入（更高的福利及农业补贴）及更好的环境（令人更加愉快的气候，更好的文化设施，更加便利的健康诊所，更好的学习或培训机会，与朋友、亲戚更紧密的接近等）（王春光，2001）。移民群体在从低福利地区向高福利地区的迁移过程中，随着综合收益的不断增长，会产生在该地区永久性居住的愿望。在中国户籍制度的规制之下，定居的意愿变得更加复杂，不仅包括长期居住的准备，还涉及是否可以获得流入地户籍的问题。由于户籍的获取是一个制度层面的问题，无法在短期内得到解决，因此大部分研究者在调查移民群体的定居意愿时，摒弃了户籍因素，重点考察移民群体在流入地地区永久性居住的意愿，主要依据的指标即是否在流入地购置房产。但是，在一线城市，高不可攀的房价让很多外来流动人口望而却步，无法实现真正意义上的永久定居。

在被问及是否"愿意继续留在广州生活"时，本次调查选择非常愿意和比

较愿意的外来大学毕业生达到56.8%，认为无所谓的有27.8%，仅有15.4%的人表示不太愿意和非常不愿意，这说明大部分的受访者都对留在广州继续生活持积极正面的态度。即使暂时的客观物质条件还比较艰苦，但在广州生活能为他们提供大量的就业机会、比较优质的生活资源和体面的荣誉感，因此在短期生活目标中留居广州是一个不错的选择。

至于长期的发展规划，从表5-8中可以看到，未来选择在广州定居的外来大学毕业生仍然占最大比例，达到三成，说明来广州定居仍然是受访者的首选。但同时需要注意的是，未来打算在家乡或其他二三线城市定居的达到39.3%，这个比例比选择在广州定居的多出9.3%，这应该与广州生活压力不断增大、生活成本不断增加，特别是房价不断上涨有关。未来回家乡或者其他生活成本低的二三线城市定居已经被许多外来大学毕业生纳入考虑范畴。

表5-8　受访蚁族的未来长期定居意愿

定居地	人数（人）	有效百分比（%）
广州	94	30.0
其他大城市	34	10.9
其他二三线城市	46	14.7
家乡	77	24.6
说不清楚	62	19.8
合计（$N=313$）	313	100.0

从两组数据的对比来看，愿意继续留在广州生活的外来大学毕业生，比选择未来定居广州的比例多了26.8%。这是一个比较大的差距，据此可以推断广州的外来大学毕业生的定居意愿存在一定的矛盾心理：一方面，从短期的发展和生活机会的角度出发，留在广州发展和生活是大部分人的最佳选择；另一方面，从长期的定居打算来看，很多人会综合权衡各种因素，理性做出更适合自己现实条件的选择。

（二）对流出地的返乡意愿：摇摆不定

返乡意愿是指原属户籍并非在本地的外来人口对未来是否愿意或者打算返回家乡发展的决策，这里的家乡包括二三线城市、城镇以及农村地区。外来的蚁族青年在未来决策的问题上无非三种选择：留城、迁居其他二三线城市或者返乡。调查发现，47.0%的受访大学毕业生返乡意愿并不明晰；有明确意愿表达的受访者中，打算回家乡发展的人数比例（36.4%）远高于不打算回家乡发展的人数比例（16.6%）。由此可见，毕业后较近一段时期内（由于调查中毕业年限最大的是十年，因此这里较近一个时期内指的是十年内，大多数是在五年内），还是有相当多的人处在摇摆不定的选择之中，没有对是否返乡做出明确判断。因此，这部分人群往往成为城市和乡镇农村、大城市和二三线城市之间人才争夺的关键。

七、精神健康与返乡意愿：蚁族群体的社会再融合

在对流动人口和移民问题的研究中有一个重要的理论——推拉理论。这个在19世纪末由美国社会学家莱文斯坦提出的理论认为："人口迁移并非完全盲目的无序流动，而是遵循一定的规律。左右人口迁移的动力，是推拉因素作用的结果。推力指原居地不利于生存、发展的种种排斥力。拉力则是移入地所具有的吸引力。"（李明欢，2000）推拉理论立足于西方主流的经济学，将人口的迁移视为利益驱动的结果。人们往往会基于改善生活条件的目的，而实现跨地区的流动。劳动力流动是理性的，人是完全以是否满足自身经济利益为标准的。与该理论有所不同，行为经济学理论则认为人是有限理性的（吕保军，2006），人的行为除了受到利益的驱使，还受到个性心理特征、信念等多种心理因素的影响。那么对于蜗居在"城中村"的低收入大学毕业生群体来说，精神健康因素在返乡问题上是否产生影响？他们的返乡决策到底是理性色彩还是感性色彩更加浓厚？

（一）自我身份认同与返乡决策

群体归属感是流动人口对自身心理认同的一种体现。根据已有的研究定义，群体归属感是指群体成员基于对群体的运行和发展状况以及自己在群体中的地位和境遇等客观因素的认知而在思想心理上产生的对该群体的认同、满意和依恋程度（米庆成，2004）。对于外来流动人口而言，对流入城市身份的认同程度，是对个人在群体中的身份以及贡献的一个主观评价，这个评价的高低会对其城市归属感产生影响。从调查统计数据可以看出，绝大部分的外来大学毕业生并不认为自己已是本地人，即使有大比例的受访者对融入程度报以乐观态度，但是在身份认同上仍然认定为是外地人，即使是正在融入本地。这说明外来的大学毕业生虽然已在广州就业生活，对工作满意度也较高，但总体而

言，他们并没有深度融入城市的生活之中，城市的身份认同观念仍然十分淡薄。造成这种局面的因素主要有以下三个方面。

（1）从人际交往因素来看，外来大学毕业生与本地人的交往多停留在工作与生活层面，即在工作时间与同事之间的交往以及工作之外的时间与生活范围内周边居民的交往。这两个层面的交往都具有很大程度上的目的性与必需性，但是并不具备情感交流的特质与属性；再加上他们集中居住在"城中村"等外来人口聚集地，人员流动性大，与居住在周边的人群并不具备地缘上的亲近感。在"城中村"调研时发现，大多数住户即使是在白天也大多紧闭门户，仅在就餐时间外出。除了同住的人群几乎不与其他的人进行交流。

（2）跟农民工群体一样，户籍制度的限制使得不能入户广州的外来大学毕业生，在身份上仍属于外来的流动人口。不具备法律上认可的广州市居民身份，也在无形之中划分出一道本地人与外地人之间的间隔，影响到外来大学毕业生的城市融入与归属。

（3）广州地区独特的粤语环境也使得某些不善言辞、社会交往能力较弱的外来大学毕业生在语言环境上处于一种陌生和他者的状态，进一步加深了与本地人之间的隔离状况与融入的难度。

表 5–9　受访蚁族的身份认同与返乡意愿（%）

自我身份认同	打算回家乡发展	说不清	不打算回家乡发展
本地人	7.9	8.2	5.8
正在成为本地人	3.5	9.5	5.8
正在融入本地的外地人	38.6	38.1	50.0
外地人	41.2	36.7	28.8
说不清	8.8	7.5	9.6
合计（$N=313$）	100.0	100.0	100.0
卡方检验	$\chi^2 = 7.061$, $P = 0.53$		

那么，认为自己是外地人的外来大学毕业生是否更愿意返乡呢？卡方检验发现两者之间并没有明显关系（$P > 0.05$）。外来大学毕业生在社会认知层面，虽然认为自己是外地人，但其并非盲目地从感性上觉得自己需要或者应该再融入家乡。他们更多的是从理性的角度，分析现居城市和家乡环境的优劣，再进一步规划自己的未来发展空间。因此身份认同与其返乡决策之间并没有直接的影响关系。

（二）对城市客观条件的满意度不能影响返乡意愿

生活满意度是个体基于自身设定的标准对其当下生活所做的主观评价，它包括衣食住行所有生活情境，因而是一个综合性的衡量指标。通过考察外来蚁族群体对现居城市客观条件的满意度和家乡客观条件的满意度两方面，可了解其在城市的生活质量是否影响其返乡决策。一般来说，个体对自己生活的满意度由两方面因素决定，个体主观性因素和社会客观性因素。前者主要取决于其心理层面感受到的生活目标的满足程度，后者则是外界施加给个体的各种压力。按照常识性逻辑推理，当外来大学毕业生越是希望得到他人所具有的，同时现在渴望得到的一切，但现居城市都无法满足时，其对现居城市的生活满意度越低，因此越愿意返乡；反之，则拒绝返乡。当外来大学毕业生越是认为自己预期得到的，并且十分需要的，同时值得得到的一切，家乡都能够给予满足时，其对家乡的生活满意度越高，因此越愿意返乡；反之，则拒绝返乡。那么真实的调研数据是否支持上述假设呢？外来大学毕业生对现居城市客观条件的满意度是否能影响其返乡意愿呢？

尽管绝大多数生活在广州"城中村"地区的外来大学毕业生居住条件都较为恶劣，但令人感到意外的是，并不理想的客观生活条件与外来大学毕业生是否选择打算返乡发展之间并不存在统计学意义上的相关性。单因素方差分析表明，无论住房条件好与坏、收入水平高与低，在是否愿意返乡发展的选择上，外来大学毕业生之间并没有显著差异（$P > 0.05$）。

表 5 - 10　现居城市客观生活条件与受访蚁族的返乡意愿差异（%）

现居城市客观生活条件	返乡意愿			合计
	打算回家乡发展	说不清	不打算回家乡发展	
居住条件（人均居住面积）				
20 平方米以下	18.5	21.7	5.8	46.0
20～30 平方米	13.4	19.2	7.3	39.9
31～40 平方米	2.9	3.8	1.6	8.3
40 平方米以上	1.6	2.2	1.9	5.8
合计（$N = 313$）	36.4	47.0	16.6	100.0

（续上表）

现居城市客观生活条件	返乡意愿			合计
	打算回家乡发展	说不清	不打算回家乡发展	
单因素方差分析 $F = 1.626$ $P = 0.18$				
收入水平（平均月收入）				
2 000 元以下	3.2	4.5	1.0	8.6
2 001 ~ 3 000 元	13.1	19.8	5.8	38.7
3 001 ~ 4 000 元	10.9	12.8	3.5	27.2
4 001 ~ 5 000 元	3.8	5.4	4.5	13.7
5 001 元及以上	5.4	4.5	1.9	11.8
合计（$N = 313$）	36.4	47.0	16.6	100.0
单因素方差分析 $F = 1.790$ $P = 0.13$				

　　既然客观条件并不是影响返乡意愿的因素，那么从主观意愿探因，外来大学毕业生对现居城市客观条件的满意度是否能影响其返乡意愿呢？本研究从住房条件、工作状况、生活总体状况三个方面来考察外来大学毕业生对现居城市客观条件的满意度，并将其与返乡意愿进行卡方检验。

表 5 - 11　受访蚁族的主观满意度与返乡意愿差异（%）

满意度评价	住房满意度	工作满意度	总体生活满意度
非常满意	1.3	5.8	2.2
比较满意	26.5	59.7	52.1
没感觉	19.5	11.5	17.3
不太满意	45.4	20.1	26.2
非常不满意	7.3	2.9	2.2
合计（$N = 313$）	100.0	100.0	100.0
与"返乡意愿"	$\chi^2 = 12.217$	$\chi^2 = 6.119$	$\chi^2 = 10.205$
进行交叉分析卡方检验	$P = 0.14$	$P = 0.63$	$P = 0.25$

　　总体而言，外来大学毕业生对住房满意度的评价最低，对工作满意度和生活满意度的评价相对较高。进一步的卡方检验则表明，外来大学毕业生对住房条件、工作状况、生活状况的满意度都与返乡意愿无明显相关（$P > 0.05$），即对客观条件的满意与否并不是返乡意愿的影响因素。对住房条件、工作状

况、生活状况满意不会使得外来大学毕业生留城，而对这些客观条件不满意也不会促使他们返乡。

（三）对家乡客观条件的满意度与返乡意愿显著相关

无论城市客观条件是否恶劣，无论对城市的工作、收入、生活满不满意，外来大学毕业生的返乡意愿都不受其影响，那么当把家乡作为影响因素，情况又将如何呢？家乡的发展前景、经济、就业、政策等条件是否对他们的返乡意愿产生影响将是进一步分析的重点。

表 5 - 12　受访蚁族对家乡客观条件的满意度与返乡意愿差异（%）

满意度评价	发展前景	经济状况	就业环境	政策环境
非常有信心/非常满意	15.3	3.5	2.6	3.2
比较有信心/比较满意	57.5	41.2	26.2	22.7
没感觉	14.1	14.1	21.1	30.4
不太有信心/不太满意	12.1	37.7	44.4	35.1
完全没信心/非常不满意	1.0	3.5	5.8	8.6
合计（$N=313$）	100.0	100.0	100.0	100.0
与"返乡意愿"	$\chi^2=46.537$	$\chi^2=27.958$	$\chi^2=43.404$	$\chi^2=16.537$
进行交叉分析卡方检验	$P<0.01$	$P<0.01$	$P<0.01$	$P<0.05$

从统计分析可以得知，外来大学毕业生对家乡的发展前景和经济状况的满意度评价相对较高，对就业环境和政策环境的满意度评价相对较低。高达72.8%的受访者表现出对家乡未来发展前景的强烈信心；表示完全没信心的只有1.0%。对家乡经济状况的满意度评价则呈现两极分化，表示满意的受访者累计达到44.7%，而表示不满意的也达到了41.2%。对就业环境和政策环境的评价则明显较为悲观，表示不太满意和非常不满意的比例均为50.0%左右。二三线城市和乡镇地区的就业环境和政策环境还有较大的改善空间。

卡方检验的结果表明，对家乡发展前景、经济状况、就业环境、政策环境的各项满意度评价均与返乡意愿存在显著相关（$P<0.05$）。由此可见，家乡综合实力的提升以及相关政策的改善，对吸引外来大学毕业生返乡工作将产生非常积极的影响。

（四）对家乡的主观依恋极大地影响着返乡意愿

曾几何时，"宁要城市一张床，不要乡村一间房"是很多大学生的选择。

即便家乡寄托了再多的情感依赖，它依然无法抵御城市生活的强大魅力与吸引力。然而，随着观念的更新，越来越多的外来大学毕业生开始学会理性思考，痛定思痛，放弃对大城市的苦苦坚守，转而返乡寻找更为广阔的发展空间。在本次调查中，外来大学毕业生对家乡的主观情感依恋与返乡意愿之间存在显著的正相关（$G = 0.31$，$P < 0.01$），即越是对家乡表现出强烈依恋的人，越是倾向于返回家乡发展。在对家乡表现出较为深厚的情感依恋的外来大学毕业生中，有超过四成的人打算回家乡发展，而对家乡情感较为淡漠的人群中，这一比例均没有超过两成。由此可见，主观非理性的情感因素在返乡意愿的抉择中起到了非常重要的作用，大学毕业生的返乡意愿并非仅仅是理性思维的结果。

表 5 - 13   受访蚁族对家乡的主观依恋与返乡意愿差异（%）

返乡意愿	不依恋	不太依恋	没感觉	一般依恋	非常依恋	合计 （$N = 313$）
不打算回家乡发展	100.0	23.8	27.3	15.3	8.0	16.6
说不清	—	57.1	59.1	44.4	52.0	47.0
打算回家乡发展	—	19.0	13.6	40.3	40.0	36.4
			$G = 0.31$ $P < 0.01$			

（五）影响返乡意愿的多元回归分析

为进一步探讨自我身份认同、生活满意度评价、家乡归属感、未来规划与返乡决策之间的具体关系，我们进行了回归分析。首先，将自我身份认同操作化为若认为自己是"正在融入本地的外地人"或者"外地人"，则赋值为1分，其余的选项则赋值为0分。接着，对各选项进行赋分加总，从1分到5分进行赋值，依次为非常不满意到非常满意。例如，对家乡经济满意度、家乡前景信心度、家乡就业满意度、家乡政策满意度赋分加总，得到家乡总体满意度；对目前总体生活满意度、住房情况满意度、工作情况满意度、交往情况满意度赋分加总，得到现居城市总体满意度；对家乡经济关心程度、家乡城市建设关心程度、人际交往频繁程度、家乡依恋程度赋分加总，得到家乡总体归属感；而在未来规划部分，对于选择在"家乡定居"的赋分为1分，其他选项赋分为0分；对于政策影响部分，选择"考虑回家乡"的赋分为1分，其他选项赋分为0分；然后将两题得分加总，得到对未来发展规划值。以上五个综合变量设定为自变量，以返乡意愿作为因变量，建立多元回归模型进行统计分析。

表 5－14　影响返乡意愿的多元线性回归分析

模型	返乡决策				
	B	Std. Error	Beta	t	Sig
（常量）	0.582	0.258	—	2.251	0.025
自我身份认同	-0.020	0.077	-0.012	-0.263	0.793
家乡总体满意度	0.044	0.012	0.192	3.788	0.000
现居城市总体满意度	0.003	0.014	0.010	0.192	0.848
家乡总体归属感	0.045	0.016	0.140	2.724	0.007
未来规划	0.448	0.045	0.478	9.924	0.000

$R = 0.595$　$R^2 = 0.354$　Adjusted $R^2 = 0.343$　$F = 33.376$　$P < 0.01$

从多元回归模型的统计结果可以看出，回归模型通过了显著性检验，具有较好的解释性和预测性（$F = 33.376$，$P < 0.01$；$R = 0.595$，$R^2 = 0.354$）。其中，由于自我身份认同和现居城市总体满意度的 P 值均大于 0.05，因此不可将其纳入模型中，表明其与返乡决策不存在统计学意义上的相关关系。而家乡总体满意度、家乡总体归属感以及未来规划对应的显著性水平 P 值均小于 0.05，表明三者对返乡决策将产生实质性影响。根据标准化回归系数 Beta 的大小可以判断，未来规划对于大学毕业生返乡决策的影响力大于家乡总体满意度和家乡总体归属感。说明当外来大学毕业生将未来发展的目的地锁定在家乡时，其返乡意愿会大大加强，原因可能在于，外来大学毕业生将家乡归入未来发展的选择范围时，说明他已完成了各方面的综合考虑，包括某种程度上的对家乡满意度的评价以及归属感的判断，是一个二次考虑的结果，所以表现出较强的影响力。

八、研究的思考：有限理性中的人生决策

近几年随着"蜗居""蚁族"的现实被揭露，"逃离北上广"成了风靡全中国的流行语，也使人们对坚守大城市生活的外来大学毕业生有了全新的认识。大学毕业生是中国未来发展的中坚力量，他们接受过良好的教育，渴望留守大城市获得更广阔的发展空间，但城市的激烈竞争并不是所有人都能够适

应。如果精神长期处于紧绷状态，很容易产生各种不良情绪体验，严重者生活质量必然深受影响。尤其对于蜗居于"城中村"的低收入群体来说，恶劣的生存环境使得他们处于一种尴尬的境地。到底是留在城市谋求生路，还是在合适的时机回到家乡发展呢，哪些因素影响着该群体的去留，哪些因素起着推拉力的作用，需要深入分析研究。

本研究以问卷调查的方式对 313 位生活在广州"城中村"的外来蚁族青年进行了实地调研，以探究其精神健康状况及其与返乡意愿的关系。结果发现，虽然受访的外来蚁族青年在城市的居住条件、收入水平等客观条件相对比较恶劣，但除了对居住条件满意度较低外，对工作状况、生活状况的满意度相对较高，整体的精神健康状况并没有想象中那么严峻。即使客观条件再恶劣，大学生也并不会对在大城市的工作和生活有太多的不满，而单单对居住条件的不满并不会打消他们想在大城市拼搏的劲头，城市的客观条件和对客观条件的满意度都不是影响其返乡意愿的因素。影响返乡意愿的因素主要是对家乡的客观条件的满意度以及对家乡的主观依恋情感。以上基本结论传递了两个方面的信息：一是返乡意愿受城市推力甚少，而与家乡吸力密切相关；二是返乡意愿的抉择不是完全理性，而是有限理性的。

行为经济学理论认为人们在认知过程中会存在大量的启发式偏差；人们的偏好也并不总是稳定一致的；在不确定情况下，人们用预期理论揭示的过程来评价效用（吕保军，2006）。由此观之，行为经济学理论很好地揭示了外来大学毕业生返乡意愿的内在判断逻辑。正因为认知有启发式的偏差，蚁族青年对城市生活客观环境的恶劣并没有产生强烈的不满情绪；也因为人们的偏好并非总是稳定一致，因此很多蚁族青年在是否返乡的意愿上摇摆不定，对城市生活各种状况的满意度评价并不一致；更因为人们用预期来评价效用，对家乡发展前景的满意度会对返乡意愿产生极大的影响，而对家乡的依恋也因此可以通过影响预期来影响返乡意愿。总之，无论理论还是实践都表明，外来蚁族青年的返乡意愿并不完全跟随理性，也并不完全抛弃理性，而是在认知偏差、偏好不稳定以及预期的指引下做出的"有限理性"的抉择。

乡镇或者二三线城市与大城市相比，优势是居住条件，劣势是就业和发展状况。既然居住条件的恶劣并不会使外来蚁族青年放弃对大城市的坚守，那么乡镇和二三线城市如何与大城市展开人才争夺呢？若想吸引优秀人才返乡，提升就业发展前景是非常重要的一环。只有提供良好的就业发展环境，让大学生对家乡的发展有信心，才能产生更强大的吸引力。国家应大力加强中小城市的建设，从城市的经济、社会、文化等各个层面进行全面的规划与发展，并落到实处，不断提高大学生对家乡的生活满意度。在观念上，正确引导大学生的就业理念，使他们相信在家乡也可以找到自己的位置，返乡是个不错的选择。对于地方政府而言，需要推出各类的吸引人才政策，并贯彻落实，而不是将人才吸引回来后对其置之不理，导致人才流失。

此外，一个很重要的情感因素在吸引着蚁族青年返乡发展，那就是他们对家乡的依恋情结。塑造家乡形象，促进家乡人员与外出大学生的沟通，增强他们对家乡信息的知晓，不断强化大学生对家乡的归属感，使其有机会参与到家乡的各类事务中来，有助于树立起自己也是家乡一分子的观念。增强主观依恋的情感，也是吸引人才回流的重要措施。在大城市艰难打拼的蚁族青年，需要清楚自己的定位，在衡量现居城市与家乡的利弊时，客观理智，而不是一味地认为自己无法融入家乡，认为当地的经济发展、文化观念、生活习惯等无法与自己的理想情况相匹配，因此拒绝返乡。不是只有城市才能得到更好的发展，要相信"是金子，总会发光的"。在未来规划上，盲目地挤向大城市，容易造成人才过剩；审时度势，在恰当的时机回到家乡，既可以为家乡的发展贡献自己的力量，也可以为个人发展寻找新的空间。外来大学毕业生群体应该在城市与家乡的理性选择中更好地实现社会再融合。

第六章　在穗非洲裔移民：跨文化适应与精神健康

　　纵观人类社会的发展进程，人口迁移的历史几乎与人类社会的历史并行。近现代以来，随着经济一体化和全球化的不断发展，以及科技进步所带来的空间距离上的便捷流动，各国之间的贸易往来频繁，除了商品、资金的流动，跨境人口的迁移同样值得关注。正如戴维·赫尔德在《全球化时代的政治、经济与文化》中提到的，有一种全球化形式比其他任何全球化形式都更为普遍，这种全球化形式就是人口迁移（戴维·赫尔德，2001）。人口的迁移流动促进了国际的合作交流，也使得多元文化在不同国家之间得以相互交融。随着改革开放的日渐深入，中国已经成为全球最具活力的经济体，也吸引着越来越多的外国人来华留学、工作和定居。在中国各大城市中逐渐形成了不少聚居的外国人群体，如就读于高校的留学生群体、广州的非洲裔移民、山东和北京等地的韩国人群体等。其中，以非洲裔移民为代表的国际移民的涌入给中国的涉外治安管理带来了诸多挑战。因此，研究以非洲裔移民为代表的在华外籍人士的生活状况、精神健康水平以及跨文化适应，对于促进中国社会向现代化、国际化发展，提高政府管理国际移民的水平等都具有重要意义。外来人口的流入不仅关乎经济贸易的发展，对于国家之间的关系协调与利益平衡也发挥着至关重要的作用。

一、研究背景

　　国际移民是全球化的产物之一，也是一个国家实现现代化的重要表征。在过去的近半个世纪中，全球范围内国际移民的数量一直在持续增加。这其中既有经济全球化的积极推动作用，同时也是某些国家和地区战乱不断，人民流离失所的苦难写照。数据资料显示，截至 2015 年，全球的国际移民人数已经达到 2.44 亿，这一数据相对于 1990 年（25 年前）的 1.53 亿增加了近 1 亿人。[1]

鉴于国际移民在国家和国际事务中的重要性，众多国际组织和不同国家的官方和民间机构都对此做了大量的调查工作，学术界也对移民问题多有关注。然而中国在国际移民问题上的研究投入与其他国家相比仍存在较大的差距。中国作为联合国常任理事国之一、经济总量世界第二的国家、世界上最大的发展中国家之一，其国际移民的政策与相关研究统计等工作与其国际地位并不相称。其一，国际移民组织（International Organization for Migration）发布的《世界移民报告 2018》显示，中国已经成为世界上第四大移民来源国，将近有1 000万的中国移民居住在中国以外的地区。[2] 而相较之下，定居中国并且能够拿到中国绿卡（外国人永久居留证）的外国移民屈指可数。中国政府在 2004年颁布实施了《外国人在华永久居留审批管理办法》，但是审批条件极其严苛。在 2014 年之前，每年中国发放的绿卡不超过 200 张。2014 年之后审核制度有所放松，但是在 2016 年公安部也仅批准了 1 576 名外国人在中国永久居留，中国绿卡持有者人数至此才首次破万。[3] 而能够获此殊荣的通常都是各个领域的顶级专家和具有重大贡献的杰出人士，例如诺贝尔奖获得者。其二，来华的国际移民与本土社会融合程度低，缺乏积极有效的互动沟通，导致了外国文化孤岛的存在。在广州城区存在的"巧克力城"就是其中的典型代表。大量的非洲裔移民聚居在广州的小北、三元里，俨然形成了黑人城中村。无论体貌特征还是生活习惯、文化信仰都与本地居民截然不同，非洲裔移民呈现出明显的对内高度活跃，对外则闭塞疏离的状态。边缘化的生存特征使得他们很难融入城市的主流生活圈。此外，在对国际移民的监测管理方面，中国的研究也相对起步较晚。2012 年，中国才首次正式发布了国际移民报告，内容从以往的仅仅关注中国海外移民的生活状况，拓展到对在华的外国移民情况进行研究。而此前的官方统计中，针对在华国际移民的研究相对稀少。

正是基于此现实背景，本研究立足广州，选择以在穗非洲裔移民为研究对象，力图管中窥豹地分析在华国际移民的跨文化适应情况以及他们的精神健康水平。广州是中国最具活力的国际化城市之一。在 2018 年 11 月世界城市研究机构 GaWC 发布的世界级城市名册中，广州不仅再次登榜，而且名次上升至第27 位，首次进入世界一线城市 30 强。随着广州对外开放程度和国际化程度的

① 国际移民组织（IOM）著，全球化智库（CCG）译. 世界移民报告，2018：15.
② 国际移民组织（IOM）著，全球化智库（CCG）译. 世界移民报告，2018：19.
③ 新华社微信公众号. 中国绿卡珍贵程度：长期居住的外籍人口已有近百万而持卡人数才破万.
2017－12－06. http://www.chinairn.com/news/20171206/152812499.shtml.

不断提升，越来越多的外籍人士选择来穗经商、务工、求学。根据官方统计信息，截至 2018 年 6 月，广州市实有在住外国人 82 101 人，同比 2017 年增加 5.5%。① 而据广州大学广州发展研究院公布的研究数据，2014 年广州已经成为亚洲最大的非洲人聚集地，非洲裔人口占据广州外籍流动人口的一半，由于绝大多数非洲裔人口都是非法滞留者，官方统计数据很难将其涵盖，保守估计人数高达 20 多万。② 数量如此庞大的非法移民的存在，给广州市的城市治安管理带来严峻挑战。非洲裔移民聚众闹事、引发骚乱的恶性事件时有发生，严重破坏了和谐稳定的社会治安环境。因此，选择广州作为典型城市，重点关注非洲裔移民的跨文化适应以及他们的精神健康状况，具有重要的现实意义和研究价值，可以对在华国际移民的生活状况和文化认同情况管窥一斑。

二、文献综述

所谓国际移民，是指常住在非祖籍国的人。不同组织和国家受到地域、法律、政治等多重因素的影响，对其定义略有差异。国际移民组织对其的定义是："国际移民系离开本人之祖籍国或此前的常住国，跨越国家边界，为了定居性目的而永久性地，或在一定时期内生活于另一国家的人。"③ 联合国经济和社会事务部 1998 年在《联合国关于国际移民统计的建议》中对国际移民的定义则指"任何一位改变了常住国的人士，并特此区别了长期移民（常住国至少改变一年）和短期移民（常住国改变的时间在三个月到一年之间），因为娱乐、度假、商务、医疗或宗教等原因而短期出国者，不包括在内"。④ 从以上两个组织对国际移民的定义不难看出，通俗意义上的国际移民就是指离开自己的祖籍国而前往其他国家，并且是以定居为目的的，在一定时期内或永久性地居住在他国的人士。值得注意的是，居住目的直接关系到是否能够被归类为移民，那些因为旅游、医疗、宗教等原因而短期居住在他国的人不能被称为国际移民。此外，2012 年《中国国际移民报告》指出，国际移民的动机是处理非国家事务，因此跨越国界的外交人员或者军事人员并不包括其中。

关于国际移民问题的研究，有着悠久的历史。著名经济学家亚当·斯密提

---

① 中国新闻网. 广州实有在住外国人逾 8 万 韩国人最多. 2018 - 07 - 12. http：//www. china news. com/sh/2018/07 - 12/8565063. shtml.

② 刘雪. 广州已成亚洲最大非洲人聚集地. 南方都市报，2014 - 08 - 29.

③ IOM（International Organization for Migration），Glossary on Migration. Geneva：IOM，2004：33.

④ 国际移民组织（IOM）著，全球化智库（CCG）译. 世界移民报告，2018：15.

出的劳动力迁移理论，被视为最早从经济学的视角阐释移民问题（傅义强，2007）。19 世纪末《移民的规律》一书问世，认为人口的迁移是遵循一定规律的。后续学者在此基础上形成了著名的推—拉理论。随着全球范围内跨国移民的迅速增长，对于国际移民的研究也日渐升温。区别于此前专注于历史学范畴的移民历史研究，国际移民领域的研究呈现出多学科交融的态势，不仅着眼于对移民历史的考证，而且从人类学、地理学和社会学等多个学科对国际移民问题进行考察。当前，在国际移民的各类理论中，主要研究探讨了几个领域的内容，包括移民原因、移民延伸问题、移民适应与融合以及移民对输入国和输出国的影响等。

在西方学者关于外来移民与主流社会关系的理论研究中，同化论和多元论是颇具代表性的理论观点。同化论与熔炉论如出一辙，顾名思义就是认为在跨文化的移民迁徙过程中，来自不同地域的移民相互交流沟通，宗教信仰和文化习俗彼此相融，形成了整合型文化的理论。当然在这种融合过程中，更多是跨境移民主动适应当地的主流社会文化和价值观，并逐渐被同化，甚至放弃了原有的习俗或传统。联合国秘书长报告曾经指出："移民的成功在于迁移者和东道国社会的相互适应……包括有能力使用当地语言进行交流、准入劳工市场和就业、熟悉风俗习惯、接受东道国的社会价值、有可能与直系亲属相伴或团聚和有可能入籍。"[①] 外来移民迁入他国经历的这种从适应到同化的过程，同时也伴随着对当地主流文化的认同接纳，进而全面成为该社会政治、经济、文化生活的一员。同化论的兴起受到当时美国移民环境的影响，占主导地位的盎格鲁—撒克逊文化一枝独秀，并未受到强有力的外来移民文化的冲击，因而保持了对外来文化的强势地位。

然而随着第二次世界大战期间大量日本侨民和德裔美国人在美国地位的边缘化和被排斥打击，文化同源的西欧移民逐渐减少，而亚洲、非洲和拉丁美洲移民急剧增多，美国社会中移民之间的文化冲突开始凸显。反对文化中心主义倾向的理论萌芽于美国社会，并渐渐发展成为文化多元主义的观点。与同化论不同，多元论更强调移民群体在融入主流社会的同时，依然有保存自身文化传统的必要性。融入并非全盘接受主流文化，而是不断调试、逐步适应的过程，既可以保留原有的文化传统，也可以接纳主流社会的价值理念、生活方式和文化传统。多元文化可以同时并存于同一社会体系之中，并无优劣之分。

---

① 2006 年联合国秘书长报告. 国际移徙与发展. //http：www. un. org chinese focus migration 103. htm.

无论同化论还是多元论，对我国研究者均产生过重要的思想启迪作用。为了能更充分地了解现阶段国内研究者对在华国际移民的研究现状，虽然本次研究的主题是非洲裔移民的跨文化适应与精神健康，但是在文献搜集整理阶段并没有将研究对象仅仅限定在非洲裔移民中，而是拓展到在华国际移民。既包括通过合法途径旅居中国的留学生、外籍工作人员，也包括那些非法入境、长期滞留的移民。在知网进行检索后发现，对在华国际移民的研究主要集中于来华留学生、在穗非洲裔移民、外籍人士、外籍新娘和非法移民等人群。严格来讲，这些群体名称所指其实互有交叉。其中来华留学生群体是最受研究者关注的研究对象。

（一）来华留学生群体的研究

1. 来华留学生精神健康研究的时空分布

在知网以"来华留学生"作为主题搜索得到有效文献 2 789 篇，导入 CiteSpace 后时间设置区间为 1988—2018 年，网络裁剪方法为最小树算法（Minimum Spanning Tree）。生成关键词共现图谱后，为了优化显示效果，特选取频数超过 15 次的关键词进行可视化图谱绘制，如图 6 - 1 所示。

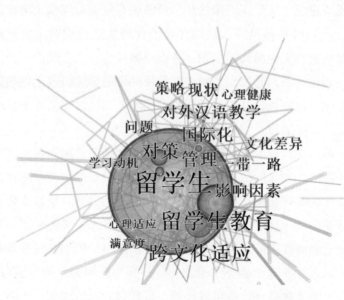

图 6 - 1　来华留学生研究的高频关键词共现图谱

表 6－1　来华留学生研究的高频关键词分布（词频≥15）

排名	关键词	频数（次）	初现年份（年）
1	留学生（1 619）、中亚留学生（19）、医学留学生（53）、来华留学研究生（18）、东盟留学生（21）	1 730	1989
2	留学生教育（606）、培养模式（22）、课程设置（15）	643	1994
3	跨文化适应（162）、跨文化交际（31）、文化差异（31）	224	2005
4	对策（110）、策略（43）、建议（20）	173	2006
5	管理（78）、留学生管理（53）、教育管理（46）、教学管理（42）、学校（25）	244	2005
6	国际化（66）、高等教育国际化（26）、教育国际化（36）	128	2003
7	对外汉语教学（53）、汉语学习（38）、汉语教学（31）	122	2001
8	一带一路（69）	69	2016
9	影响因素（47）	47	2006
10	现状（44）	44	2007
11	问题（35）	35	2010
12	学习动机（20）	20	2010
13	心理健康（19）	19	2011
14	心理适应（16）	16	2010

　　根据图表可知，国内学者开展来华留学生研究的时间起步早，研究著述丰富。留学生教育、跨文化适应、对策、管理、对外汉语教学和问题等高频词呈现了近三十多年学术界在来华留学生研究领域的热点问题。其中，大部分研究集中在教育、管理和跨文化适应方面上，热点持续至今。借助共现图谱，可以快速发现与精神健康这一主题高度关联的关键词为跨文化适应。因此，再将跨文化适应与精神、心理和抑郁等词进行交叉搜索，最终得到有效文献 356 篇。

　　（1）来华留学生精神健康研究年度发文量分析。

　　根据年度发文量分布图（图 6－2）可知，2006 年之后国内学者在来华留学生精神健康领域的研究开始呈现缓慢增长趋势，这期间发文量偶有回落，

2017 年到达现有最高峰值。其中 2010—2017 年的发文量约占到总发文量的 87%。究其原因，这与教育部在 2010 年制定的留学发展目标密切相关，其明确提出"到 2020 年，使我国成为亚洲最大的留学目的地国家"。[①] 随着来华留学生数量的增多，由此引发的现实问题需要学界的关注和回应，研究数量自然会有所增长。

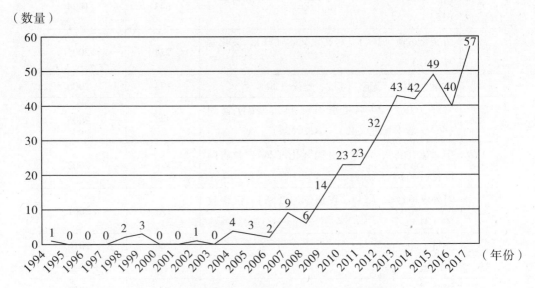

图 6-2　来华留学生精神健康研究的年度发文趋势

（2）来华留学生精神健康研究的热点与研究进展。

利用 CiteSpace 软件的关键词共现图谱可以直观显示关键词的共现程度，由此发现研究热点。而采用时区图谱（TimeZone View）能够分析出该研究的时序演变过程。通过对下面图表的分析可以发现：第一，来华留学生的研究并没有形成多个分散独立的研究面，均以跨文化适应为研究重点，精神健康研究并未形成独立的研究系统；第二，精神健康的研究通常从跨文化适应理论切入，思想教育和心理适应、心理健康处于该核心圈之内；第三，精神健康研究与管理、对策、因素、社会支持和一带一路政策相关，说明这些研究具有很强的现实价值和指导意义；第四，诸多研究对不同国籍或某一专业的留学生的精神健康问题进行探索分析，研究对象在不断细化；第五，在研究方法方面，学者使用最多的研究方法是调查研究，多篇文章分析了影响跨文化适应的各种因素。

---

① 教育部．留学中国计划．2010 - 09 - 28. http：//www. gov. cn/zwgk/2010 - 09/28/content_1711971. htm.

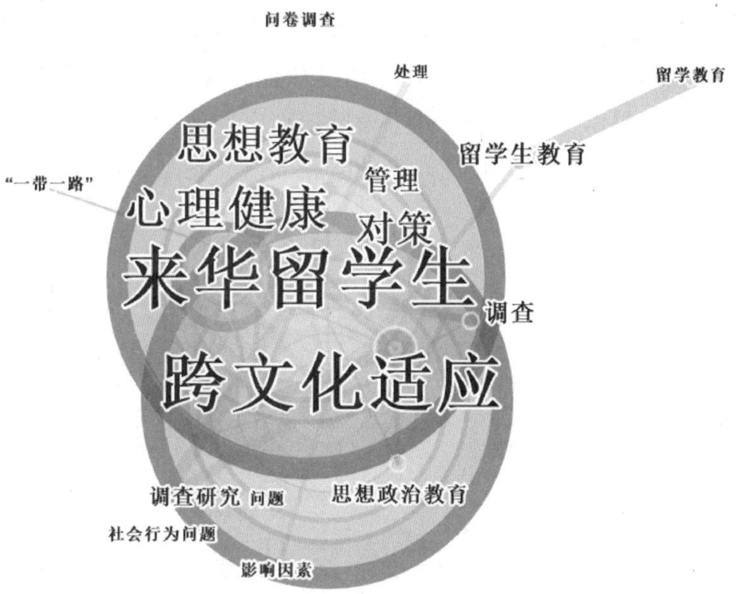

图6-3　来华留学生精神健康研究的关键词共现图谱

表6-2　来华留学生精神健康研究的高频关键词分布（词频≥2）

排名	关键词	频数（次）	初现年份（年）
1	来华留学生（198）、医学留学生（7）、泰国留学生（4）、中亚留学生（4）	213	1999
2	跨文化适应（124）、心理适应（31）、跨文化培训（2）、文化休克（2）	159	2005
3	心理健康（38）	38	2009
4	教育（10）、思想教育（27）	37	1998
5	管理（13）、辅导员（2）	15	2005
6	对策（12）、社会支持（2）	14	2003
7	调查研究（7）、问卷调查（2）	9	2016
8	问题（2）、社会行为问题（2）	4	2009
9	一带一路（2）	2	2017
10	影响因素（2）	2	2013

从研究进展时区图可以看出，来华留学生精神健康研究在 2009 年成为热点，跨文化适应针对的群体一直是留学生。近年来没有出现新的研究热点，始终围绕的是跨文化适应下的心理健康、心理适应问题。总之，虽然该领域的研究起步时间早，但长期以来缺乏新的研究亮点，没有突破原有的研究框架。

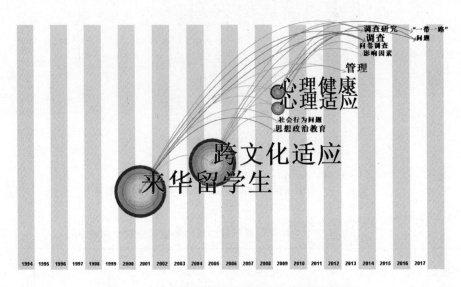

图 6-4　来华留学生精神健康研究的进展时区图

（3）合作机构与研究者合作网络分析。

运用 CiteSpace 对 356 篇文献的从属机构（Institution）和作者（Author）进行可视化分析。研究机构和作者合作网络的共现图谱可以直观展示机构或作者之间的合作强度和联系度，联系度越强表明这一领域的研究越有活力。

从研究机构的统计分布情况来看：第一，研究机构发文量普遍偏少，超过 2 篇的只有 15 个，且发文量最多的一个机构（佳木斯大学社会科学部）也只有 7 篇；第二，研究机构来自于高校，多为拥有留学生群体的国际教育学院，研究对象的获得具有较好的便利性；第三，合作共现图谱中研究机构之间缺乏密切合作，鞍山师范学院和重庆邮电大学是仅有的有过合作关系的两个机构。

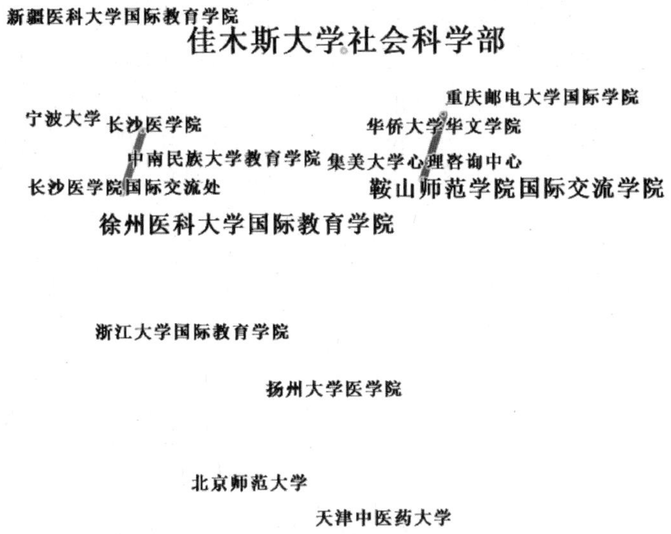

新疆医科大学国际教育学院
佳木斯大学社会科学部

重庆邮电大学国际学院

宁波大学　长沙医学院　　　　　　华侨大学华文学院
　　　中南民族大学教育学院　集美大学心理咨询中心
长沙医学院国际交流处　　　　　鞍山师范学院国际交流学院

徐州医科大学国际教育学院

浙江大学国际教育学院

扬州大学医学院

北京师范大学
天津中医药大学

图6-5　来华留学生精神健康研究的机构共现图谱

与研究机构的合作关系和发文量相似，研究者之间缺乏广泛而密切的合作，且发文数量普遍偏少。最高发文量是王春刚，共计7篇，主要关注来华医学生的思想健康教育问题。李红和李亚红关注的是心理压力问题。尹艳霞、曾锐铭和邹明菲的研究方向是心理弹性与心理健康。张海燕和刘爱军的研究主题是偏宏观的留学生教育。此外，绝大部分研究者都以独立作者发文，研究者的合作关系十分松散。

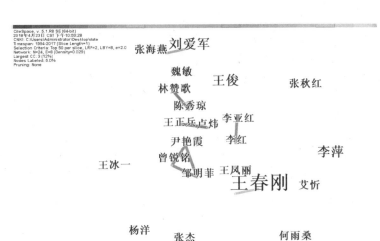

图6-6　来华留学生精神健康研究作者合作共现图谱

2. 来华留学生精神健康研究的主要内容

（1）理论视角。

跨文化适应的研究源自美国，多从社会文化领域和精神健康领域开展研究。社会文化适应强调外来者对新的文化环境、规范、习俗和角色的适应情况。精神健康领域的适应以情感为基础，关注移民群体在跨文化接触中的精神健康状态。国内的研究大多以跨文化适应为理论基础，探讨留学生在华的社会融入情况、精神健康问题以及相应的对策建议（陈慧，2003；雷龙云、甘怡群，2004；李丹洁，2007；李萍，2009；张杰、刘继红，2015）。除此之外，研究文献中还曾提及跨国主义理论、焦虑/不确定性管理理论等不同理论视角。

（2）研究思路。

来华留学生精神健康研究以实证研究为主，主要有三种思路。

其一，以跨文化适应为理论基础，对在华留学生出现的各种心理适应问题、困境直接进行现象解释与分析，进而提出解决对策（陈慧，2003；李丹洁，2007；张静园，1998）。研究分析认为造成心理不适的主要原因有孤独与思乡情绪（张静园，1998）、社会环境（杨军红，2005）、价值观差距（陈慧，2003）等。也有研究者将心理不适的原因归为三个外部因素：文化渊源距离的影响、社会交往的影响、社会支持的影响（李丹洁，2007）。

其二，仍以跨文化适应为理论视角，将量化与质化研究方法相结合，对各大高校的来华留学生群体的社会文化适应和心理适应状况进行调查研究，分析跨文化适应的诸多影响因素。这些因素主要以社会统计学变量为主，比如国别、性别、年龄、婚恋状态和宗教信仰等（雷龙云、甘怡群，2004；亓华、李美阳，2011；杨军红，2005；朱国辉等，2013）。另外，还有来华时间、汉语水平、文化智力（李晓艳等，2012）等因素。实证研究结论为教学和实践管理工作提供了相应的参考意见。

其三，直接采用调查研究法考察来华留学生的精神健康状况，指出留学生群体易产生焦虑、强迫、不安、抑郁等症状，提出进行心理干预的建议（胡芳等，2007；伍志刚等，2010）。例如，为留学生提供心理辅导（张静园，1998），抑或是从不同主体（学校管理者、辅导员、老师、学生）入手给出提高留学生精神健康状态的针对性建议（李萍，2009；喻征、刘天骄，2015）。

（3）研究方法。

来华留学生的精神健康研究大量运用定量研究方法，尤以问卷调查法最为多见（雷龙云、甘怡群，2004；亓华、李美阳，2011）。还有很多研究者将定量研究与定性研究相结合使用。定性研究以深度访谈法为主，以期深入分析影响留学生跨文化适应的诸多因素（李晓艳等，2012；亓华、李美阳，2011；孙乐芩等，2009）。在问卷调查研究中常用的量表有《症状自评量表》（SCL-90）、《社会文化适应量表》（ASSIS）、《创伤后应激障碍（PTSD）筛查量表》。不过，为了克服外来量表可能存在的适用性问题，不少研究者都对原量表项目做了局部调整（胡芳等，2007；易佩、熊丽君，2013）。

随着来华留学生人数增多和国籍分布更为广泛，研究样本也愈加丰富，这为开展更加深入的对比研究提供了便利条件。国内相关领域的研究者来自全国不同高校，研究对象有着规模聚集性和地理上的毗邻特点，比如广西的几所高校的研究者就多针对东盟留学生开展调查（梁泽鸿，2015；陶燕，2015），在京的研究者会选择韩国留学生（亓华、李秀妍，2009），新疆高校的研究者以来自中亚的留学生为研究对象（李雅，2017）。

此外，研究者在选题的研究背景、研究对象的选择上深受国家对外开放相关政策的影响。2012年成立的东盟自贸区和近几年的"一带一路"倡议对于扩大国际合作交往、吸引外国留学生来华交流产生了深远影响。而这些都直接体现在了来华留学生研究领域的拓展上。

3. 来华留学生精神健康研究的文献述评

基于 CiteSpace 的可视化分析和对文献内容的具体解析可以发现，来华留学生精神健康研究领域呈现出以下三个方面的特征。

第一，从时空维度看，来华留学生精神健康的研究基本集中在跨文化适应方面，尤其关注留学生的跨文化心理适应、影响因素与解决之道。虽然研究开展的时间比较早，但近年来并没有出现新的研究热点，只是研究对象在逐渐增多和细化。研究机构和研究作者之间的合作度极低，研究成果多以独立作者的形式存在，并且单个作者发文数量有限。

第二，从理论基础和研究思路来看，始终以单一的跨文化适应理论为基础展开实证研究，学科背景倚重心理学，与其他学科的交叉研究偏少，研究主要是为加强留学生管理和提高教育水平服务。

第三，从研究方法来看，质化和量化研究各有所长，多以访谈法和问卷调查法为主。在已有的研究中，鉴于样本获取的便利性，大部分研究都是限定在某所高校的留学生群体，鲜有跨地区的对比研究和较为全面系统的综合性研究。

（二）在华外籍人士的研究

关于在华外籍人士精神健康的研究数量很少，在知网上共查找到31篇相关文献，更多的是对外籍人士的管理研究。研究对象主要为外籍教师、外籍高管和外籍病人。前两者关注的是他们跨文化适应的压力及应对方式（李广海等，2015；练凤琴等，2005；史万兵、杨慧，2014）。外籍病人的研究主要涉及就诊心理、康复护理、心理干预等内容（斯琴高娃，2009，2010；王丽春，2003）。

（三）在华非法移民的研究

此处的非法移民研究是指对居住在中国的外籍非法移民的研究，不包括对中国居民非法移民到国外的研究。进入我国的非法移民主要集中在云南、珠三角地区、东北地区、北京和上海（宋全成，2015）。从知网检索到的已有文献来看，在华非法移民的研究并没有深入精神健康领域，多数聚焦在非法移民的成因、带来的负面影响、治理、法律规制和管理对策的探析（宋全成，2015）。研究多为宏观层面的政策及建议分析，缺少微观层面的实证调查研究。

（四）在华非洲裔移民的研究

与对留学生群体相对丰富的研究文献有所不同，非洲裔移民只是在华国际移民中的一部分，由于其主要聚居于广东地区，其相关的研究成果数量十分有限，并未形成持续性的、具有广泛社会影响的研究热点，也没有对其开展精神健康研究的文献资料。

最早关注到在华非洲裔移民生存状况的研究者是一位非洲学者——亚当斯·博多姆（Adams Bodomo）教授。他在香港大学人类学研究所工作期间，于2006年开始在广州实地调研非洲裔移民的生活工作情况，并于2012年撰写了《非洲人在中国》。博多姆教授开启了学术界对非洲裔移民的研究先河。中山大学李志刚教授则是国内最早研究非洲裔移民群体的学者。他于2007年发表的《广州黑人社会区研究》对后续学者的研究具有重要的启发意义（李志刚，2007）。其后，李志刚教授基于实证调研的方法，从跨国城市主义（李志刚，2009a，2009b）、族裔经济区（杜枫、李志刚，2009；李志刚、杜枫，2012b）、社会空间生产（李志刚，2007；李志刚、杜枫，2012a，2012b；李志刚等，2008；李志刚等，2009）等不同维度，对在广州聚居的非洲裔移民开展了长期的追踪研究，形成了一系列研究成果。近年来，围绕非洲裔移民的空间分布特征与演进机制（陈宇鹏，2012；许涛，2015；赵聚军、安园园，2017）、宗教信仰习俗（黄嘉玲、何深静，2014）等的研究也陆续有所开展。研究多偏重于移民群体在中国的社会生活状况、情感认同和文化融合等方面，强调社会适应的重要性。

认知评价角度的研究则围绕中非双方对彼此的态度和形象认知而展开。从中国人视角研究对黑人的态度评价，包括中国人对在华非洲裔移民的印象结构（Yeo，2012；梁玉成、刘河庆，2016）、种族态度研究（李焱军，2011）、中非跨国婚恋态度研究（马晓宇，2017）以及从非洲黑人的视角研究跨文化适应策略（周阳、李志刚，2016）、在华非洲裔移民对中国人的种族态度（雷森远，2012）等。

传播学视角的研究数量非常稀少，主要关注我国媒体对在华非洲裔移民的媒介呈现（党芳莉，2016；李志刚等，2009；温国砬，2012）。研究发现我国媒体对在华非洲裔移民的报道以负面新闻为主，充斥不满抵触情绪，并且具有矮化、刻板化的倾向。

公共政策视角主要从社会治理角度出发，侧重研究为移民提供更好的生存环境，减少移民带来的负面问题，包括非洲裔移民的社会融入障碍和社会服务工作的介入（曾道扬等，2017）、亲属关系和居住方式（牛冬，2016）、迁居行为（柳林等，2015）、非法移民问题（李晓蕊，2016）和国际移民治理（梁玉成，2013；余彬，2012；周博，2016）等议题。

总的来看，在华国际移民的研究中精神健康并未成为核心主题。相关文献主要集中在对留学生群体的精神健康研究，如跨文化环境中的心理适应问题。其他移民群体的研究中则很少涉及精神健康的内容，目前还是以宏观性的现象分析和管理对策为主。究其原因，留学生群体生活空间相对集中，且文化素养较高，作为研究对象具有更好的接近便利性。随着中国改革开放的进一步深化，民间交往和国际商贸活动的日趋频繁，国际移民的数量还会呈现出不断增长的态势。关注国际移民的生活状态和文化融入，对于促进国际合作交流意义重大。

三、研究方法

在穗非洲裔移民是一个独特并且渐成规模的群体，有着不同于其他移民群体的特征。以往学术研究中多关注来自发达国家或者经济体的移民，而几乎忽视了这样一个群体的存在。然而他们却在全球化经济的大潮中，凭借自下而上的商品贸易交往，快速地实现了群体规模的扩张。中国与非洲国家素来拥有深厚的传统友谊，"一带一路"的倡议进一步推动了中国和非洲各国的密切交往，中非人民之间的正常交流和国际贸易得到了充分的发展。得益于广东开放包容的社会氛围和繁荣的市场经济，在穗非洲裔移民日渐增多，成为中国全球化发展链条中的独特一环。他们来自非洲不同的国家和地区，具有很强的流动性和多样性，以经营商品贸易为主，社会构成差异巨大。高度差异性的体貌特征使得他们在人群中具有极高的辨识度，风俗迥异的生活习惯又使得他们与周围市民的交流沟通存在着诸多障碍。因此，逐渐形成了非洲裔移民对内高度聚居而对外被动隔离的生活状态，并且具有发展成聚居区族裔经济的趋势。

近年来非洲裔移民引发的群体性事件频频发生，严重影响了社会的和谐稳定。非洲裔移民多来自贫困落后的国家，向往中国富足安定的生活而选择非法入境、非法长期滞留、非法工作的人逐年增多，给广州的社会治安管理带来严峻挑战。2017 年全国政协委员潘庆林提交的提案《建议国家从严从速全力以赴解决广东省非洲黑人群居的问题》称，非洲裔移民借中国改革开放对外国人的"一味迁就"和"三不管"政策，纷纷涌向广东，聚集广州，50 万"黑人口"中除合法入境的约两万人以外，其余全部为非法入境或者过期居留，且以每年百分之三十至四十的速度在增长。[①]

一方面是非洲裔移民在华规模的日渐壮大，广州业已成为全亚洲最大的黑人聚居地；另一方面，无论学术界还是民间团体都缺乏对该群体的足够重视与充分了解。与其他弱势群体不同，在穗非洲裔移民所面临的生存发展困境，不仅包括为改善生活境遇而付出的辛劳，还要承受客居他国的跨文化适应的诸多挑战。因此，开展对在穗非洲裔移民的调查研究，了解他们的真实生存状况和精神健康状况，对于促进本地居民与外来移民的和谐相处，维护社会和谐稳定具有重要的现实意义，也可以为政府相关部门的涉外管理工作提供理论依据和学术论证。

综合考量国际移民组织、联合国相关报告以及其他文件对国际移民的定义，联系中国的实际情况，本次研究将调查对象限定为在广州生活居住至少 3 个月且仍然有长期居住意愿的非洲裔外籍人士，但不包括以旅游、医疗、宗教以及探亲等为目的短期居住在中国的外籍人士，也不包括他国的外交、军事、政治人员等。鉴于在穗非洲裔移民分布具有小聚居、大散居的特点，且商贸活动多集中于各大外贸批发交易市场，本次调查主要选择在广州的小北路、广州火车站商贸圈、石室圣心大教堂、中信广场、花园酒店以及广州各高校校区等地派发问卷。由于非洲裔移民具有高度辨识性的体貌特征，调查采用偶遇抽样

① 张聪，朱烨，凯雷. 全国政协委员潘庆林提案解决粤黑人群居问题. 大公网 . 2017 – 03 – 03. http：//news. takungpao. com/mainland/focus/2017 – 03/3426808. html.

的方式进行，由暨南大学新闻与传播学院的本科生负责问卷的发放与回收工作。调查自 2013 年 1 月持续至 2013 年 9 月，发放问卷数量为 500 份，回收 476 份有效问卷，有效回收率为 95.2%。鉴于调查对象的汉语水平参差不齐，调查问卷采用双语设计。对于汉语掌握程度不佳的受访者直接出示英语版问卷。此外，针对部分学生、商人和务工人员开展了深度访谈，作为调查样本的补充。

四、调查样本的基本信息

（一）性别年龄分布：男性为主，年龄呈现正态分布

本次调查男性样本占比 81.9%，女性样本为 18.1%。性别比例如此悬殊，一方面与男性受访者态度更加积极，更容易接受问卷调查，而女性受访者相对比较内敛，不太愿意接受访问有关。另一方面，也与目前在华居住的非洲裔移民整体性别以男性为主有关。此前已有媒体报道，在穗非洲裔移民中存在严重的性别比例失调，男性占比达到 84%。[1] 本次调查数据恰好与此相互印证。年龄结构呈现出良好的正态分布特征，最小的受访者 14 岁，最大的受访者 63 岁，平均年龄为 34.3 岁（标准差 8.1）。

（二）来源国家：非洲西部占主体

受访的非洲裔移民首先以居住在非洲西部的人士为主，比例占到 54.2%，其次是非洲东部 21.4%，非洲中部 14.0%，来自非洲南部和非洲北部的受访者比例最低，分别有 7.8% 和 2.5%。非洲西部各国拥有丰富的物产资源和矿产资源，经济发展水平在非洲处于中等层次。民众日常消费追求经济实惠，因此物美价廉的中国商品在西非拥有广阔的市场和良好的信用。西非与中国的经贸往来十分频繁，在穗长期定居着众多的西非商贸人士。因此，调查中来自非洲西部的受访者比例最高也就不足为奇。

（三）宗教信仰：近乎全民信仰宗教

非洲人大多对宗教报以虔诚的向往和炽热的崇拜。除了本土的传统宗教

---

[1] 金羊网新闻. 广州常住非洲人增加流动人口减少. 2016 – 07 – 16. http：//news. 163. com/16/0716/08/BS36O3H000014AEE. html.

外，世界上的各大宗教派别例如基督教、伊斯兰教、犹太教、佛教和天主教等
都在非洲大陆获得一席之地，赢得众多信徒的推崇。在本次调查中，98.1%的
受访者都拥有宗教信仰。在信教移民中基督教徒的比例最高，达到61.3%，
其次是伊斯兰教20.7%，天主教17.1%，其他宗教0.9%。广州的宗教场所已
经成为在穗非洲裔移民的重要集会地。每逢周末时间，都会有大批非洲人前往
教堂等地礼拜祷告。

（四）受教育程度：半数受过高等教育

受访非洲裔移民的受教育程度呈现出明显的波段性。一方面受过良好高等
教育的受访者达到一半，其中拥有本科（大专）文化程度的人比例最高，为
39.0%；拥有硕士文化程度的人为11.0%。另一方面还存在众多低学历人群，
高中文化程度的人有11.7%；初中文化程度的人有35.0%；还有3.4%的人文
化程度在小学及以下。本研究与《非洲人在中国》的调查结果不谋而合，同
样证实在华的非洲移民中四成人拥有大学文凭。① 来中国淘金的非洲商客虽然
主要从事低端的商业贸易活动，但是他们往往具有吃苦耐劳的创业精神，勇于
探索新的商业机遇，而良好的受教育背景有助于他们在激烈的商业竞争中维持
长久的竞争力。在穗经营多年的成功非洲商人逐渐拓展商业规模，以极其低廉
的价格雇用其同胞协助开展国内业务。族裔经济的发展，也为低学历非洲人谋
得了工作机会，提供了生存空间。

（五）定居广州的目的：经济目的优先

在穗居住的非洲裔移民具有鲜明的商业标签。广州不仅具有宜人的自然气
候条件且人文氛围包容，而且是中国最重要的商业贸易中心之一，因而成为众
多非洲人来华淘金的首选之地。在非洲淘金客中曾经流传过"没有到过小北，
就不算来过中国"的谚语，小北商圈代表了一种来自于非洲草根阶层的经济
生态。不同于欧美发达国家的移民出入于 CBD 高端写字楼的光鲜体面，小北
商圈的非洲商客大多步履匆匆，公交车上不乏他们的黑色身影，操着蹩脚的中
文，提着装满货物的硕大的黑色塑料袋，将大量中国制造的服装鞋帽和日用百
货商品像蚂蚁搬家一样最终托运回非洲。虽然互联网经济的飞速发展也在逐渐
改变着非洲大陆的商贸活动形态，但是传统的肩挑背扛的非洲采购者依然活跃

---

① 澎湃新闻网. 非洲人正在离开广州，中国不再具有低成本优势? 2016 – 07 – 14. http：//
news. 163. com/16/0704/19/BR5FTVGL00014SEH. html.

在广州的批发市场之中。凭借转手贸易赚取中间差价获利，很多非洲商人在中国获得了自己人生中的第一桶金，改善了家人的生活条件，过上了相对富足的生活。口耳相传的成功故事，使得"广州梦"在千里之外的非洲大陆成了发财的代名词，吸引了越来越多的非洲人来广州淘金。在调查中，70.5% 的受访非洲裔移民长期定居广州的目的就是采购商品，这一比例遥遥领先于求学（17.2%）和务工（6.8%）的比例，充分反映出非洲裔移民定居广州的商业意图。在繁荣鼎盛时期，小北商圈曾经聚集了超过 70 个国家和地区的商人。截至 2017 年，中国已经连续九年成为非洲第一大贸易伙伴国。这其中既有大型基础建设的交易投资，同时又有无数非洲商客远赴重洋凭借一己之力实现的商品跨国流通。

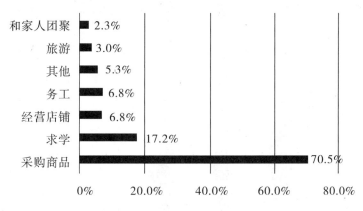

图 6-7　受访非洲裔移民定居广州的目的（$N=471$）

五、非洲裔移民的跨文化适应：融入性生活实践

跨文化适应从某种意义上说也是文化认同的体现。当外来族裔的人群到达新的文化生活空间时，必然面临着一系列与原有生活状态的截然反差。小至衣食住行，大到社会价值观念、族群交往方式、婚恋模式，都需要在与当地主流文化的碰撞中，重新进行辨识与确认，以更好地适应全新的社会生活模式。非洲裔移民的跨文化适应不仅表现为对于中国传统文化、价值观、风俗习惯等的文化调适，还包括参与当地社会生活的实际行动。

（一）文化融入：兴趣浓厚但缺乏实践参与

1. 对中国文化的兴趣与了解

调查发现在穗非洲裔移民对中国文化的感兴趣程度和其了解中国文化的程

度实际上是背离的。累计75.8%的受访非洲裔移民表示对中国文化比较感兴趣和非常感兴趣，但与此相对照的却是只有17.1%的人认为自己比较了解和非常了解中国文化，57.6%的人认为自己对中国文化知之甚少，甚至一无所知。

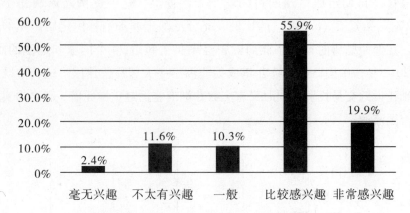

图6-8　受访非洲裔移民对中国文化的感兴趣程度（N=458）

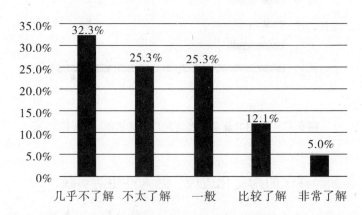

图6-9　受访非洲裔移民对中国文化的了解程度（N=462）

出现如此巨大的反差，原因可能首先在于中华文化博大精深、渊源深厚，对于外来移民具有强大的吸引力，但与非洲文化相比差异过大，使得在穗非洲裔移民理解中国文化存在较多困难。其次，非洲裔移民在华长期居住，生活重心主要在于商品采购等商贸活动，形成了相对封闭的活动空间，缺乏与中国普通民众生活领域的沟通交流，并没有融入中国的主流社会，也就缺乏深入了解中国文化的直接动力。再次，语言沟通能力也是一种客观存在的障碍，汉语是世界上最难掌握的语言之一，外来移民学习汉语难度极大，影响了他们对中国文化的认知。

2. 文化融入的主观认知

对于文化融入的重要性，受访非洲裔移民均有比较明确的认知和判断。当被问及是否认同"入乡随俗，有助发展和文化融合"时，68.6%的受访者表示比较同意和非常同意，持否定意见的受访者仅有15.2%。也就意味着绝大多数人都意识到生活于跨文化的环境之中应该主动顺应当地的风土人情，充分尊重当地的风俗习惯，以便更好地促进多元文化之间的相互理解、相互融合。

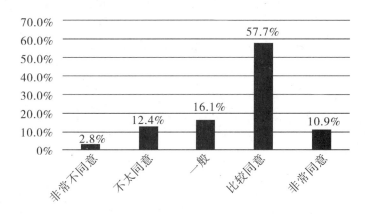

图6-10 对"入乡随俗，有助发展和文化融合"的认同程度（N=459）

3. 中文的使用情况

语言是一个民族、一种文化得以延续和发展的核心，拥有相同语言的人们往往也会有共同的社会生活背景，能够对彼此的文化相互认同。国际移民来到中国，他们对于中文的掌握程度也与他们对中国文化的了解程度、认同程度息息相关。在问卷调查中设置了专门的题目请受访者对自己掌握的中文水平进行评定，结果显示只有1.3%的受访非洲裔移民认为自己的中文水平属于优秀，认为自己的中文水平比较差和非常差的人占了全部受访者的70.3%，也就是说能够自如地使用中文进行日常交流的受访者连三成都不到。如此之差的中文水平自然也会严重影响到非洲裔移民在中国的文化融入与社会参与。非洲裔移民来广州主要从事商业贸易活动，他们与中国人交往一般仅限于工作需要，日常交流也倾向于使用英语，因此中文水平普遍较差。除此之外，他们缺乏学习中文的主动性还有可能在于该群体本身比较封闭，他们对于中文、中国文化或许心存好奇，但尚未形成认同感，因此也并不倾向于融入主流社会。更多的非洲裔移民是在其族群内自得其乐。中国仅为他们提供了一个工作的空间，而非生活定居的家。

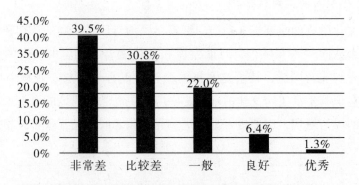

图 6 – 11　受访非洲裔移民的中文水平（$N = 468$）

4. 本地文化活动的参与情况

　　外来移民能否积极参与本地的文化娱乐活动，也可以视为文化融入的重要体现。在穗非洲裔移民并不热衷于参与本地的文化娱乐活动。几乎不参加和很少参加的受访非洲裔移民近七成，比例为 65.5%。只有 17.2% 的受访非洲裔移民表示参加频率较高。即使长期居住于广州，也依然有 43.8% 的受访非洲裔移民从不庆祝中国的传统节日，缺乏体验中国文化的积极性。结合访谈对象的反馈来看，信息渠道匮乏是原因之一，在穗非洲裔移民相对闭塞的社会交往圈子使得他们缺少获取相关活动信息的渠道。此外，更主要的原因在于语言交流上的障碍和文化习俗上的差异，非洲裔移民难以形成情感和文化上的共鸣。对本地的文化活动兴趣不足，他们自然很难关注并参与其中。

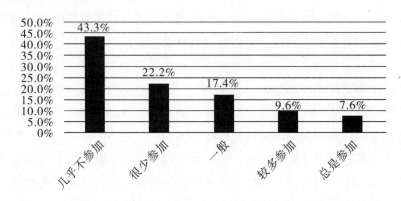

图 6 – 12　受访非洲裔移民参加广州本地文化娱乐活动的情况（$N = 460$）

　　文化活动的参与情况是移民群体文化态度的表征。受访非洲裔移民对待中国文化的态度与其对待本民族文化的态度存在着某种此消彼长的趋势。两者之间的关系通过了统计学的相关性检验（$\chi^2 = 36.713$，$P < 0.01$）。在那些从未或者很少在中国庆祝非洲传统节日的受访者中，热衷庆祝中国传统节日的比例高达 70.7%。而在那些十分眷恋固有的非洲文化（总是或者经常庆祝非洲节日）的受访者中，相应的比例仅为 40.7%。对待自己本民族传统节日的态度反映了受访者心目中保持文化传统和身份属性的倾向性，而对待他国节日的态度则体现出了受访者是否有积极主观的意愿融入新的文化环境。

表 6 - 3　受访非洲裔移民的文化态度差异（%）

文化态度	不庆祝中国传统节日	庆祝中国传统节日	合计
从未/很少庆祝非洲节日	29.3	70.7	100.0
偶尔庆祝非洲节日	54.8	45.2	100.0
总是/经常庆祝非洲节日	59.3	40.7	100.0
合计（$N = 464$）	43.8	56.3	100.0
	$\chi^2 = 36.713$，$P < 0.01$		

　　是否坚持固有的文化传统、是否愿意积极融入主流社会并且接受其价值理念是移民群体在新的社会环境中长期生活必然面临的抉择。两者之间并非绝对的对立关系，而是存在多种可能的关系模式。整合模式是指移民者在保持原有文化传统的同时，以更加主动的姿态迎合新的文化习俗。同化模式更符合同化论的理论阐释，认为移民者会在全面接受当地主流文化的过程中，放弃对自身固有文化的坚持，进而实现完全意义上的社会融入。此外还有分离模式，即移民者对新的社会文化持抵斥态度，他们执着地将自身传统文化与新的社会文化隔绝开来，而不愿尝试沟通和交流。对于社会来源复杂的非洲移民者而言，很难绝对地将其整体归属于某一种模式。他们当中既有中国文化的热情崇拜者，又不乏眷恋故土的情怀执着者，怀揣着各自不同的理念，在中国寻找实现财富梦想和人生价值的机会。

（二）社会融入：对内高度凝聚，对外相对疏离

1. 社会交往

　　人类是社会性动物。身处社会空间中，就不可避免地要与他人打交道。外国移民居住在广州，他们的社会交往情况必然会影响到其对生活的满意度评价以及社会融入的体验。社会交往主要从两个维度进行考量。一方面是广州市民

对待非洲裔移民的态度，这部分主要通过非洲裔移民自身的感受来衡量。另一方面则是他们与中国人实际的交往情况，即拥有多少中国朋友来衡量。

调查数据显示，受访非洲裔移民对广州市民持有非常积极的正面评价。有84.3%的受访非洲裔移民认为广州市民热情友好，另有9.2%的人认为广州市民友好度一般，仅有6.5%的人认为广州市民不友好。在对广州人印象的词汇联想测试中，高达70.8%的受访非洲裔移民选择了友好一词，遥遥领先于其他词汇出现的频率。排在前四位的印象词汇均为褒义词，其中第二到第四位依次是助人为乐（33.6%）、礼貌（33.1%）、诚实（30.6%）。对广州人印象进行否定评价的词汇选择频率都很低。这充分反映了广州市民给外来非洲裔移民留下的良好印象。

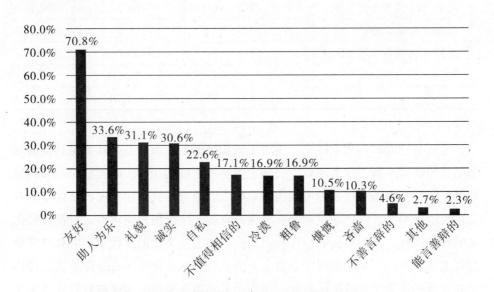

图 6 – 13   受访非洲裔移民心目中的广州市民印象（$N = 438$）

非洲裔移民与中国人的实际交往情况，主要以他们拥有中国朋友的数量来衡量。拥有 10 位及以上中国朋友的受访非洲裔移民比例最低，只有 8.5%。大部分受访非洲裔移民的中国朋友数量在 4~9 位，比例为 75.5%。另有16.1%的受访非洲裔移民中国朋友的数量不到 3 位。他们与中国人交往具有一定的功利性，30.5%的人是出于工作学习需要，23.6%的人是因为商务往来，还有22.3%的人则是为了学习中文和熟悉文化习俗。可见，在穗非洲裔移民在与中国人交往时，大部分人并非基于纯粹的友谊等情感因素，更多的是出于工作和生活目的。

在穗非洲裔移民与其他移民群体相比，社交圈子的自我封闭性更强，表现出强烈的内卷性特征，对内高度凝聚，对外则相对疏离。虽然他们能够感知到广州人的友好热情，但是由于和当地居民在生活习惯、文化习俗上存在巨大反差，常常引发矛盾冲突。这种非融合状态在其他移民群体与当地居民的关系处理中很少出现。以本次调查实地走访的小北天秀大厦为例，非洲裔移民和中国居民混杂居住，中非民众矛盾较为突出。吵架是家常便饭，有时甚至会升级为打架斗殴。矛盾的源头无外乎生活习惯和文化认同上的差异以及双方生意上的冲突。一位住在天秀大厦 A 座的女士向访问员抱怨，"黑人经常会开 party，音乐又吵，不让人休息，跟他们说也没用。"还有居民反映非洲人不讲卫生，到处乱丢垃圾，甚至把别人家放在门口的地毯拿走去擦拭桌椅。而受访的非洲裔移民也不乏怨言，来自西非的 Kermit 刚来广州时，常常会从中国商人那里收到假钱，一旦发生这样的事，中国人往往不会承认，因为语言等问题，他也毫无办法，只能以后留心。这种横亘在非洲裔移民和中国人之间的不和谐矛盾，如果不积极疏解，也会影响彼此的认知态度和社会交往。

2. 休闲娱乐

休闲娱乐活动是在穗非洲裔移民实现精神放松、获得身心愉悦和调节紧张生活状态的重要方式。休闲娱乐活动主要就是指除了工作、学习以外，非洲裔移民根据自己的兴趣爱好，在可自由支配的时间里自主选择参与的各类活动。选择去教会的受访非洲裔移民人数最多，达到 59.0%。宗教信仰是非洲移民最为重要的精神寄托。客居他乡，排解精神压力、寻找情感慰藉，宗教可以为他们提供强大的心理支撑。排在第二到第四位的休闲娱乐活动分别是睡觉/休息（29.6%）、看电影/电视（23.3%）和上网（21.6%）。如此多的受访非洲裔移民将睡觉/休息列为他们的重要消遣方式，这在某种程度上也反映了非洲裔移民在广州生活期间休闲娱乐活动的相对匮乏。而看电影/电视和上网等活动具有很强的个体性活动特征，缺乏与广州本地居民的直接互动交流，也就难以创造更加深入地参与广州市民生活的机会。由于中国互联网管制等的限制，受访的非洲裔移民在浏览某些境外网站时经常遭遇无法登录的情况，也让他们时有怨言。选择看杂志和书籍的受访非洲裔移民连一成都不到，这与他们获取外文书籍较为困难而中文掌握程度又较差，无法轻松阅读中文读物不无关系。总体来看，在穗非洲裔移民的休闲娱乐活动主要以个体活动为主，缺乏对集体性活动的参与热情，因而很难融入本地居民的生活之中。

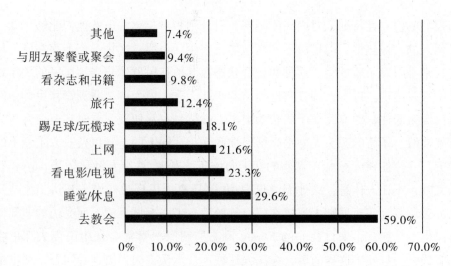

其他 7.4%
与朋友聚餐或聚会 9.4%
看杂志和书籍 9.8%
旅行 12.4%
踢足球/玩榄球 18.1%
上网 21.6%
看电影/电视 23.3%
睡觉/休息 29.6%
去教会 59.0%

0%　10.0%　20.0%　30.0%　40.0%　50.0%　60.0%　70.0%

图 6 - 14　受访非洲裔移民日常的休闲娱乐活动（$N=459$）

3. 饮食偏好

俗话说民以食为天，饮食习俗在中国社会生活中占有极其重要的地位。中国地域辽阔、物产丰富，各地饮食多有不同。而广州素有中国美食之都的美誉，不仅粤菜出品精良，自成一派，而且广州人兼容并蓄，各大菜系的饮食佳品均能在此获得一席之地。因而广州为外来移民提供了了解中国饮食文化、品尝中国美食的丰富资源。受访非洲裔移民大多表现出对中国饮食的喜爱之情，非常喜欢和比较喜欢中国食物的人占到67.6%，只有3.4%的人非常不喜欢中国食物。

4. 婚姻态度

美国社会学家鲍格达斯早在1925年设计了一套用于测量美国民众对于少数族裔、外来移民态度的量表，即《社会距离量表》，也被称为《鲍格达斯社会距离量表》。量表中的一系列问题考察了人们是否愿意和其他族裔的人群交往。问题陈述按照社会交往的密切程度和社会距离的远近依次发问，具有很强的内在逻辑一致性。调查者可以根据受访者的回答来判断其对待某一族裔或者群体的态度，发现细微的心理距离差异。《鲍格达斯社会距离量表》中最近的社会距离是成为亲属或者与之通婚，最远的社会距离是将其驱逐出境。中间依次是成为朋友、成为邻居、成为同事、允许在本国定居、仅能在本国访问游览。在本次调查中，仅仅测量了非洲裔移民和中国人通婚的态度，也就是最亲密的社会距离，以判断其融入广州社会生活的主观意愿。选择同意"中国人可以通过婚姻成为我的亲属"的受访非洲裔移民比例为

34.5%，不同意的比例为40.5%，态度不置可否的比例为25.0%。按照从1到5的原则将态度评价进行赋值，1为完全不同意，5为非常同意，分值越高表示和中国人通婚的意愿越积极。受访非洲裔移民的态度平均值为2.85（标准差为1.10）。以赋值的中间值3作为标准进行单样本的t检验，结果显示$t = -2.83$（$P < 0.01$），表明在穗的非洲裔移民并没有很强烈的与中国人通婚成为亲属的意愿。毕竟中国与非洲大陆相隔万水千山，两地居民无论体貌肤色、生活习惯、文化传统均存在巨大差异，婚姻作为长期性社会关系的保障，对于非洲裔移民而言存在太多不确定性风险，追求商业上的财富才是他们客居中国的首要目的。

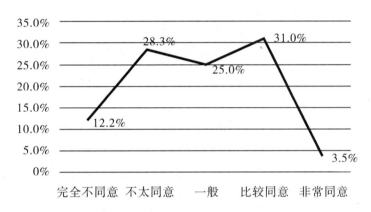

图6-15　对"中国人可以通过婚姻成为我的亲属"的认同程度（$N = 452$）

　　尽管在调查中非洲裔移民与中国人通婚的意愿并不是很积极，但是由于在穗非洲裔移民的性别比例严重失调，男性占据绝对主体，且其中很多人正值青壮年，性需求旺盛，跨国恋情并不少见。部分性观念开放的非洲裔移民甚至利用中国某些年轻女性崇洋媚外的心理，乱搞男女关系，私生活极其混乱，广受诟病。在小北等地调研的过程中，访问员常常会在一些年老的非洲裔移民男子身边看到年轻中国女孩的身影，他们称呼这些男子为叔叔。其中一位非洲裔移民男子不无得意而又暧昧地炫耀："这两天她是我的导游，你知道我很有钱……我们的生活太无聊了。和我们接触的很多中国女性，都是为了钱。"

　　5. 社会融入困难

　　非洲裔移民不远万里来华工作、学习和生活。从主观意愿上讲，相当多的人有自愿融入中国主流社会的意愿，但是在现实生活中，非洲裔移民却遇到诸多困难。语言不通成为在穗非洲裔移民融入当地主流社会的最大障碍。79.4%的受访非洲裔移民都受制于中文水平不佳的影响，无法有效参与当地市民的生活。然后是身份认同差异（13.7%）、互相缺乏了解（13.4%）和风俗习惯、文化价值观等差异（13.0%）。这些都成为非洲裔移民难以真正融入主流社会的掣肘因素。认为融入当地主流社会基本没有困难的受访者连一成都不到，比例仅为7.2%。

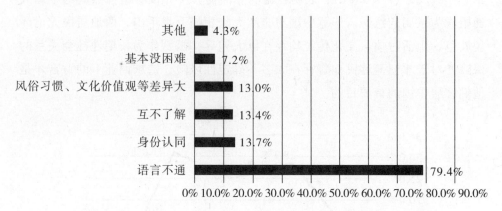

图6-16 受访非洲裔移民融入当地主流社会遇到的困难（$N = 461$）

六、非洲裔移民的精神健康：平静中潜藏危机

随着中国对外开放环境的不断优化，来中国寻找发展机遇的国际移民数量在不断增长。移民群体在适应新环境过程中常处于弱势地位。尤其对于大多来自贫困落后地区的非洲裔移民来说，由于自身经济资本较为匮乏，从事的又多是较为低端的商业贸易活动，他们在中国面临更为严苛的生存压力，探究其精神健康状况有助于了解他们在跨文化适应过程中真实的情感体验。

（一）生活满意度评价：相对积极乐观

因为来自不同的地区，以及受到性别、宗教信仰等个人因素影响，非洲裔移民对于生活质量的评价标准实际上是有所差别的，在生活满意度的不同测量维度上呈现出一定的差异度。以下所有的满意度评价均以满分为5分记值，最低分为1分。

1. 工作满意度评价

非洲大陆受到历史和现实多方面因素的影响，经济发展水平一直处于相对落后的局面。中国是世界上最具潜力的新兴发展中国家，商品经济高度发达，与非洲具有很强的经济互补性。众多在中国成功的淘金经验引得非洲裔移民纷至沓来，渴望在中国获取财富，提升经济地位。中非之间贸易互动频繁，跨国贸易为在中国的非洲裔移民提供了大量的就业机会和工作岗位。调查中，受访非洲裔移民大多对自己的工作给予较为肯定的评价。其中持比较满意态度的人比例最高，为 67.4%，遥遥领先于其他态度评价人群。非常不满意和不太满意自己工作的受访非洲裔移民仅有 10.0%。工作满意度评价的平均值为 3.68（标准差 0.84）。

2. 住房满意度评价

广州自古以来就是重要的商贸中心和通商口岸。早在 20 世纪 80 年代改革开放之初，就有非洲人来此寻找商机，但由于人数不多，并未形成气候。随着广交会品牌的国际影响日渐扩大，广州国际贸易交易中心的口碑效应不断放大，越来越多的非洲人频繁出入广州，通过倒卖廉价的服装商品和轻工业产品，获得了丰厚利润。早期的淘金客开始定居于广州，出于商贸交易的便利，居住空间以广州的商贸中心、批发市场为圆心，核心区域包括越秀区的小北路、三元里、环市路一带。财富效应吸引了非洲人接踵而至。该群体在广州的居住空间半径不断向外辐射，向北延伸至广园路，向南跨越海珠区，到达番禺区。非洲裔移民的居住呈现出明显的小聚居、大散居特征。以小北地铁站附近的宝汉直街为例，这里被称为广州的"巧克力城"，并非盛产巧克力，而是因为大量黑人居住于此。宝汉直街既没有高大上的酒店公寓，也缺少服务热情的物管人员。在广州本地人眼中，这里的住宿和周边环境并不算优越。然而老旧简陋的住宅楼却成为非洲裔移民落脚广州的栖息之地。廉价的租金和便捷的交通是从事批发贸易活动的非洲裔移民考虑租住的重要因素。久而久之，这里聚集了大量中低收入的非洲裔移民，反而本地居民逐渐搬离此地。那些深耕广州多年、积累了较多财富的非洲裔移民则逐渐向周边地区扩散，选择入住社区环境更加优越的高档住宅小区。番禺的丽江花园和祈福新村中出现了以家庭为单位的非洲住户。大部分受访非洲裔移民对自己在广州的住房状况比较满意，比例为 62.7%。非常不满意和不太满意的人数都比较少，累计只有 15.7%。受访非洲裔移民的住房满意度评价平均值为 3.60（标准差 0.92）。

3. 卫生满意度评价

如果说住房状况满意度评价反映了居住者对房屋内部结构和设施的满意程度，那么卫生状况满意度评价则体现了居住者对住宅周边外围空间秩序的评价。良好的卫生状况是居住质量的重要保障，也将直接影响房屋租金的高低。

生活于干净整洁的环境之中与生活在脏乱差的地区，人的精神状态也会有云泥之别。受访非洲裔移民对居住地卫生状况的满意度评价平均值为 3.70（标准差 0.82）。73.9% 的受访非洲裔移民比较满意和非常满意，非常不满意和不太满意的比例为 10.5%。

4. 环境满意度评价

非洲大陆是目前世界上最为贫穷落后的地区之一，大部分城市基础设施破败陈旧，人居环境较为恶劣。而广州是中国发达的中心城市，既有鳞次栉比的摩天高楼，又有充满南国情韵的骑楼小巷。城市环境整洁优美，气候条件优越，"花城"美誉实至名归。作为中国宜居的城市之一，自然也赢得了外来移民的青睐。受访非洲裔移民对广州的生活环境报以较高的评价，满意度平均值达到 3.75（标准差 0.85）。非常满意和比较满意的受访非洲裔移民比例为 77.9%。非常不满意的受访者比例仅为 2.2%。

5. 总体生活满意度评价

除了上述细分的满意度评价之外，总体生活满意度评价也是衡量受访者精神健康状况的关键指标，它反映了受访者在一定时期内对待生活的综合性态度。受访非洲裔移民的总体生活满意度平均值为 3.70（标准差 0.87）。对在广州的生活不满意的受访非洲裔移民达到 11.7%，表示一般的为 14.0%。虽然表示满意的人数占比最多，但是主要以比较满意为主，比例为 64.6%。非常满意在广州生活的人仅为 9.7%。可见，大部分人对自己的移民生活持肯定评价。

生活满意度受到性别、来源地区和宗教信仰的影响而呈现出细分上的不同。其中，女性非洲裔移民对在穗生活的满意度评价高于男性非洲裔移民，并且具有统计学意义上的显著差异（$P < 0.05$）。前者的生活满意度平均值为 3.88（标准差 0.88），后者的平均值为 3.65（标准差 0.86）。

来自于非洲中部地区的受访非洲裔移民对自己目前的生活满意度评价最高，达到 3.95（标准差 0.80），来自于非洲北部的受访者生活满意度评价最低，只有 3.50（标准差 1.17）。中间依次为非洲南部受访者 3.84（标准差 0.83）、非洲东部受访者 3.83（标准差 0.69）和非洲西部受访者 3.56（标准差 0.92）。受访者总体生活满意度评价的地区差异显著（$P < 0.01$）。

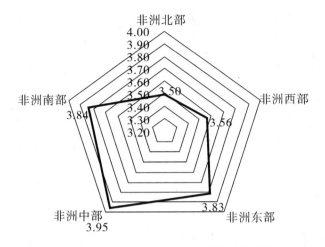

图 6 - 17　受访非洲裔移民总体生活满意度的地区差异（N = 460）

在所有受访者中，伊斯兰教信徒的总体生活满意度评价最高，平均值 3.98（标准差 0.63），佛教徒的评价最低，平均值仅为 2.75（标准差 0.96）。总体生活满意度评价与宗教信仰之间存在显著差异（P < 0.01）。

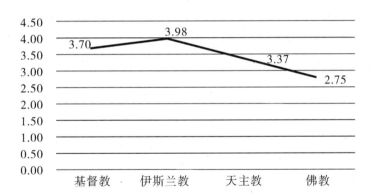

图 6 - 18　受访非洲裔移民总体生活满意度的宗教信仰差异（N = 457）

据此可以发现女性、非洲中部地区移民、伊斯兰教徒更为满意现在的移民生活。反而预期设想的受教育程度、收入状况和年龄因素都未通过显著性水平检验。无论受访者是否接受过良好的教育、收入多寡、年长与否，在生活满意度的评价上都不存在太大区别。

（二）社会安全感评价：易诱发群体性事件

在马斯洛的需求层次理论中，安全需求是仅次于生理需求排在第二层次的人类需求类型。在基本的生理性需求，例如衣食住行获得满足之后，对于安全感的需求将会变得更加迫切。在人的潜意识认知中，安全感就像水平面之下冰山结构的基石。无论追求哪种更高层次的需求满足，都需要以安全感的实现作为基础。社会安全感是一种主观上的心理感受，但是它的评价却是以客观的社会治安情况和公共秩序为判断依据。社会安全感反映了一个社会中人民生活安定和谐的程度，也是一个国家对外国际竞争力的重要体现。如果缺乏严格有序的社会控制机制，社会治安情况恶劣，无论本国居民，还是外来移民都无法安居乐业。在穗长期居住的非洲裔移民对广州的社会治安情况大多给予了肯定评价，安全感评价平均值为3.74（标准差0.89）。其中认为广州让其感觉非常安全和比较安全的人占比达到77.9%，认为广州非常不安全的受访非洲裔移民仅有2.8%。

表6-4　受访非洲裔移民的社会安全感评价

安全感评价	百分比（%）
非常不安全	2.8
不太安全	9.7
一般	9.5
比较安全	66.0
非常安全	11.9
合计（N = 462）	100.0
平均值 = 3.74，标准差 = 0.89	

非洲国家虽然近年来经济总体形势有所好转，但是由于经济落后、贫富差距扩大等原因，社会中的不稳定因素长期存在。甚至某些国家政治局势动荡不安，治安状况恶劣，犯罪率畸高。不仅本国居民生活缺乏安全保障，外国移民或者游客更是出行如履薄冰。非洲的苏丹、刚果（金）、索马里等国更是在全球旅行安全指数排名中垫底。相比较而言，在穗非洲裔移民更能切实感受到广州良好的社会治安状况和稳定的社会秩序环境，因而对广州赞美有加。

国际移民在华工作、学习，受到中国相关法律政策的约束和保护。政策知晓度不仅反映了他们对于中国政府相关政策的了解程度，而且与他们自身的生活有着密切联系。从某种意义上说，也是其社会安全感获得的重要来源。在问卷中，主要通过考察在穗非洲裔移民对广州市政府相关政策的了解程度以及了解该政策的途径来测量。前期访谈已经发现多数的非洲裔移民对此并未多加重视，很少有人会主动关注广州市政府的相关情况，对于在华生活的相关管理规定等更是知之甚少，仅从护照扉页上以及入境时才会稍有了解。从问卷回答反馈来看，情况也类似。受访的非洲裔移民对广州市相关的涉外管理政策的知晓度很低，平均值仅有 2.43（标准差 1.15）。认为自己比较了解和非常了解广州涉外管理政策的受访非洲裔移民连三成都不到，只有 23.1%。完全不了解和不太了解的人比例高达 59.3%。

表6-5　受访非洲裔移民对广州涉外管理政策的知晓度

知晓程度	百分比（%）
完全不了解	24.2
不太了解	35.1
一般	17.5
比较了解	20.1
非常了解	3.0
合计（N=462）	100.0
平均值=2.43，标准差=1.15	

　　在穗非洲裔移民了解相关政策法规的渠道十分有限，缺乏通过正式的官方渠道获取信息的积极主动性。有 38.8% 的受访非洲裔移民是通过朋友告知了解中国的涉外管理政策，29.8% 的受访非洲裔移民是通过新闻报道的渠道得知，主动查看政府公告的受访非洲裔移民只有 12.0%。数量如此众多的非洲裔移民长期生活居住于广州，但是对中国政府的相关涉外政策法规漠不关心。获取政策信息的渠道过于依赖非正式的人际传播，朋友圈内的口头传播很容易造成信息的失真或者选择性误读。近几年在穗非洲裔移民曾经发生多起性质恶劣的群体性事件。其中最为严重的是 2012 年非洲裔移民在广园西路聚众滋事、堵塞交通、围堵矿泉派出所事件。在不了解事情真相的情况下，少数非洲裔移民通过群体内信息传播渠道，煽动敌对情绪、非法聚集示威，严重破坏了社会公共秩序。他们的非理性行为也充分反映了群体中某些个体缺乏足够的社会安全感，极易受到不良信息的刺激而产生过激行为。

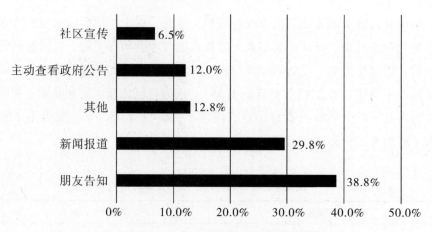

图 6-19 受访非洲裔移民获取涉外政策信息的渠道（N = 399）

（三）社会公平感评价：抵斥歧视与偏见

社会公平感泛指本国政府、组织和个人对待国际移民和本国公民之间的态度差异。由于本次调查主要针对的是在穗非洲裔移民，社会公平感的测量主要根据他们自身的感受来判断。问卷测量的题目为"您在广州生活是否遭受过不公正待遇？"以此来测量受访者在广州生活遭受到不公正待遇的频率。根据频率高低依次赋值，"总是遇到"赋值为 1 分，"较多遇到"赋值为 2 分，"有时遇到"赋值为 3 分，"极少遇到"赋值为 4 分，"从未遇到"赋值为 5 分。分值越高，表示受访者感受到的社会公平感越高，社会越公平。从回答反馈来看，选择人数最多的是从未遇到过不公正待遇，比例为 36.2%；其次是有时遇到，比例为 35.3%；再次是总是遇到，比例为 12.5%。社会公平感的平均值为 3.47（标准差为 1.37），广州的社会公平度仍属于一个中等偏上的水平。

表 6-6 您在广州生活是否遭受过不公正待遇

频率	百分比（%）
总是遇到	12.5
较多遇到	8.0
有时遇到	35.3
极少遇到	8.0
从未遇到	36.2
合计（N = 464）	100.0
平均值 = 3.47，标准差 = 1.37	

在日常生活中，广州人对待本国人与非本国人的态度、行为存在一定程度上的差别。尽管广州的社会开放程度不断提升，国际化发展趋势日益加速，越来越多的外国人选择来这座城市定居，但外国人在本地仍然被视为特殊的差异人群。这种差异化认知尤其在中老年人、低文化素质者、低收入群体中更为普遍。虽然这种差别并不一定特指歧视性的对待，但是在某些情境中也不乏歧视性行为的出现。

非洲裔移民感受最明显的是在商业交易环节中的欺诈行为。个别不良商家利用其不懂中文或不熟悉中国社会的弱点，对所售商品进行夸大宣传或者故意抬高价格，以谋得更高利润。遭受过不公平对待的非洲商人大多对此愤愤不平，在调查访谈中向访问员投诉一些商家极度自私，深谙欺骗之道。一位非洲裔商人说："给我看的样品总是很好，但是由于我在这里的签证时间有限，根本来不及细细检查货物，只能匆匆忙忙拿到货物就离开中国。等回到家里的时候，才发现货不对板。"而长期与非洲商人打交道的中国商户也是抱怨不已，一位周姓商人表示："黑人当然会这么说，但是他们不也是没钱还装大款。你去问问那些和黑人进行贸易的中国人，谁敢给他们赊账！"

此外，非洲人特殊的体味和浓烈的香水味、夸张的服饰也常常引来广州市民的侧目。受访的非洲裔移民抱怨一些广州人在看到他们经过时，对其指指点点，甚至做出掩鼻等不礼貌行为。"坐公交车的时候，从来没有中国人肯坐在我们旁边。"一位非洲小伙很无奈地向访问员抱怨。"还有我走在大街上，一些女孩子远远地看见我就把鼻子捂起来，我都不知道发生了什么。"无独有偶，一位名叫Lucy的非洲女子愤怒地告诉访问员："中国人嫌弃我们不讲卫生，其实我们和中国人一样天天会洗澡。歧视根本是无理由的。"

而关于政府的投诉更多地来自于签证问题和警察的管理方式。"签证时间太短了，根本没办法保证我们完成正常的贸易。"于是多数非洲裔移民选择继续逗留。有人利用特殊渠道获取了留学生的身份，而更多的人只能非法藏匿。"但是有一次我被警察抓住了，他们罚了我的钱。"虽然来华的非洲人可以获得相对不菲的收入，但是他们身上往往承载了一家人的生计希望，因此罚款对他们而言是难以接受的。

在遭受不公正待遇时，虽然相当多的人选择忍忍就算了，多一事不如少一事，但是还有30.8%的受访非洲裔移民会找当地朋友帮忙，17.3%的受访者求助于其团队或者领袖，10.9%的受访者向其领导或负责人反映。选择向政府或有关机构反映的受访者只有25.6%。虽然和其他移民群体处于同样的政策和生活环境，但是非洲裔移民在潜意识里认为自己更容易受到歧视，是社会不公平的受害者。处理矛盾争端时，他们往往不会选择用理性适度的方式表达意见，而是直接用简单粗暴且有力的方式宣告不满。非官方和非正式的问题解决途径很容易在极端情绪的煽动刺激下，诱发冲动性破坏行为。如果敌对情绪不能得到有效疏解，社会公平感严重缺失，非洲裔移民的过激反应极易破坏正常的国际交往和民间交流。

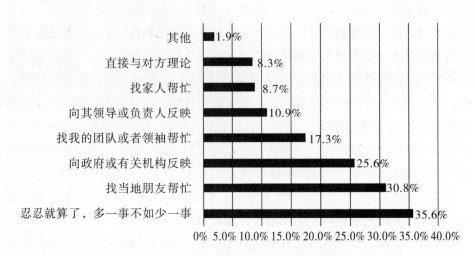

图 6 – 20　受访非洲裔移民在遭受不公正待遇时的反应（$N = 312$）

七、国际移民管理中的危机与机遇

广州作为中国主要的对外开放城市之一，生活居住着来自五湖四海的外籍人士。他们从事着各不相同的工作。但在其中，非洲裔移民最受人关注，也最易引发争议。继 2009 年黑人围堵矿泉派出所之后，2012 年的 6 月再次发生了类似事件。群体性事件的发生是在穗非洲裔移民跨文化适应过程中精神健康状态的反映，不仅考验着广州市政府的管理和协调能力，而且体现了在全球化背景下，面对交融和转型，整个社会的包容度和适应力。

（一）移民困局：重经济轻文化的中国梦

从非洲裔移民在中国的生存路径和文化适应的角度来看，不难发现在华的非洲裔移民更多地体现出以经济目的为驱动力的特征，文化的融合和认同从某种意义上来说是次要目的。经济利益的追逐毫无疑问成为核心诉求。非洲裔移民对中国文化一知半解，对中国政府的涉外管理政策知之甚少，休闲娱乐活动相对匮乏，生活圈子自我封闭特征明显。跨国贸易市场里他们留下了最多的足迹，甚至于社会交往也多出于经济目的。

重经济轻文化的中国梦成为大多数非洲裔移民在穗生活的现实写照。但是这种现实状况与中国政府力图通过移民政策打造中国文化国际软实力、提高国家影响力、构建良好中国国家形象的诉求存在一定的差距。移民政策的初衷在非洲裔群体中并不能充分实现。大量非洲裔移民的涌入给广州的城市管理带来了严峻挑战是不争的事实。

过于追求单一的经济利益很容易成为社会矛盾的诱因。从前述的调查数据分析不难发现在穗非洲裔移民尽管在生活满意度的评价上持较为积极肯定的态度，但是社会安全感和社会公平感的体验却存在诸多风险性因素。一旦遇到突发事件极易衍生出过激性的群体行为，危害社会公共秩序。这主要在于他们忽略了对中国主观性的情感融入，在跨文化适应中并没有积极调适自己的移民生活，缺乏文化融入的自觉性和亲近性。调查发现绝大多数非洲裔移民虽然对中国文化怀有兴趣，他们不排斥接触中国文化、学习中国文化，但是缺少必要的途径。对中国文化的适应度较低加上没有足够的发展本国文化的土壤，非洲裔移民的社会生活呈现出文化性偏低、开放性与社交性低的特征。缺乏必要的资源平台成为他们追求文化发展的限制。政府在文化活动上的宣传动员不到位，没有对他们产生吸引力。相对隔离的生活使他们很难寻找机会融入当地社会文化。由此造成在穗非洲裔移民对内高度凝聚而对外相对疏离的生活状态，并且在事实上形成了自我封闭的亚文化圈。这些都使得他们的精神健康状况并不能处于稳定水平，极易受到负面情绪或者事件的干扰而诱发冲动行为。

（二）中国政府涉非移民管理的优化

经济的全球化发展必然带来人的全球化流动。在中国加快改革开放的发展进程中，国际移民为中国与世界的交流沟通搭建了重要的桥梁。国际移民参与中国社会的经济建设，也促进了中国经济的转型升级。关注来华的国际移民状况，不仅是对我国吸引海外人才能力的关注，也是对我国现代化、国际化进程的关注。非洲各国是中国的传统伙伴国家，中非之间贸易繁荣，人员互通频繁。大量非洲裔移民定居广州，体现了中国政府开放、友善的国际风范，但与此同时如何促进非洲裔移民的社会文化融入，提升其生活质量，促进其积极的情感体验，也是中国政府涉非管理中急需破解的难题。在管理国际移民的问题上，政府部门需要在政策措施的制定上体现差异性和针对性。

1. 保护合法居留，严打三非问题

既要积极鼓励正当合法的国际交往和移民准入，同时也应严厉打击非洲裔移民中的三非问题。非洲裔移民的非法入境、非法居留、非法就业已经成为严重危害社会公共安全的高危风险因素。在问题的源头——移民准入机制上，应该体现出适度从紧的原则，提倡筛选准入、设置签证发放的门槛。广东省的出入境管理部门应该在非洲裔移民聚居的重点区域加强必要的签证检查，以核实移民的真实身份和来华目的。涉及非法聚众滋事的非洲裔移民必须接受相关法律的制裁，以起到警示作用。

非洲裔移民对中国的涉外政策及法规缺乏深入了解，很大程度上是由于其主观上的忽视和轻视，由此往往会导致客观上的矛盾冲突频发。因此有必要采取更加灵活多样的措施，面向非洲裔移民加大涉外政策宣传的力度，提升政策宣传普及的效果。针对合法准入的非洲裔移民，相关涉外部门则应该弱化管理概念，强化服务观念，合理回应非洲裔移民的正当诉求，并且做到一视同仁，平等对待来自欧美、东南亚以及非洲地区的国际移民。同时，擅于利用社会力量和市场力量或者行会商业组织等，而不过多进行直接的行政管理。

2. 增进文化交流，鼓励多元融合

政府相关部门除了对非洲裔移民进行法律上的管理约束之外，还应该在促进非洲裔移民与本地居民的交流和文化融合上发挥建设性的作用，提升城市的国际化水平。在非洲裔移民聚居的社区，积极主动地开展形式多样的文化交流活动，鼓励非洲裔移民参与社区建设与管理，为彼此间的融合融入提供平台与机会。

由于绝大多数非洲裔移民拥有宗教信仰，可以利用本地宗教社团的影响，将传播优秀的中华传统文化与宗教活动有机结合起来。既能为非洲裔移民的精神生活提供丰富的活动内容，同时也可以促进文化的融合，进而提升他们对中国社会、中国政府的好感度。

另外在文化资源的供给和基础设施的建设方面，应当与国际化城市的地位相匹配。一方面可以扩大高品质的英文、法文书刊、电视节目的进口规模，甚至可以鼓励有资质的机构创办专门针对国际移民的外文类报纸、杂志等，为在华生活的非洲裔移民提供便利的信息服务。另一方面完善城市基础设施建设，提供涉外城市信息指引，方便移民日常出行。

3. 消除语言障碍，促进民间交往

调查样本反映出非洲裔移民的受教育水平参差不齐，既有超过半数的高学历人士，又有相当多的初中程度的低学历人士，但是普遍汉语水平较差。语言障碍已经严重影响了其与当地居民的正常民间交往。他们虽然表现出对中国文化的浓厚兴趣和与中国人交往的愿望，但是囿于汉语水平，并不能将兴趣与愿望转换成实际的社会交往活动，造成了该群体对外疏离的社交困境。因此，为非洲裔移民提供必要的语言教育服务具有现实意义。可以最大限度地利用公益机构和各大高校的志愿组织为非洲裔移民提供低价或者免费的汉语教育服务，提升其汉语水平。汉语教育既可以将中国文化渗透于教学过程，增进非洲裔移民对中国文化的了解和认知，同时也可以为非洲裔移民提供与本地居民交流沟通的机会，促进民间的社会交往。

4. 打破空间隔离，引导分散居住

虽然近年来非洲裔移民在广州的生活空间有逐步扩散的趋势，但是在中心城区还是存在着高度聚居的特征。大量非洲裔移民居住在某一特定社区，形成了事实上的居住隔离状态。这种情况并不利于非洲裔移民与本地居民的交流和融合，反而造成了彼此间的陌生和疏离，而且为群体性事件的发生以及涉外违法犯罪问题提供了空间上的便利性，不利于社会治安管理。要打破非洲裔移民主动聚居被动隔离的状态，政府相关部门可以通过政策引导和居住优惠等计划性和市场性措施达到引导其分散居住的目的。非洲裔移民更多地融入本地居民的生活空间，对于增强其对中国社会的认同感具有良好的促进作用，也有利于社会的和谐稳定。

第七章 结 语

世界卫生组织曾预言世界将进入一个"预防精神病的时代"。精神疾病是21世纪的流行病。面对汹涌而来的世界性的精神健康危机，中国的现状不容乐观。由于历史和文化因素的错杂交织，精神疾病患者在国内曾长期遭受歧视。不但患者得不到及时有效的医疗救治，而且其生存的社会空间也往往受到各种人为因素的干扰，处于高度紧张状态。盲目地讳疾忌医和社会排斥积垢已久，造成了精神健康问题的恶化。经济全球化、生活社会化、城市现代化的快速到来，更加剧了转型期中国社会精神疾病的危机状况。

心理障碍和精神疾患不仅对个体造成了肉体和精神上的损害，还严重危及家庭成员的正常生活，直接造成居民生活质量的低下，其社会破坏意义早已超越一般性疾病的危害。在城市精神疾病发生人群中，弱势群体占据了相当大的比例。自朱镕基总理在2002年全国"两会"上首次官方提出"弱势群体"的概念以来，弱势群体问题在相当长一段时间内已经成为困扰中国改革与社会发展进程的重大社会问题。随着中国社会的转型与发展，在中国的城市社会空间中，弱势群体已经从以生理性弱势人群为主逐渐扩展到政策性的弱势群体。这就使其范围不仅仅包括那些由于自身原因导致社会生存能力低弱的人群，如残疾人、孤寡老人、未成年人等，还包括大量的城市下岗失业人群、农民工等低收入群体，蜗居于城中村的低收入大学毕业生群体，甚至近些年来引起广泛关注的在穗非洲裔移民群体。

对于处于社会边缘状态的城市弱势群体来说，生活重压之下，他们在抵抗社会风险方面往往表现为沉重的经济压力和心理负荷，容易产生自卑、仇视社会等消极情绪。一旦遇到突发事件，很容易产生剧烈的心理动荡。如果精神健康问题得不到及时疏导和救助，轻则以自残、自杀的方式伤害自我；重则将危机转嫁他人，成为严重危害公共安全的恶性因素，加重了社会运行的风险和控制成本。

因此，单纯从病理层面研究精神健康已经不能适应问题发展的需要。深入了解以城市弱势群体为代表的疾病高发人群的精神健康状况，加强对弱势群体的风险评估和危机干预已成为迫切的社会性课题。这不但有助于提高精神健康知识的公众敏感度、拓展城市弱势群体的社会救助内容，还可以为今后政府的公共精神卫生决策建立有效的预警机制，化风险于萌芽，维护社会的和谐稳定。

在研究路径上，本书选择了四个具有典型代表意义的弱势群体类型开展研究。虽然在生存、生计、机会和权利等方面，他们具有某些相似的弱势境遇，但是毕竟由于形成窘迫生活状态的原因不同、各自的典型社会特征不同，使得即使同在城市社会生活之中，不同弱势群体之间还是存在较大的社会差异。因此如果"一刀切"采用格式内容完全统一的社会调研方式，无法有针对性地反映出不同弱势群体最为敏感的问题和核心诉求，会使调查流于表面形式。基于上述考虑，在研究过程中，本书采用了更加灵活有效的调研方法，根据四个弱势群体的实际情况，设计各有侧重点的结构式调查问卷和更具针对性的抽样方案，以使每一项调查能够更加切实地反映该群体的生活状态、精神健康状况和迫切需要解决的核心问题。

一、研究回顾

（一）青少年群体：精神健康与学校教育

近些年来，在青少年中除了个体或群体自杀行为屡见不鲜外，由于精神障碍导致的伤害、虐待甚至谋杀等犯罪行为也给本应平静的校园生活带来了冲击。特别是在互联网出现之后，对于青少年精神健康问题的探讨变得更加复杂。一方面，网络是青少年排解心理压力的渠道；另一方面，网络也带来了更多的安全危机。

调查反映出虽然青少年整体的精神健康状况良好，但是某些消极的心理问题，例如自卑、抑郁还是广泛出现。有4.4%的受访青少年出现了比较严重的自杀倾向，应予以高度的重视。青少年群体对精神健康知识的了解程度不甚理想。在对压力的排解方式上，专业、权威受到了排斥，更多青少年选择的是自我调整或与同辈人交流。

目前学校开展精神健康教育的情况并不能令人满意。在一线发达城市，情况尚且如此，其他城市和农村地区想必更不容乐观。青少年在踏入社会之前的时间均在学校度过，学校对青少年的精神健康教育有着举足轻重的作用。但现实情况却是学校在精神健康教育方面有所缺失，学生对学校的精神健康教育评价不高，教育效果不尽如人意。

（二）新生代农民工：社会支持与精神健康

富士康公司的连环自杀事件使人们对新生代农民工的精神健康状况产生了强烈的关注与忧虑。新生代农民工在文化程度、生活方式、打工目的、成长环境等方面都与第一代农民工显著不同。他们渴望融入城市，但即使为城市发展做出了巨大贡献，也无法获得成为城市社会成员的资格。并且由于劳动时间长、工作条件差、工资低等诸多实际困难，心理困扰也随之而来。农民工的融入关系到社会的稳定，如果长期游离于城市和农村之间，很容易诱发恶性群体性事件，对社会治安造成负面影响。

不同社会支持方式对新生代农民工的精神健康状况影响程度不一。因此，根据新生代农民工发展中遇到的问题以及他们对社会支持的不同需求，政府、媒体、社会各界都应当尽可能多地提供不同的社会支持形式，帮助新生代农民工化解心理健康问题，提高他们的精神健康水平。

（三）蚁族群体：精神健康与返乡意愿

大学毕业生低收入聚居群体，即"蚁族群体"，已经被称为继三大弱势群体（农民、农民工、下岗职工）之后的第四大弱势群体。他们接受过良好的教育，渴望留守大城市获得更广阔的发展空间，但城市的激烈竞争并不是所有人都能够适应的。如果精神长期处于高度紧张状态，很容易产生各种消极思想，严重者生活质量必然深受影响。尤其对于蜗居于"城中村"的低收入群体来说，恶劣的生存环境使得他们处于一种尴尬的境地。在留城与返乡的抉择中，精神健康状况是值得关注的影响因素。

虽然受访的蚁族青年在城市的居住条件、收入水平等客观条件相对比较恶劣，但除了对居住条件满意度较低外，对工作状况、生活状况的满意度相对较高，整体的精神健康状况并没有想象中那么严峻。即使客观条件再恶劣，蚁族群体也并不会对在大城市的工作和生活有太多的不满。城市的客观条件和对客观条件的满意度都不是影响其返乡意愿的因素。影响返乡意愿的因素主要是对家乡的客观条件的满意度以及对家乡的主观依恋情感。

（四）在穗非洲裔移民：跨文化适应与精神健康

广州作为中国主要的对外开放城市之一，生活居住着来自五湖四海的外籍人士。但在其中，非洲裔移民最受人关注，也最易引发争议。在穗非洲裔移民尽管在生活满意度的评价上持较为积极肯定的态度，但是社会安全感和社会公平感的体验存在诸多风险性因素。一旦遇到突发事件极易衍生出过激性的群体行为，危害社会公共秩序。非洲裔移民的社会生活呈现出文化性偏低、开放性与社交性低的特征。相对隔离的生活使他们很难寻找机会融入当地社会文化，由此造成在穗非洲裔移民对内高度凝聚而对外相对疏离的生活状态，并且在事实上形成了自我封闭的亚文化圈层。这些都使得他们的精神健康状况并不能处于稳定水平，容易受到负面情绪或者事件的干扰而诱发冲动行为。黑人群体性事件的频发是在穗非洲裔移民跨文化适应过程中精神健康状态的反映，不仅考验着广州市政府的管理和协调能力，还体现了在全球化背景下，整个社会的包容度和适应力。

二、研究价值与未来展望

相对于生命科学和医学的早期介入，现阶段精神健康问题及其影响因素的研究在中国社会学界一直未受到足够的重视。虽然学界对于弱势群体的关注程度一直有增无减，但往往从社会救济、教育机会平等、政策支持等方面开展研究，寄希望于从物质层面改善其生活质量，而对其精神健康问题却没有投入足够的研究精力。总体而言，无论是研究的广度、命题的深度、研究手段与方法都不甚成熟。由于研究对象的单一化，既有研究并没有从更完整的图景中对不同的城市弱势群体进行宏观审视，缺乏深入而全面的创新性分析，在理论建构方面乏见独到精辟的见解。

本研究改变了单纯医学研究框架下过于抽象、专业化的精神健康调查，从社会学、心理学、病理学等多视角出发，掌握了较为全面的第一手资料。以典型群体为代表，将差异化人群纳入研究范畴，可以最大限度地反映城市弱势群体的生存全貌和总体精神健康状况。基于实证调查建构起的精神健康风险数据库，可以为政府、社区和家庭的行为干预提供真实有效的信息支持，有利于危机的及时化解。

由于涉及多类调研主体，我们分别开展了四次问卷调查，实证调研过程持续时间较长，投入了大量的人力、物力，导致后期研究精力受限，未能对数据信息进行更加充分的挖掘，以实现数据信息利用效率最大化，实属遗憾。弱势群体是一个外延不断扩大的概念，随着转型期中国社会发展进程中各种社会矛盾的暴露，新兴的弱势群体类型在不断出现。未来可以在该领域开展对更多的细分人群的调查，以呼应现实社会问题，提升研究的社会价值。谨以此书抛砖引玉。

附录 调查问卷

问卷编号：_____ 填写时间：_____ 地点：_____ 调查员姓名：_____

广州市青少年精神健康状况及
精神健康教育效果调查

亲爱的同学：

　　您好，我们是暨南大学新闻与传播学院的研究员，现正对广州市青少年精神健康教育的效果进行调查。这个问卷仅用于学术调研，请把您的真实情况和想法提供给我们，问卷采用不记名形式，我们将对您的个人信息严格保密。您的宝贵意见将对此次调查有莫大帮助，非常感谢您在百忙之中参与此次调查！

暨南大学新闻与传播学院课题组

一、学校精神健康教育的开展状况

Q1－1　您的学校有心理教育课程、咨询或活动吗？

　　　　①有　　　　　　　　　　②没有（如选择此项，则直接跳至 Q5－1）

Q1－2　你们每周有几节精神健康教育课？

　　　　①没有（如选择此项，则直接跳至 Q3－1）　②1 至 2 节

　　　　②2 节以上　　　　　　　　　　　　　　　④不清楚

二、您对学校精神健康教育的评价

Q2－1　您认为精神健康教育课老师的课堂内容有用吗？

　　　　①完全没用　②不太有用　③一般　④比较有用　⑤非常有用

Q2－2　您学校的精神健康教育课的上课方式是？（可多选）

　　　　①老师授课为主　　　　　②课堂讨论　　　　　③课堂活动

　　　　④课外活动　　　　　　　⑤其他_____

Q2－3　您喜欢的精神健康教育课的教学方式是？（可多选）

　　　　①老师授课为主　　　　　②课堂讨论　　　　　③课堂活动

　　　　④课外活动　　　　　　　⑤其他_____

Q2－4　您认为学校对精神健康教育课的重视程度如何？

　　　　①完全不重视　②不够重视　③一般　④比较重视　⑤非常重视

三、学校精神健康教育的宣传情况

Q3 – 1　您学校有下列哪些有关精神健康的宣传或活动？（可多选）

　　①专门网站　　　②校园广播、电台　　　③校园报纸、杂志、传单

　　④团体活动　　　⑤心理沙龙或讲座　　　⑥开设心理课程　⑦其他

Q3 – 2　您学校一般多久举办一次精神健康活动？

　　①没有举办过　　②每学期 1 至 2 次　　③每学期两次以上

　　④不清楚

Q3 – 3　您一般是从哪里了解到精神健康的知识？（最多可以选择三个答案）

　　①课堂内容　②书本知识　　③电视、报纸、杂志　　④网络

　　⑤与人交谈　⑥其他_____

四、您对学校心理咨询的评价

Q4 – 1　您是否参加过学校的心理咨询活动？

　　①有　　②没有（如选择此项，则直接跳至 Q5 – 1）

Q4 – 2　请问您是在下列哪一种情况时选择去心理咨询室的？

　　①出现问题后，第一时间寻求心理咨询

　　②经过短暂尝试不能解决问题时，会寻求心理咨询

　　③长时间仍不能解决问题，会寻求心理咨询

　　④在别人的鼓动下寻求心理咨询

Q4 – 3　您认为学校的心理咨询室环境如何？

　　①感觉不好　　　②环境一般　　　③非常舒适、温馨

Q4 – 4　您认为心理咨询师值得信任吗？

　　①完全不能信任　②不太值得信任　　③一般

　　④比较值得信任　⑤非常值得信任

Q4 – 5　您认为到心理咨询室寻求老师帮助能否解决自身问题？

　　①完全没用，完全不能解决心理问题　②没什么用，基本不能解决心理问题　③说不清楚　④比较有用，能排解部分心理问题　⑤非常有用，能排解所有心理问题

五、您对精神健康的看法

Q5 – 1　您认为自己对精神健康知识的了解程度是

　　①完全不了解　②不太了解　③一般　④比较了解　⑤非常了解

Q5 – 2　如果您去接受精神健康咨询，您会在意周围同学对您的看法吗？

　　①看情况，说不清楚　②不在意　③在意

Q5 – 3　如果您知道身边有同学进行心理咨询，您会怎么看？

①他＼她肯定有严重的心理问题，要离他＼她远一点

②他＼她需要我们更多的帮助，要多关心他＼她

③觉得他＼她应该有点问题，但是不会明说

④这没什么大不了的，跟原来一样

六、您对自身精神健康的评价

Q6-1　您会感到压抑或烦躁吗？

　　　①基本没有　　②较少　　③一般　　④较多　　⑤经常

Q6-2　您会感觉到自卑吗？

　　　①基本没有　　②较少　　③一般　　④较多　　⑤经常

Q6-3　您与身边同学们的关系怎样？

　　　①非常不融洽　　②较不融洽　　③一般　　④比较融洽　　⑤非常融洽

Q6-4　您与家人的关系如何？

　　　①非常不融洽　　②较不融洽　　③一般　　④比较融洽　　⑤非常融洽

Q6-5　您对您目前的生活满意吗？

　　　①非常不满意　　②不太满意　　③一般　　④比较满意　　⑤非常满意

Q6-6　您目前最大的压力来源是什么？（最多可以选择三个答案）

　　　①学习　　　　　　②与家人的关系　　③与同学的关系

　　　④与老师的关系　　⑤感情问题　　　　⑥其他_____

Q6-7　您曾经有过自杀的念头吗？

　　　①基本没有　　②较少　　③一般　　④较多　　⑤经常

Q6-8　当您觉得出现心理压力时，会选择何种排解方式？

　　　①独立应对　　　②进行心理咨询辅导　　③向老师或长辈寻求帮助

　　　④向同学、朋友倾诉　　　　　　　　　⑤看电影、听音乐等室内活动

　　　⑥逛街、旅游等户外活动　　　　　　　⑦在网络上寻求倾诉与排解

　　　⑧其他_____

七、您对网络的态度

Q7-1　当您出现心理压力时，您会选择上网来排解吗？

　　　①会　　　　　　②不会

Q7-2　您上网的一般活动是什么？（最多可以选择三个答案）

　　　①玩游戏　　　　②与人聊天　　③看电影、电视剧等

　　　④看人人、校内、微博等　　⑤随便看看　　　⑥其他_____

Q7-3　您与网友的聊天情况是？

　　　①基本没有　　②较少　　③一般　　④较多　　⑤经常

Q7 - 4　您曾与网友见面或参加网友组织的活动吗?

　　　　①基本没有　　②较少　　③一般　　④较多　　⑤经常

Q7 - 5　您觉得在网上认识的人值得信任吗?

　　　　①完全不能信任　　②较不值得信任　　③一般　　④比较值得信任

　　　　⑤非常值得信任

Q7 - 6　当您出现心理压力时,您是否觉得与网友聊天更好?

　　　　①是　　　②否　　　③看情况

八、个人信息

Q8 - 1　您的性别:①男　　　　　　　②女

Q8 - 2　请填写您的年龄＿＿＿＿＿＿＿＿＿＿＿＿＿

Q8 - 3　您的年级

　　　　①初一　　②初二　　③初三　　④高一　　⑤高二

　　　　⑥高三　　⑦大一　　⑧大二　　⑨大三　　⑩大四

Q8 - 4　您的家庭成员情况:

　　　　①双亲,非独生子女　　②双亲,独生子女　　③单亲,非独生子女

　　　　④单亲,独生子女　　⑤无家庭成员

问卷编号：_____ 填写时间：_____ 地点：_____ 调查员姓名：_____

新生代农民工精神健康调查问卷

亲爱的朋友：

　　您好，我们是暨南大学新闻与传播学院的研究人员，想通过此问卷了解80后、90后进城务工人员这一群体，请您根据实际情况完成我们的问卷。本次调查采用不记名的方式进行，不会对您的隐私以及其他方面产生任何负面影响，请放心作答。多谢您的合作，我们将万分感激。衷心祝福您生活愉快，万事如意！

暨南大学新闻与传播学院课题组

一、政策制度

Q1-1　您是否知道广东省最新出台的"农民工积分制入户城镇"政策？
　　　①是　　②否

Q1-2　农民工积分制入户城镇：原则上积满60分便可申请。例如：一个具有高中学历（20分）的农民工，具有中级工资格（30分），缴纳了两年的五个险种的社保（2×5＝10分），原则上就已基本具备了入户资格。您觉得这个要求
　　　①太高　　②较高　　③一般　　④较合理　　⑤非常合理

Q1-3　假如您是进城务工人员，您会
　　　①如果目前已达到积分标准，一定争取入户
　　　②如果目前已达到积分标准，考虑入户
　　　③如果目前还没达到积分标准，会努力提高积分争取入户
　　　④如果目前还没达到积分标准，放弃算了
　　　⑤不确定是否达到标准分

Q1-4　您对近年来出台的有关农民工政策制度
　　　①非常满意　　②较满意　　③一般　　④不满意　　⑤非常不满意
　　　⑥不知道

Q1-5　当发现自己的合法权益受到侵害时，首先会选择哪种途径进行维护？
　　　①法律手段　　②找单位负责人私下和解　　③暴力维权　　④其他

Q1－6　您认为目前的工会组织对于维护农民工权益所起的作用大吗？

①非常大　②较大　③一般　④几乎不起作用　⑤没听说过有工会这个组织

二、媒体接触

Q2－1　您接触媒体（报纸、广播、电视、网络等）的频率

①从来没接触　②一周1至2次　③一周3至5次　④一周5次以上

Q2－2　您平时接触最多的大众媒体是（单选）

①报纸　②电视　③广播　④网络　⑤其他_____

Q2－3　您会特别关注媒体对外来务工人员的报道吗？

①会　②不会

Q2－4　您认为目前大众媒体较多报道外来务工人员哪些方面内容？（可多选）

①工资拖欠　②子女教育问题　③国家相关政策出台

④犯罪问题　⑤住房问题　⑥就业情况　⑦其他

Q2－5　您认为大众媒体的这些报道是否客观？

①十分客观　②比较客观　③不知道　④不太客观　⑤完全不客观

Q2－6　您希望媒体多报道外来务工人员哪些方面的内容？（可多选）

①工资拖欠　②子女教育问题　③国家相关政策出台　④犯罪问题　⑤住房问题　⑥就业情况　⑦其他_____

三、人际关系

Q3－1　您目前的朋友数量？

①非常多　②比较多　③一般　④比较少　⑤几乎没有

Q3－2　您目前的城市市民朋友数量？

①非常多　②比较多　③一般　④比较少　⑤几乎没有

Q3－3　您接触城市市民的感觉如何？

①非常友好　②比较友好　③不好也不坏　④歧视　⑤敌视并戒备

Q3－4　您与朋友的沟通如何？

①每天与朋友聊天　②经常与朋友聊天　③偶尔与朋友聊天　④几乎不与朋友聊天

Q3－5　您与家人相处如何？

①非常融洽　②比较融洽　③一般　④比较少交流　⑤几乎不交流

Q3－6　您与同事相处如何？

　　①非常融洽　②比较融洽　③一般　④比较少交流　⑤几乎不交流

Q3－7　您对现在的生活满意吗？

　　①非常满意　②比较满意　③一般　④比较糟糕　⑤很糟糕

四、基本信息

Q4－1　您的性别　①男　②女

Q4－2　您的出生年份，请填写＿＿＿＿＿＿＿＿

Q4－3　您是否是独生子女？①是　②否

Q4－4　您的受教育程度？

　　①小学及以下　②初中　③高中　④中专　⑤大专及以上

Q4－5　您现在从事哪一行业的工作？

　　①服务业（家政、餐饮、售货等）　②加工制造业　③建筑业　④个体工商（自己开店、摆摊等）　⑤其他＿＿＿＿＿＿＿

Q4－6　您一个月的收入是多少？（单位：元）

　　① 800 及以下　② 801～1 500　③ 1 501～2 000　④ 2 001～2 700
　　⑤ 2 701～3 500　⑥ 3 501 及以上

Q4－7　您是否已结婚？①是　②否

说明：下面两个表格，您只需要根据自己的实际情况，在相应的数字上打"√"即可。

自我价值测评

内容	非常符合	比较符合	不确定	比较不符合	根本不符合
（1）我是个有价值的人	5	4	3	2	1
（2）我的工作很有意义	5	4	3	2	1
（3）我在工作中做出过不少成绩	5	4	3	2	1
（4）我为自己的存在感到骄傲	5	4	3	2	1
（5）我对于家人和朋友来说很重要	5	4	3	2	1
（6）通过努力，我能取得成功	5	4	3	2	1

性格方面综合测评表

内容	非常符合	比较符合	不确定	比较不符合	根本不符合
（1）我一般情况下都是很自信的	5	4	3	2	1
（2）在遭遇挫折时我很坚强	5	4	3	2	1
（3）我很有上进心	5	4	3	2	1
（4）我对自己未来的目标很明确	5	4	3	2	1
（5）我评价人和事很少受外人干扰	5	4	3	2	1
（6）我能很好地接受新事物的挑战	5	4	3	2	1

问卷编号：_____ 填写时间：_____ 地点：_____ 调查员姓名：_____

毕业大学生精神健康及返乡意愿调查问卷

尊敬的女士/先生：

您好！首先请原谅我们打扰了您的工作和休息！

我们在做一个关于毕业大学生生活满意度的调查，非常希望得到您的支持与帮助。本次调查采取匿名的方式，您只需要花几分钟，根据自己的情况，在合适的选项上打"√"或者在_____中填上适当的内容即可。若无提示，均为单选。感谢您的支持，谢谢！

暨南大学新闻与传播学院课题组

一、总体状况

Q1 您对目前的总体生活状况满意吗？

①非常满意　②比较满意　③没感觉　④不太满意　⑤非常不满意

Q2 您对目前的住房情况满意吗？（包括周边环境、交通、治安等）

①非常满意　②比较满意　③没感觉　④不太满意　⑤非常不满意

Q3 您对您目前的工作状况满意吗？

①非常满意　②比较满意　③没感觉　④不太满意　⑤非常不满意

Q4 您对您与本地人的交往状况满意吗？

①非常满意　②比较满意　③没感觉　④不太满意　⑤非常不满意

Q5 您认为您现在的身份是：

①本地人　②正在成为本地人　③正在融入本地的外地人　④外地人
⑤说不清

Q6 您愿意继续留在广州生活吗？

①非常愿意　②比较愿意　③无所谓　④不太愿意　⑤非常不愿意

Q7 未来您打算在哪里定居呢？

①广州　②其他大城市　③其他二三线城市　④家乡　⑤说不清楚

Q8 您选择在所倾向的地方定居的最主要原因是：（多选，限选 3 项）

①经济发展状况好　②就业机会多　③生活环境好　④与个人生活习惯一致　⑤生存压力相对小　⑥更具个人优势　⑦个人发展前景好　⑧传统观念，家乡情结　⑨社会资源相对多　⑩身心愉悦　⑪房价比较合理　⑫已在定居地组建家庭　⑬其他_____

Q9 目前，广州正在或者将要进行城中村的改造，您是否会愿意继续留在广州？

①非常愿意 ②比较愿意 ③无所谓 ④不太愿意 ⑤不愿意

Q10 您对家乡总体情况的满意度是：

①非常满意 ②比较满意 ③没感觉 ④不太满意 ⑤非常不满意

Q11 您对家乡经济发展状况的关心程度是：

①非常关心 ②比较关心 ③无所谓 ④不太关心 ⑤不关心

Q12 您对家乡城市建设状况的关心程度是：

①非常关心 ②比较关心 ③无所谓 ④不太关心 ⑤不关心

Q13 您与在家乡的人交往情况如何？

①非常频繁 ②比较频繁 ③一般 ④不太频繁 ⑤非常不频繁

Q14 您觉得您对家乡的情感是：

①非常依恋 ②比较依恋 ③没感觉 ④不太依恋 ⑤不依恋

Q15 您对您家乡的经济状况满意吗？

①非常满意 ②比较满意 ③没感觉 ④不太满意 ⑤非常不满意

Q16 您对您家乡的发展前景是如何看待的？

①非常有信心 ②比较有信心 ③没感觉 ④不太有信心 ⑤非常没信心

Q17 您对您家乡的就业环境满意吗？

①非常满意 ②比较满意 ③没感觉 ④不太满意 ⑤非常不满意

Q18 您对您家乡的政策环境满意吗？

①非常满意 ②比较满意 ③没感觉 ④不太满意 ⑤非常不满意

Q19 如果相关的优惠政策或措施真正付诸实践，您是否会考虑回家乡？

①会考虑 ②不一定 ③不考虑

Q20 您以后打算回家乡发展吗？（选择③请回答下一题，否则跳到 Q22）

①打算 ②说不清 ③不打算

Q21 您不打算回家乡发展的原因是：

①与家乡观念不合 ②家人要求在外发展 ③政策环境不好 ④赚钱少，机会少 ⑤经济发展状况不好 ⑥荣誉感比较低 ⑦其他_____

二、个人信息

Q22 您的性别是：①男 ②女

Q23 您的年龄是：_____岁

Q24 您来自：①农村 ②县城 ③城市

Q25　您是否为独生子女？①是　②否

Q26　您的学历是：

①大学专科　②大学本科　③硕士　④博士

Q27　您所毕业的学校属于：

①教育部重点高校（"211"或"985"）　②教育部普通高校　③省属地方院校　④民办学校　⑤专科学校　⑥其他_____

Q28　您是否在广州读的大学？①是　②否

Q29　至今，您已毕业：_____年

Q30　毕业后，您在广州已居住生活了：_____年

Q31　您目前住的地方是：

①租房　②亲戚朋友家　③单位或雇主提供的宿舍　④家里/自己的房子　⑤其他_____

Q32　您目前跟几个人合租：

①0个　②1个　③2个　④2个以上

Q33　您所住的房子人均面积大概是：（请注意：此处为人均面积）

①20平方米以下　②20平方米到30平方米　③31平方米到40平方米　④40平方米以上

Q34　您现在的平均月收入是：

①2 000元及以下　②2 001~3 000元　③3 001~4 000元　④4 001~5 000元　⑤5 001元及以上

问卷编号：＿＿＿＿＿　填写时间：＿＿＿＿＿　地点：＿＿＿＿＿　调查员姓名：＿＿＿＿＿

在穗非洲人生活状态及文化认同调查问卷

尊敬的女士/先生：

　　您好！

　　我们是来自暨南大学新闻与传播学院的调查员，正在进行一项关于在穗非洲人的调查研究，所有的数据资料仅供学术研究之用。非常希望您能抽出宝贵的时间填写问卷！问卷全部为匿名填写，不会对您的个人隐私有任何泄露。您的每一项如实填答都将对我们的研究产生重要的意义，非常感谢您的大力支持。

　　谨祝您在广州生活愉快、工作顺利、万事如意！

暨南大学新闻与传播学院课题组

一、社会交往和文化认同状况

Q1　您认为多数广州人对非洲人

　　①非常不友好　②比较不友好　③一般　④比较友好　⑤非常友好

Q2　您是否愿意和本地人或者来自其他省份的中国人交往

　　①完全不愿意　②不太愿意　③一般　④比较愿意　⑤非常愿意

Q3　与您交往的朋友

　　①几乎都是非洲人　②大部分是非洲人，也有一部分中国人　③非洲人和中国人各占一半　④大部分是中国人，也有一部分非洲人　⑤几乎全是中国人

Q4　您为什么选择和他们交往（该题为多选题，最多选三项）

　　①工作学习需要　②兴趣爱好类似　③宗教信仰相同　④老乡
　　⑤试图融入主流社会　⑥学习中国的文化习俗和语言　⑦其他＿＿＿＿＿

Q5　请根据您的实际状况在相应的选项下打"√"。

态度	非常不赞成	比较不赞成	一般	比较赞成	非常赞成
（1）我对我的住房条件非常满意					
（2）我对我的工作非常满意					
（3）我生活的地方卫生条件非常好					
（4）广州让我感觉到非常安全					
（5）我很喜欢广州的生活环境					
（6）我对我的生活总体非常满意					

Q6　在平时假日或周末里，您会有哪些消遣活动？（该题为多选题，最多选三项）

①去教会　②与朋友聚餐或聚会　③看电影/电视　④上网　⑤踢足球/玩榄球

⑥看杂志和书籍　⑦在店铺工作　⑧睡觉/休息　⑨旅行　⑩其他_____

Q7　您是否会参加广州本地的一些文化娱乐活动？

①几乎不参加　②很少参加　③一般　④较多参加　⑤总是参加

Q8　请根据您的实际状况在相应的选项下打"√"。

	非常不同意	不同意	一般	同意	非常同意
（1）入乡随俗，有助发展和文化融合					
（2）非洲食品在广州越来越盛行					
（3）我的另一半爱侣会是中国人					
（4）在广州，我有自己的团体和首领					
（5）我对中国文化有浓厚的兴趣					

Q9　您在广州生活是否曾遭受过不公正待遇？

①总是遇到　②较多遇到　③有时遇到　④极少遇到　⑤从未遇到（选择该项的请直接跳到第 11 题）

Q10　当您遭受到不公正待遇时，您会（该题为多选题，最多选三项）

①直接与对方理论　②找当地朋友帮忙　③找我的团体或者领袖帮忙　④向其领导或负责人反映　⑤向政府或有关机构反映　⑥找家人帮忙　⑦忍忍就算了，多一事不如少一事　⑧其他_____

Q11　您的汉语程度如何？

①非常差，我几乎无法用中文和中国人交流

②较差，和中国人交流对我来说很难

③一般，和中国人交流会出现比较多的问题

④良好，我和中国人交流基本没问题

⑤优秀，我可以很流利地和中国人交流

Q12　您觉得自己对中国的了解程度

①我几乎不了解中国　②我只可以说出一两个中国的风俗习惯或文化传统　③我知道的中国的风俗习惯或文化传统比较少　④我知道一些中国的风俗习惯或文化传统　⑤我非常了解中国的风俗习惯或文化传统

Q13　自居于广州后，您对庆祝非洲传统节日持何种态度？

①从未/很少庆祝　②偶尔庆祝　③总是/经常庆祝

Q14　自居于广州后，您对庆祝中国传统节日持何种态度？

①不庆祝中国传统节日　②庆祝中国传统节日

Q15　您认为融入本地主流社会的困难是？（该题为多选题，最多选三项）

①互不了解　②身份认同　③语言不通　④风俗习惯、文化价值观等差异大　⑤其他_____　⑥基本没困难

二、政策与社会认知度分析

Q16　您是否了解广州政府对外籍人士的管理政策规定？

①非常不了解　②比较不了解　③一般　④比较了解　⑤很了解

Q17　您是否会对政策规定保持持续的关注度？

①时刻关注　②经常关注　③一般　④很少关注　⑤从不关注

Q18　您主要通过什么渠道获得相关的政策规定信息？

①主动翻看政府公告　②社区宣传　③新闻报道　④朋友告知　⑤其他_____

Q19　您对以下说法是否同意？请在以下相应选项下打"√"。

	非常 不同意	比较 不同意	一般	比较 同意	非常 同意
（1）我履行了广州政府规定的义务和责任，遵纪守法					
（2）广州政府为我的生活提供了非常完善的保障和帮助					
（3）广州政府的政策具有很强的实际效用，充分发挥了作用，不是空谈					

Q20　您认为广州市政府的政策规定中最需要改进的是？
①社会保障类　②义务规定　③人口流动管理　④没有什么需要改进的，总体比较满意　⑤不清楚（选择该项请直接跳到第23题）

Q21　针对这种不足，您会向政府进行反映和政策建议吗？
①会　②不会（选择该项，请直接回答第23题）

Q22　您会通过什么渠道进行建议？
①电话或网络留言　②信访　③单独行动，登门建议
④集体抗议、游行等示威方式　⑤其他_____

三、基本资料

Q23　您的性别是？
①男　②女

Q24　请问您出生于_____

Q25　您是来自非洲的哪个地区？
①非洲北部　②非洲西部　③非洲东部　④非洲中部　⑤非洲南部

Q26　请问您的教育程度是？
①小学或者以下　②初中　③高中（中专、技校）　④本科（大专）
⑤硕士　⑥博士

Q27　您是否有宗教信仰？
①是　②否（选择该项请直接跳到第29题）

Q28　您信仰什么宗教？
①基督教　②伊斯兰教　③天主教　④其他_____

Q29　您长期定居广州主要是出于什么原因？（该题为多选题，最多选三项）

　　①采购商品　②经营店铺　③旅游　④求学　⑤务工

　　⑥从事宗教类事务　⑦和家人团聚　⑧其他_____

Q30　您现在从事的职业是？

　　①学生　②个体户/自由职业者　③无业/待业（包括家庭主妇）

　　④媒体/广告/公关/出版　⑤专业技术人员　⑥政府职员　⑦贸易/营运

　　⑧商业/服务业　⑨制造业　⑩计算机/互联网/通信/电子企业　⑪其他_____

Q31　您的月收入（人民币）大概在哪个范围之内？

　　①2 000 元及以下　②2 001～4 000 元　③4 001～6 000 元

　　④6 001～8 000 元　⑤8 001 元及以上

参考文献

1. 埃弗雷特·李等. (1987). 人口迁移理论. 南方人口, (02): 34–38.

2. 霭理士著, 潘光旦译. (2003). 性心理学. 北京: 商务印书馆.

3. 西格蒙德·弗洛伊德著, 高觉敷译. (1984). 精神分析引论. 北京: 商务印书馆.

4. 白彩全, 程丽嫣. (2012). "蚁族"社会心理困境及出路的研究——以北京、上海、杭州、济南、兰州五地为例. 科协论坛 (下半月), (04): 184–188.

5. 包丽颖, 陈柳钦. (2011). 新生代农民工就业困境再探讨. 中国青年研究, (04): 75–77.

6. 边燕杰, 丘海雄. (2000). 企业的社会资本及其功效. 中国社会科学, (02): 87–99, 207.

7. 边燕杰, 张文宏. (2001). 经济体制、社会网络与职业流动. 中国社会科学, (02): 77–89, 206.

8. 蔡昉. (2000). 中国流动人口问题. 郑州: 河南人民出版社.

9. 蔡昉. (2001). 劳动力迁移的两个过程及其制度障碍. 社会学研究, (04): 44–51.

10. 蔡昉, 都阳. (2002). 迁移的双重动因及其政策含义——检验相对贫困假说. 中国人口科学, (04): 3–9.

11. 蔡璐. (2006). 从自我同一性视角探讨青少年的心理健康发展. 社会工作, (10): 46–48.

12. 曹克舜等. (2011). "蚁族"生存状况调查. 时代青年 (悦读), (10): 4–6.

13. 曹锐. (2010). 新生代农民工婚恋模式初探. 南方人口, (05): 23, 53–59.

14. 曹艳. (2014). 复原力视角下的新生代农民工心理健康探究. 赤峰

学院学报（汉文哲学社会科学版），（11）：127 - 128.

15. 巢欣．（2005）．青少年心理健康问题及其对策．岳阳职业技术学院学报，（02）：122 - 123.

16. 陈成文．（1999）．社会弱者论．北京：时事出版社．

17. 陈慧．（2003）．留学生中国社会文化适应性的社会心理研究．北京师范大学学报（社会科学版），（06）：135 - 142.

18. 陈吉元等．（1996）．中国农业劳动力转移．北京：人民出版社．

19. 陈家麟．（2002）．学校心理健康教育．北京：教育科学出版社．

20. 陈建胜．（2007）．新闻传媒：弱势群体的利益表达渠道．新闻大学，（03）：28 - 31.

21. 陈朋月等．（2001）．对81例民工心理健康状况调查分析．中原精神医学学刊，（01）：19 - 20.

22. 陈世放．（2003）．对社会转型期中国贫困农民处境之思考．华南师范大学学报（社会科学版），（05）：13 - 18，149.

23. 陈卫东，陈云凡．（2008）．我国8省市青少年违法犯罪状况调查报告．中国青年研究，（12）：59 - 68.

24. 陈文哲．（2008）．流动人口的定居意愿及其影响因素研究——基于福建省的调查．福建师范大学硕士学位论文．

25. 陈文哲，朱宇．（2008）．流动人口定居意愿的动态变化和内部差异——基于福建省4城市的调查．南方人口，（02）：57 - 64.

26. 陈艳玲等．（2015）．新生代农民工自我概念与心理健康的相关性．蚌埠医学院学报，40（01）：102 - 104.

27. 陈宇鹏．（2012）．社会资本与城市外国人社区的形成——以义乌市××国际社区与广州黑人聚集社区的比较分析．前沿，（04）：114 - 115.

28. 崔凤，张海东．（2003）．社会分化过程中的弱势群体及其政策选择．吉林大学社会科学学报，（03）：65 - 71.

29. 崔澜骞，姚本先．（2012）．新生代农民工社会支持与生活满意度研究．湖南农业大学学报（社会科学版），13（04）：41 - 44.

30. 戴维·赫尔德等著，杨雪冬等译．（2001）．全球大变革：全球化时代的政治、经济与文化．北京：社会科学文献出版社．

31. 党芳莉．（2016）．全球化时代中国地方媒体对在华非洲人的媒体报道研究——以广州报刊为例．西安文理学院学报（社会科学版），（01）：78 - 83.

32. 邓敏婕．（2012）．教育回报率估算方法及近期国内主要研究结果．

经济视角（中旬），（02）：124 - 126.

33. 丁腾慧，肖汉仕．（2010）．人际关系对精神健康的影响研究——基于湘、桂、沪、鲁、甘五省居民的实证调查．学理论，（31）：119 - 120.

34. 堵琴囡．（2012）．新生代农民工精神文化生活的现状研究——基于与老一代农民工、城市青年的比较．山东农业大学学报（社会科学版），（03）：30 - 36，119 - 120.

35. 杜枫，李志刚．（2009）．中国城市的非洲族裔区经济：以广园西路为例．中国地理学会百年庆典学术论文摘要集．

36. 塔尔德著，何道宽译．（2008）．模仿律．北京：中国人民大学出版社．

37. 樊富珉等．（2001）．京港青少年心理健康比较研究．青年研究，（09）：36 - 42.

38. 范怡悦等．（2014）．青少年性知识及性心理健康影响因素分析．当代青年研究，（03）：106 - 111.

39. 范中杰．（2008）．家庭教育方法对青少年社会化的影响．湖北社会科学，（01）：73 - 75，80.

40. 冯丹等．（2010）．“蚁族”青年网络行为的特点及成因．中国青年研究，（02）：25 - 29，97.

41. 付文林．（2007）．人口流动的结构性障碍：基于公共支出竞争的经验分析．世界经济，（12）：32 - 40.

42. 傅义强．（2007）．当代西方国际移民理论述略．世界民族，（03）：45 - 55.

43. 高景柱．（2007）．转型时期中国女工的身份认同问题——读潘毅《中国女工》．经济管理文摘，（09）：38 - 40.

44. 高燕秋，Tamava Jacka．（2012）．西部农村地区家庭暴力发生情况及对妇女精神健康的影响．北京大学学报（医学版），（03）：379 - 386.

45. 高永良，徐锋．（2011）．“蚁族”聚居群落生态环境研究．当代青年研究，（06）：30 - 33.

46. 高永良等．（2011）．“蚁族”特性聚居群落问题探析．现代商业，（17）：274 - 275.

47. 辜胜阻，简新华．（1994）．当代中国人口流动与城镇化．武汉：武汉大学出版社．

48. 顾朝林等．（1999）．中国大中城市流动人口迁移规律研究．地理学报，（03）：14－22.

49. 郭双，宁嘉鹏．（2015）．辽宁省毕业大学生"蚁族"群体生活质量调查分析．中国健康心理学杂志，23（04）：617－620.

50. 郭星华，才凤伟．（2012）．新生代农民工的社会交往与精神健康——基于北京和珠三角地区调查数据的实证分析．甘肃社会科学，（04）：30－34.

51. 国务院研究室课题组．（2006）．中国农民工调研报告．北京：中国言实出版社．

52. 韩长斌．（2007）．中国农民工的发展与终结．北京：中国人民大学出版社．

53. 何晓红．（2010）．挣扎与弥补：构建新生代农民工精神生活的关怀体系．中国青年研究，（09）：30－33，91.

54. 何雪松等．（2008）．学校环境、社会支持与流动儿童的精神健康．当代青年研究，（09）：1－5.

55. 和丕禅，郭金丰．（2004）．制度约束下的农民工移民倾向探析．中国农村经济，（10）：64－68，80.

56. 胡芳等．（2007）．在华留学生心理健康状况调查．临床心身疾病杂志，（01）：40－41.

57. 胡宏伟等．（2011）．新生代农民工心理问题与求助行为研究．西北人口，（05）：27－33.

58. 胡金凤等．（2011）．压力对"蚁族"群体心理健康的影响：希望的调节作用．心理发展与教育，27（03）：313－318.

59. 胡娟等．（2010）．高校毕业生低收入聚居群体社会支持状况的调研．中国健康心理学杂志，18（04）：476－477.

60. 胡娟霞．（2010）．近十年来国内农民工心理研究综述．社会心理科学，（07）：57－59，69.

61. 胡军生等．（2007）．父母养育方式和社会支持对青少年心理健康的影响．中国心理卫生杂志，（09）：650－653.

62. 胡荣，陈斯诗．（2012）．影响农民工精神健康的社会因素分析．社会，（06）：135－157.

63. 胡小武．（2011）．第四弱势群体："蚁族"大都市就业与可能的前景．社会工作（学术版），（02）：90－93.

64. 胡小武．（2011）．"向下的青春"之隐忧：兼评廉思《蚁族Ⅱ——

谁的时代》．中国青年研究，（05）：26 – 30．

65. 胡子祥．（2009）．家庭功能对大学生精神健康影响的实证研究．中国青年研究，（09）：52 – 55，105．

66. 黄嘉玲，何深静．（2014）．非洲裔移民在穗宗教场所地方感特征及其形成机制——基于广州石室圣心大教堂的实证研究．热带地理，（03）：308 – 318．

67. 黄嘉文．（2013）．教育程度、收入水平与中国城市居民幸福感 一项基于 CGSS2005 的实证分析．社会，33（05）：181 – 203．

68. 黄润龙等．（2013）．南京市青少年性心理健康分析．山东女子学院学报，（02）：18 – 23．

69. 黄少安，孙涛．（2012）．中国的"逆城市化"现象："非转农"——基于城乡户籍相对价值变化和推拉理论的分析．江海学刊，（03）：90 – 96，238．

70. 黄小妹等．（2012）．深圳市 1390 名新生代农民工的心理压力调查．当代医学，（09）：151 – 152．

71. 黄祖辉等．（2004）．进城农民在城镇生活的稳定性及市民化意愿．中国人口科学，（02）：70 – 75，82．

72. 贺寨平．（2002）．社会经济地位、社会支持网与农村老年人身心状况．中国社会科学，（03）：135 – 148，207．

73. 贾丛源．（2017）．自媒体时代下传统青少年心理健康教育的问题与改进．科教导刊（上旬刊），（01）：163 – 164．

74. 贾德梅等．（2011）．新疆青少年心理健康素质现状及特点．中国心理卫生杂志，（01）：53 – 59．

75. 江海．（2015）．基于手机网络环境的"微时代"对青少年心理健康发展的影响及其启示．现代中小学教育，（05）：56 – 58．

76. 江红艳等．（2011）．"蚁族"群体知觉压力与主观幸福感的关系：希望的调节作用．中国临床心理学杂志，19（04）：540 – 542．

77. 姜亚丽等．（2014）．山东省新生代农民工心理健康状况．中国健康心理学杂志，（08）：1199 – 1202．

78. 姜哲等．（2012）．家庭生活模式与青少年心理健康的关系．中国健康心理学杂志，（02）：230 – 232．

79. 蒋奖等．（2013）．"蚁族"群体的公正世界信念与幸福感研究．心理发展与教育，29（02）：208 – 213．

80. 焦亚波．（2009）．青年农民工主观生活质量满意度评价分析．兰州学刊，（06）：117－119.

81. 孔一．（2006）．少年再犯研究——对浙江省归正青少年重新犯罪的实证分析．中国刑事法杂志，（04）：95－103.

82. 寇冬泉．（2012）．"蚁族"群体社会支持与主观幸福感的关系：心理弹性的作用分析．扬州大学学报（高教研究版），16（04）：27－31，37.

83. 郎晓波．（2018）．改革开放以来中国的"乡—城"迁移及其城市融入．浙江社会科学，（02）：12－19，155.

84. 雷光和等．（2013）．中国人口迁移流动的变化特点和影响因素——基于第六次人口普查．西北人口，34（05）：1－8.

85. 雷龙云，甘怡群．（2004）．来华留学生的跨文化适应状况调查．中国心理卫生杂志，（10）：729.

86. 雷榕等．（2011）．家庭学校环境、人格与青少年心理健康．中国临床心理学杂志，（05）：687－689.

87. 雷森远．（2012）．在华非洲黑人对中国人的种族态度研究——以在穗非洲黑人为例．中山大学硕士学位论文．

88. 李昌麒．（2004）．弱势群体保护法律问题研究——基于经济法与社会法的考察视角．中国法学，（02）：82－91.

89. 李丹洁．（2007）．来华留学生跨文化社会心理适应问题研究与对策．云南师范大学学报（哲学社会科学版），（05）：49－51.

90. 李广海等．（2015）．高校外籍教师工作压力的来源、影响及其管理对策．现代教育管理，（09）：78－83.

91. 李红，李亚红．（2016）．完美主义、社会联结对来华留学生心理健康的影响——文化适应压力的中介作用．西南民族大学学报（人文社科版），（01）：213－217.

92. 李洪．（1977）．糖尿病时的精神障碍．国外医学参考资料·精神病学分册，（04）：186－187.

93. 李明欢．（2000）．20 世纪西方国际移民理论．厦门大学学报（哲学社会科学版），（04）：12－18，140.

94. 李楠．（2010）．农村外出劳动力留城与返乡意愿影响因素分析．中国人口科学，（06）：102－108，112.

95. 李萍．（2009）．留学生跨文化适应现状与管理对策研究．浙江社会科学，（05）：114－118，129.

96. 李强．（1998）．社会支持与个体心理健康．天津社会科学，（01）：66－69．

97. 李强．（2002）．关注转型时期的农民工问题（之三）户籍分层与农民工的社会地位．中国党政干部论坛，（08）：16－19．

98. 李强．（2003）．影响中国城乡流动人口的推力与拉力因素分析．中国社会科学，（01）：125－136，207．

99. 李强，龙文进．（2009）．农民工留城与返乡意愿的影响因素分析．中国农村经济，（02）：46－54，66．

100. 李晓芳．（2004）．青年民工心理卫生状况调查分析．中国健康心理学杂志，（06）：468－469．

101. 李晓蕊．（2016）．非传统安全视角下的中国入境非法移民问题研究．上海社会科学院硕士学位论文．

102. 李晓艳等．（2012）．在华留学生文化智力对其跨文化适应的影响研究．管理学报，（12）：1779－1785．

103. 李雅．（2017）．来华塔吉克斯坦留学生跨文化适应问题研究．民族教育研究，（04）：92－98．

104. 李雅儒，王伟璐．（2014）．低收入大学毕业生的幸福感、社会支持及其关系——对"蚁族"的一项调查．首都师范大学学报（社会科学版），（01）：145－150．

105. 李亚红等．（2016）．基于关键事件技术的来华留学生心理压力源探析．中南民族大学学报（人文社会科学版），（06）：192－195．

106. 李焱军．（2011）．广州市民对在穗非洲黑人的种族态度研究．中山大学硕士学位论文．

107. 李艺敏，李永鑫．（2015）．青少年人际关系能力对社交自卑感和心理健康的影响：社会适应性的作用．心理科学，（01）：109－115．

108. 李有发．（2008）．社会归属感的嬗变及其相关问题初探．宁夏社会科学，（04）：73－75．

109. 李昱霏．（2015）．我国社区青少年心理健康教育研究现状．现代交际，（07）：127．

110. 李志刚．（2007）．广州黑人社会区研究．中国地理学会2007年学术年会论文摘要集．

111. 李志刚．（2009）．客居中国的非洲移民．现代中国通讯，（12）：28－30．

112. 李志刚．（2009）．"跨国城市主义"在广州：小北路非洲人聚居区研究．中国地理学会百年庆典学术论文摘要集．

113. 李志刚，杜枫．（2012）．"跨国商贸主义"下的城市新社会空间生产——对广州非裔经济区的实证．城市规划，36（8）：25-31.

114. 李志刚，杜枫．（2012）．中国大城市的外国人"族裔经济区"研究——对广州"巧克力城"的实证．人文地理，27（06）：1-6.

115. 李志刚等．（2008）．广州小北路黑人聚居区社会空间分析．地理学报，（02）：207-218.

116. 李志刚等．（2009）．全球化下"跨国移民社会空间"的地方响应——以广州小北黑人区为例．地理研究，（04）：920-932.

117. 李培林．（1996）．流动民工的社会网络和社会地位．社会学研究（04）：42-52.

118. 廉思．（2009）．蚁族——大学毕业生聚居村实录：桂林：广西师范大学出版社．

119. 廉思．（2011）．"蚁族"身份认同研究．社会科学家，（12）：55-59.

120. 练凤琴等．（2005）．外籍员工在中国的文化与心理适应研究．中国心理卫生杂志，（02）：105-108.

121. 梁玉成．（2013）．在广州的非洲裔移民行为的因果机制——累积因果视野下的移民行为研究．社会学研究，28（01）：134-159，243-244.

122. 梁玉成，刘河庆．（2016）．本地居民对外国移民的印象结构及其生产机制——一项针对广州本地居民与非洲裔移民的研究．江苏社会科学，（02）：116-126.

123. 梁泽鸿．（2015）．对东盟留学生来华教育中的跨文化适应问题的调查研究．中国成人教育，（21）：26-128.

124. 廖传景．（2010）．青年农民工心理健康及其社会性影响与保护因素．中国青年研究，（01）：109-113.

125. 林崇德等．（2003）．科学地理解心理健康与心理健康教育．陕西师范大学学报（哲学社会科学版），（05）：110-116.

126. 林彭等．（2008）．"新生代农民工"犯罪问题研究．中国青年研究，（02）：29-34.

127. 林赞歌，邓远平．（2011）．新时期青少年心理健康状况调研报告——基于对厦门市3000多名青少年心理健康状况的实证研究．中国青年研究，（06）：43-46.

128. 刘传江，徐建玲．（2007）．第二代农民工及其市民化研究．中国人口．资源与环境，（01）：6–10.

129. 刘春来，郭德华．（2007）．高校心理健康教育的策略与方法．江西教育科研，（11）：29–30.

130. 刘光辉，张建武．（2011）．新生代农民工就业情况调查分析——基于天津、重庆的企业调查数据．宏观经济研究，（11）：99–104.

131. 刘华山．（2008）．学校心理辅导．合肥：安徽人民出版社．

132. 刘林平等．（2011）．劳动权益与精神健康——基于对长三角和珠三角外来工的问卷调查．社会学研究，（04）：164–184，245–246.

133. 刘锐．（2010）．互联网对城市"蚁族"的增权作用：以"京蚁"为例．中国青年研究，（07）：22，87–92.

134. 刘生龙等．（2016）．义务教育法与中国城镇教育回报率：基于断点回归设计．经济研究，51（02）：154–167.

135. 刘书林．（2001）．注重做好弱势群体的思想政治工作．前线，（5）：5.

136. 刘万里．（2005）．潍坊市青少年学生心理健康状况的调查分析．当代教育科学，（11）：38–39，41.

137. 刘维良．（1999）．教师心理卫生．北京：知识产权出版社．

138. 刘协和．（1975）．儿童和成人精神疾患之间的关系．国外医学参考资料·精神病学分册，（02）：63–66.

139. 刘阳阳，王瑞．（2017）．寒门难出贵子？——基于"家庭财富—教育投资—贫富差距"的实证研究．南方经济，（02）：40–61.

140. 刘杨等．（2013）．歧视与新生代农民工心理健康：家庭环境的调节作用．中国临床心理学杂志，（05）：807–810.

141. 刘杨等．（2013）．歧视与新生代农民工主观幸福感：社会支持与自尊的中介作用．中国临床心理学杂志，（06）：1013–1016，1021.

142. 刘瑛，孙阳．（2011）．弱势群体网络虚拟社区的社会支持研究——以乙肝论坛"肝胆相照"为例．新闻与传播研究，（02）：76–88，111–112.

143. 刘玉兰．（2011）．新生代农民工精神健康状况及影响因素研究．人口与经济，（05）：99–105.

144. 刘玉兰．（2012）．流动儿童精神健康状况分析．人口学刊，（03）：78–86.

145. 刘卓娅等．（2011）．儿童青少年社交焦虑与攻击性行为关系．中国学校卫生，（08）：909 – 911.

146. 柳林等．（2015）．在粤非洲人的迁居状况及其影响因素分析——来自广州、佛山市的调查．中国人口科学，（1）：115 – 122，128.

147. 龙式昭．（1976）．耳聋时的精神病与精神躯体性疾病．国外医学参考资料·精神病学分册，（04）：184 – 186.

148. 罗苑，齐平．（2009）．家庭教养方式与青少年人格形成及心理健康研究综述．宜春学院学报，（02）：166 – 167，182.

149. 吕保军．（2006）．行为经济人的三个基本特征．经济学家，（05）：12 – 18.

150. 吕斐宜．（2006）．农民工与城市居民生活满意度调查．统计与决策，（17）：81 – 82.

151. 马艾华等．（2010）．郑州市青少年心理健康相关危险行为现状分析．中国学校卫生，（05）：603，605.

152. 马冬玲．（2009）．流动女性的身份认同研究综述．浙江学刊，（05）：220 – 224.

153. 马敏等．（2010）．“蚁族”的消极完美主义人格及其心理健康状况研究．中国健康心理学杂志，18（05）：601 – 604.

154. 马晓宇．（2017）．当代广州民众对中非跨国婚恋态度的调查研究．长江丛刊，（17）．

155. 孟兆敏，吴瑞君．（2011）．城市流动人口居留意愿研究——基于上海、苏州等地的调查分析．人口与发展，17（03）：11 – 18.

156. 米庆成．（2004）．进城农民工的城市归属感问题探析．青年研究，（03）：25 – 32.

157. 莫洪宪，叶小琴．（2006）．学校教育的缺失与青少年犯罪．青少年犯罪问题，（02）：16 – 19.

158. 牟永福，赵美夫．（2003）．关于弱势群体研究的批判性分析．河北学刊，（03）：12 – 16.

159. 穆薇等．（2012）．新生代农民工的城市适应问题调查及对策——以重庆市新生代农民工为例．重庆科技学院学报（社会科学版），（05）：49 – 51，68.

160. 倪新兵．（2014）．社会资本差异下的“蚁族”群体构成．当代青年研究，（02）：117 – 123.

161. 牛冬．（2016）．“过客家户”：在穗非洲人的亲属关系和居住方式．开放时代，（4）：108 – 124，106 – 107.

162. 彭希哲，胡湛．（2015）．当代中国家庭变迁与家庭政策重构．中国社会科学，（12）：113－132，207.

163. 亓华，李美阳．（2011）．在京俄罗斯留学生跨文化适应调查研究．语言教学与研究，（02）：36－42.

164. 亓华，李秀妍．（2009）．在京韩国留学生跨文化适应问题研究．青年研究，（02）：84－93，96.

165. 钱大军，王哲．（2004）．法学意义上的社会弱势群体概念．当代法学，（03）：46－53.

166. 钱再见．（2002）．中国社会弱势群体及其社会支持政策．江海学刊，（03）：97－103.

167. 丘海雄，陈健民，任焰．（1998）．社会支持结构的转变：从一元到多元．社会学研究（04），33－39.

168. 任若鹏．（2007）．探索学校心理健康教育新途径——浅谈青少年心理健康与体育运动．四川文理学院学报，（05）：61－62.

169. 任远．（2016）．中国户籍制度改革：现实困境和机制重构．南京社会科学，（08）：46－52，58.

170. 任远，乔楠．（2010）．城市流动人口社会融合的过程、测量及影响因素．人口研究，（02）：11－20.

171. 任远，邬民乐．（2006）．城市流动人口的社会融合：文献述评．人口研究，30（03）：87－94.

172. 让·皮亚杰著，傅统先译．（1981）．教育科学与儿童心理学．北京：文化教育出版社．

173. 申晓梅．（2003）．就业弱势群体与就业保障援助．财经科学，（04）：70－73.

174. 沈德立等．（2009）．青少年心理健康素质的结构及其实证研究．心理科学，（02）：258－261.

175. 沈贵鹏．（1999）．三种常见的心理教育模式．现代中小学教育，（06）：37－39.

176. 盛亦男．（2017）．父代流迁经历对子代居留意愿的代际影响与机制研究．人口研究，41（02）：84－96.

177. 施向东等．（2009）．青少年心理健康及危险行为的研究进展．现代预防医学，（07）：1324－1326.

178. 施学忠等．（2002）．家庭教育方式与儿童青少年的心理问题．中国学校卫生, (02): 111 - 112.

179. 石军. (2012). 改革开放以来中国青少年家庭教育研究综述. 预防青少年犯罪研究, (12): 81 - 86, 94.

180. 石庆新, 冯维. (2010). 新生代农民工心理问题探析. 宁夏党校学报, (03): 94 - 96.

181. 史万兵, 杨慧. (2014). 高校外籍教师管理机制的心理学科探索. 社会科学家, (03): 111 - 115.

182. 斯琴高娃. (2009). 老年外籍患者的心理与康复护理. 中华护理学会全国第 12 届老年护理学术交流暨专题讲座会议论文汇编.

183. 斯琴高娃. (2010). 外籍肿瘤患者的饮食及心理干预. 中华护理学会全国肿瘤护理学术交流暨专题讲座会议论文汇编.

184. 宋全成. (2015). 非法外国移民在中国的现状、症结与对策. 山东大学学报 (哲学社会科学版), (01): 55 - 63.

185. 孙建波. (2011). "蚁族"视野下高职院校增强学生生存能力的思考. 江苏教育, (30): 55 - 57.

186. 孙乐芩等. (2009). 在华外国留学生的文化适应现状调查及建议. 语言教学与研究, (01): 41 - 48.

187. 孙立平. (2003). 断裂——20 世纪 90 年代以来的中国社会. 北京: 社会科学文献出版社.

188. 孙三百等. (2012). 劳动力自由迁移为何如此重要? ——基于代际收入流动的视角. 经济研究, (05): 147 - 159.

189. 陶建杰, 徐宏涛. (2012). 新生代农民工个人现代性与人际传播——基于上海市调查数据的实证研究. 新闻大学, (01): 80 - 86, 108.

190. 陶燕. (2015). 东盟留学生跨文化适应的影响因素的调查分析——基于广西东盟留学生的个案研究. 集宁师范学院学报, (02): 73 - 77.

191. 万向东, 孙中伟. (2011). 农民工工资剪刀差及其影响因素的初步探索. 中山大学学报 (社会科学版), (03): 171 - 181.

192. 王彪等. (2009). 广东省外来人口状况——基于 2005 年全国 1% 人口抽样调查数据分析. 南方人口, (03): 1 - 18.

193. 王春光. (2001). 新生代农村流动人口的社会认同与城乡融合的关系. 社会学研究, (03): 63 - 76.

194. 王春兰, 丁金宏. (2007). 流动人口城市居留意愿的影响因素分析. 南方人口, (01): 22 - 29.

195. 王静．（2010）．"蚁族"心理困扰研究．中央民族大学硕士学位论文．

196. 王静等．（2012）．蚁族的自我认知与公众视差区隔．中国青年研究，（05）：68 – 72，103.

197. 王丽春．（2003）．外籍口腔病患者就诊的心理障碍分析．医学与哲学，（06）：57.

198. 王思斌．（2002）．社会转型中的弱势群体．中国党政干部论坛，（03）：18 – 21.

199. 王思斌．（2003）．改革中弱势群体的政策支持．北京大学学报（哲学社会科学版），（06）：83 – 91.

200. 王伟璐等．（2016）．"蚁族"的幸福感、自尊状况及其关系．中国心理卫生杂志，30（02）：158 – 160.

201. 王慰等．（2012）．农民工自我认知及价值观调查分析．人口学刊，（03）：87 – 91.

202. 王秀银等．（2001）．一个值得关注的社会问题：大龄独生子女意外伤亡．中国人口科学，（06）：61 – 62.

203. 温国砭．（2012）．非洲商人在广州的社会融合度及其影响研究——基于移民适应理论的视角．改革与开放，（04）：111 – 114.

204. 吴红宇，谢国强．（2006）．新生代农民工的特征、利益诉求及角色变迁——基于东莞塘厦镇的调查分析．南方人口，（02）：21 – 31.

205. 吴敏等．（2011）．济南市 65 岁以上老年人精神健康状况影响因素研究．山东大学学报（医学版），（01）：120 – 123.

206. 吴佩杰．（2007）．论家庭教育中的价值引领与青少年社会化．教育与职业，（18）：188 – 189.

207. 吴文峰，卢永彪．（2013）．应激事件与认知图式对新生代农民工抑郁的影响．当代教育理论与实践，（05）：175 – 177.

208. 伍志刚等．（2010）．来华留学生和中国学生心理健康状况及应对方式比较．中国临床心理学杂志，（02）：252 – 253.

209. 郗杰英．（2012）．保障文化权益是丰富新生代农民工精神文化生活的重要路径．中国青年研究，（03）：1.

210. 夏晶，田姗．（2011）．"江蚁"工作幸福感的调查分析及影响因素研究．人力资源管理，（12）：118 – 119.

211. 向德平，吴丹．（2010）．艾滋病患者社会支持与生存质量的比较研究——基于对有偿供血人群、MSM 人群及女性性工作者的调查．社会科学战线，（04）：194 - 200.

212. 向巍．（2007）．网络对青少年心理健康的不良影响及对策．海南大学学报（人文社会科学版），（02）：234 - 237.

213. 肖汉仕．（1996）．关于心理素质教育体系的探讨．教育科学，（03）：16 - 19.

214. 肖汉仕．（2009）．影响我国居民精神健康的社会性因素研究．中国社会医学杂志，（05）：291 - 293.

215. 肖水源，杨德森．（1987）．社会支持对身心健康的影响．中国心理卫生杂志，（04）：183 - 187.

216. 徐凤等．（2013）．"蚁族"的留京动机、需要满足程度与主观幸福感的关系．中国临床心理学杂志，21（01）：110 - 113.

217. 许玲丽，艾春荣．（2016）．高等教育回报的质量差异——对部属、省属与地方高校的比较研究．经济理论与经济管理，（08）：102 - 112.

218. 许明定．（1977）．儿童期与精神疾患的有关因素（综述）．国外医学参考资料·精神病学分册，（03）：129 - 132.

219. 许涛．（2013）．分割与边际效益递增：中国城镇个人教育回报的特征与变化趋势——基于 CGSS2005 的多层次分析．武汉大学学报（哲学社会科学版），66（01）：109 - 114.

220. 许涛．（2015）．在华非洲族裔聚居区的类型、特征及其管理启示——以广州地区为例．非洲研究，（02）：182 - 195，270 - 271.

221. 阳毅，欧阳娜．（2006）．国外关于复原力的研究综述．中国临床心理学杂志，（05）：539 - 541.

222. 杨军红．（2005）．来华留学生跨文化适应问题研究．华东师范大学博士学位论文．

223. 杨宜音．（1997）．转移与外出：非农化的两种形态．见黄平主编.寻求生存．昆明：云南人民出版社．

224. 姚本先，方双虎．（2002）．学校精神健康教育导论．合肥：中国科学技术大学出版社．

225. 姚明，曲泽静．（2010）．城市"蚁族"幸福感调查分析及影响因素探究——以江苏省南京市为例．西北人口，31（06）：39 - 41，48.

226. 叶鹏飞．（2011）．农民工城市生活主观幸福感的一个实证分析．青年研究，（03）：39 - 47，95.

227. 叶鹏飞．（2011）．农民工的城市定居意愿研究基于七省（区）调查数据的实证分析．社会，31（02）：153－169．

228．叶一舵．（2008）．我国大陆学校心理健康教育二十年．福建师范大学学报（哲学社会科学版），（06）：148－155．

229．易佩，熊丽君．（2013）．非洲来华留学生跨文化适应水平实证研究．沈阳大学学报（社会科学版），（03）：364－368．

230．易中天．（2018）．读城记．上海：上海文艺出版社．

231．余彬．（2012）．出境入境管理法与广州的非洲移民群体关系研究．第四届移民法论坛：出境入境管理法、中国和世界．

232．余少祥．（2009）．法律语境中弱势群体概念构建分析．中国法学，（03）：64－72．

233．喻征，刘天骄．（2015）．辅导员解决留学生跨文化适应问题的对策．高校辅导员，（04）：42－44．

234．袁靖华．（2011）．大众传媒的符号救济与新生代农民工的城市融入——基于符号资本的视角．新闻与传播研究，（01）：60－69，111．

235．袁靖华．（2015）．边缘青年情绪心理危机的测量与疏导——基于浙江新生代农民工的调查．青年研究，（02）：77－84，96．

236．袁钦，冯姗姗．（2010）．基于性别差异的青少年心理健康研究对策．西北医学教育，18（06）：1210－1212，1217．

237．袁慎芝，张居永．（2012）．蚁族问题对大学生就业指导工作的影响及对策分析．广东轻工职业技术学院学报，11（01）：77－80．

238．袁淑，袁慎芝．（2013）．"蚁族"群体对在校大学生心理健康的影响及对策分析．教育与职业，（15）：90－91．

239．曾博．（2012）．"校漂"、"蚁族"等群体对高校稳定的影响研究．中国青年研究，（09）：89－95．

240．曾道扬等．（2017）．非政府组织参与涉外社区医疗服务研究——以广州市小北路非洲人社区为例．中国管理信息化，20（08）：184－185．

241．曾先锋，宋婷．（2015）．新生代农民工情绪智力与心理健康的关系——以海南省为例．农村经济与科技，（10）：182－185．

242．张补峰等．（2011）．武汉市的"蚁族"现象．学理论，（04）：59－60．

243．张大均．（2008）．青少年心理健康及其教育的整合研究．西南大学学报（社会科学版），（05）：22－28．

244．张杭等．（1999）．农村发达地区外来劳动力移民倾向影响因素分析．中国人口科学，（05）：45－50．

245. 张杰，刘继红．（2015）．在京马来西亚留学生跨文化适应调查分析．人文丛刊（辑刊），（00）：133 - 152.

246. 张静园．（1998）．外国留学生在华生活的心理适应问题和对策．中国高教研究，（05）：46 - 47.

247. 张蕾．（2007）．精神健康与生活质量——城市弱势群体的社会学关注．武汉大学学报（哲学社会科学版），（02）：292 - 297.

248. 张蕾，常媛媛．（2014）．社会支持与精神健康——基于广东六市新生代农民工的实证调查．西北人口，35（05）：102 - 106.

249. 张蕾，刘晓旋．（2012）．返乡的理性与非理性——城市外来毕业大学生的返乡意愿及其影响因素研究．中国青年研究，（02）：56 - 61.

250. 张璐等．（2009）．新生代农民工自我身份认同影响因素分析．广西经济管理干部学院学报，（04）：44 - 51.

251. 张敏，王振勇．（2001）．中学生心理健康状况的调查分析．中国心理卫生杂志，（04）：226 - 228.

252. 张少杰．（1996）．当前学校心理卫生教育研究透析．中国青年政治学院学报，（01）：27 - 30.

253. 张文宏，雷开春．（2008）．城市新移民社会融合的结构、现状与影响因素分析．社会学研究，（05）：117 - 141，244 - 245.

254. 张晓娟．（2013）．儿童青少年心理健康状况及其影响因素．中国健康心理学杂志，（06）：959 - 961.

255. 张晓玲．（2014）．社会稳定与弱势群体权利保障研究．政治学研究，（05）：71 - 82.

256. 张晓玲等．（2004）．中学生自杀意念和自杀行为及相关因素分析．中国全科医学，7（13）：971 - 973.

257. 张友琴．（2002）．社会支持与社会支持网——弱势群体社会支持的工作模式初探．厦门大学学报（哲学社会科学版），（03）：94 - 100，107.

258. 张云武．（2013）．个体性资本、集体性资本与农村居民的精神健康．福建论坛（人文社会科学版），（01）：155 - 162.

259. 赵聚军，安园园．（2017）．广州黑人聚居区的形成与族裔居住隔离现象的萌发．行政论坛，（04）：53 - 59.

260. 赵晓红，鲍宗豪．（2016）．新型城镇化背景下新生代农民工的社区认同——一个社会学的分析框架．华东理工大学学报（社会科学版），（06）：9 - 15，69.

261. 赵鑫等．（2014）．人格特质对青少年社交焦虑的影响：情绪调节方式的中介作用．中国临床心理学杂志，22（06）：1057 - 1061.

262. 赵中平．（1986）．老年精神卫生．河北医药，（05）：310 - 312.

263. 郑功成．（2002）．农民工的权益与社会保障．中国党政干部论坛，（08）：22 - 24.

264. 郑杭生，李迎生．（2003）．全面建设小康社会与弱势群体的社会救助．中国人民大学学报，（1）：2 - 8.

265. 郑真真，解振明．（2004）．人口流动与农村妇女发展．北京：社会科学文献出版社．

266. 钟甫宁，刘华．（2007）．中国城镇教育回报率及其结构变动的实证研究．中国人口科学，（04）：34 - 41，95.

267. 钟其．（2006）．浙江青少年违法犯罪现状及基本趋势．青少年犯罪问题，（02）：11 - 15.

268. 钟水映，李春香．（2015）．乡城人口流动的理论解释：农村人口退出视角——托达罗模型的再修正．人口研究，39（06）：13 - 21.

269. 周博．（2016）．在华非洲人管理新模式：广州外国人管理服务工作站．广西民族大学学报（哲学社会科学版），（04）：129 - 134.

270. 周大鸣．（2000）．外来工与"二元社区"——珠江三角洲的考察．中山大学学报（社会科学版），（02）：107 - 112.

271. 周皓，梁在．（2006）．中国的返迁人口：基于五普数据的分析．人口研究，（03）：61 - 69.

272. 周沛．（2000）．一个不容忽视的事实——城市绝对贫困现象研究．南京大学学报（哲学、人文科学、社会科学版），（06）：123 - 130.

273. 周批改．（2011）．惠农政策的问题与对策分析．北京交通大学学报（社会科学版），（01）：94 - 99.

274. 周芹，徐文艳．（2004）．青少年及其家长应付方式、心理健康状况的相关研究．心理科学，（05）：1251 - 1253.

275. 周天勇．（2018）．迁移受阻对国民经济影响的定量分析．中国人口科学，（01）：19 - 32，126.

276. 周小刚，李丽清．（2013）．新生代农民工社会心理健康的影响因素与干预策略．社会科学辑刊，（02）：74 - 80.

277. 周阳，李志刚．（2016）．区隔中融入：广州"中非伴侣"的社会文化适应．中央民族大学学报（哲学社会科学版），（01）：70 - 79.

278. 周中焕等．（1987）．125 例离、退休老年人不良心理因素的调查．中国老年学杂志，（01）：12 – 13.

279. 朱国辉等．（2013）．高校来华留学生跨文化适应问题研究．高等教育研究，（09）：94.

280. 朱考金．（2003）．城市农民工心理研究——对南京市 610 名农民工的调查与分析．青年研究，（06）：7 – 11.

281. 朱力．（1995）．脆弱群体与社会支持．江苏社会科学，（6）：130 – 134.

282. 朱宇．（2004）．户籍制度改革与流动人口在流入地的居留意愿及其制约机制．南方人口，（03）：21 – 28.

283. 赵延东．（2002）．再就业中的社会资本：效用与局限．社会学研究，（04）：43 – 54.

284. 赵延东．（2007）．社会资本与灾后恢复——一项自然灾害的社会学研究．社会学研究，（05）：164 – 187, 245.

285. 赵延东，王奋宇．（2002）．城乡流动人口的经济地位获得及决定因素．中国人口科学，（04）：10 – 17.

286. Aguilera-Guzman, R. M., Garcia, M. S. C. & Garcia, F. J. (2004). Psychometric characteristics of CES – D in a sample of mexican rural adolescents in areas with a strong migratory tradition. Salud Mental, 27 (6)：57 – 66.

287. Almendra, R., Loureiro, A., Silva, G., Vasconcelos, J. & Santana, P. (2019). Short – term impacts of air temperature on hospitalizations for mental disorders in Lisbon. Science of the Total Environment, 647, 127 – 133.

288. Andres, C. (2012). Urban culture and mental health: an anthropological perspective. Sante Mentale au Quebec, 37 (1)：93 – 101.

289. Asanbe, C., Moleko, A. G., Visser, M., Thomas, A., Makwakwa, C., Salgado, W. & Tesnakis, A. (2016). Parental HIV/AIDS and psychological health of younger children in South Africa. Journal of Child and Adolescent Mental Health, 28 (2)：175 – 185.

290. Asif, S., Baugh, A. & Jones, N. W. (2015). The obstetric care of asylum seekers and refugee women in the UK. Obstetrician & Gynaecologist, 17 (4)：223 – 231.

291. Aytac, I. A., Rankin, B. H. & Ibikoglu, A. (2015). The social impact of the 2008 Global Economic Crisis on neighborhoods, households, and individuals in Turkey. Social Indicators Research, 124 (1)：1 – 19.

292. Barber, C. C. & Starkey, N. J. (2015). Predictors of anxiety among pregnant New Zealand women hospitalised for complications and a community comparison group. Midwifery, 31 (9): 888 – 896.

293. Barnett, E. R. & Concepcion Zayas, M. T. (2018). High – risk psychotropic medications for US children with trauma sequelae. Epidemiology and psychiatric sciences, 1 – 5.

294. Barak, Y. & Cohen, A. (2003). Characterizing the elderly homeless: a 10 – year study in Israel. Archives of Gerontology and Geriatrics, 37 (2): 147 – 155.

295. Bertera, E. M. (2005). Mental health in US adults: the role of positive social support and social negativity in personal relationships. Journal of Social and Personal Relationships, 22 (1): 33 – 48.

296. Bodomo, A. (2012). Africans in China: a sociocultural study and its implications for Africa – China relations. Amherst: Cambria Press.

297. Boetto, H. & McKinnon, J. (2013). Rural women and climate change: a gender – inclusive perspective. Australian Social Work, 66 (2): 234 – 247.

298. Bralet, M. C., Yon, V., Loas, G. & Noisette, C. (2000). Mortality in schizophrenia: a 8-year follow-up study in 150 chronic schizophrenics. Encephale-Revue De Psychiatrie Clinique Biologique Et Therapeutique, 26 (6): 32 – 41.

299. Brashers, D. E., Neidig, J. L. & Goldsmith, D. J. (2004). Social support and the management of uncertainty for people living with HIV or AIDS. Health Communication, 16 (3): 305 – 331.

300. Christie-Mizell, C. A., Talbert, R. D., Hope, A. R., Frazier, C. G. & Hearne, B. N. (2018). Depression and African Americans in the first decade of midlife: the consequences of social roles and gender. Journal of the National Medical Association.

301. Cluver, L., Gardner, F. & Operario, D. (2007). Psychological distress amongst AIDS – orphaned children in urban South Africa. Journal of Child Psychology and Psychiatry, 48 (8): 755 – 763.

302. Collins, P. & Barker, C. (2009). Psychological help-seeking in homeless adolescents. International Journal of Social Psychiatry, 55 (4): 372 – 384.

303. Conserve, D. F., Eustache, E., Oswald, C. M., Louis, E., Scanlan, F., Mukherjee, J. S. & Surkan, P. J. (2015). Maternal HIV illness and its impact on children's well – being and development in Haiti. Journal of Child and Fam-

ily Studies, 24 (9): 2779 –2785.

304. Crane, M. & Warnes, A. M. (2001) . The responsibility to care for single homeless people. Health & Social Care in the Community, 9 (6): 436 –444.

305. Davie – Gray, A. , Moor, S. , Spencer, C. , & Woodward, L. J. (2013) . Psychosocial characteristics and poly – drug use of pregnant women enrolled in methadone maintenance treatment. Neurotoxicology and Teratology, 38, 46 –52.

306. Davis, C. L. , Kilbourne, A. M. , Blow, F. C. , Pierce, J. R. , Winkel, B. M. , Huycke, E. , Visnic, S. (2012) . Reduced mortality among department of veterans affairs patients with schizophrenia or bipolar disorder lost to follow – up and engaged in active outreach to return for care. American Journal of Public Health, 102, S74 – S79.

307. Davison, J. , Share, M. , Hennessy, M. & Knox, B. S. (2015) . Caught in a spiral. Barriers to healthy eating and dietary health promotion needs from the perspective of unemployed young people and their service providers. Appetite, 85, 146 –154.

308. Davison, J. , Zamperoni, V. & Stain, H. J. (2017) . Vulnerable young people's experiences of child and adolescent mental health services. Mental Health Review Journal, 22 (2): 95 –110.

309. Doumit, R. , Kazandjian, C. & Militello, L. K. (2018) . Cope for adolescent syrian refugees in lebanon: a brief cognitive – behavioral skill – building intervention to improve quality of life and promote positive mental health. Clinical Nursing Research.

310. Durden, E. D. , Hill, T. D. & Angel, R. J. (2007) . Social demands, social supports, and psychological distress among low-income women. Journal of Social and Personal Relationships, 24 (3): 343 –361.

311. Garakasha, N. (2014) . Working with refugee young people: a nurse's perspective. Australian Journal of Advanced Nursing, 32 (2): 24 –31.

312. Gitterman, A. (1991) . Handbook of social work practice with vulnerable populations. Columbia University Press.

313. Gorman, J. A. , Scoglio, A. A. J. , Smolinsky, J. , Russo, A. & Drebing, C. E. (2018) . Veteran coffee socials: a community – building strategy for enhancing community reintegration of veterans. Community Mental Health Journal, 54 (8): 1189 –1197.

314. Granovetter, M. (1973) . The strength of weak ties. The American Jour-

nal of Sociology.

315. Gray, B. , Robinson, C. & Seddon, D. （2008）. Invisible children: young carers of parents with mental health problems — the perspectives of professionals. Child and Adolescent Mental Health, 13 （4）: 169 – 172.

316. Guendelman, S. , Broderick, A. , Mlo, H. , Gemmill, A. & Lindeman, D. （2017）. Listening to communities: mixed – method study of the engagement of disadvantaged mothers and pregnant women with digital health technologies. Journal of Medical Internet Research, 19 （7）: 11.

317. Hartmann, U. , Philippsohn, S. , Heiser, K. & Ruffer – Hesse, C. （2004）. Low sexual desire in midlife and older women: personality factors, psychosocial development, present sexuality. Menopause — the Journal of the North American Menopause Society, 11 （6）: 726 – 740.

318. Jones, T. S. , Matias, M. , Powell, J. , Jones, E. G. , Fishburn, J. & Looi, J. C. L. （2007）. Who cares for older people with mental illness? A survey of residential aged care facilities in the Australian Capital Territory: implications for mental health nursing. International Journal of Mental Health Nursing, 16 （5）: 327 – 337.

319. Kang, S. （2007）. Disembodiment in online social interaction: impact of online chat on social support and psychosocial well – being. Cyberpsychology & Behavior, 10 （3）: 475 – 477.

320. Kankinza, N. & Medimond. （2013）. The HIV seroprevalence among a psychiatric in – patient population in Zambia. 40128 Bologna: Medimond S R L.

321. Kim, J. E. & Tsoh, J. Y. （2016）. Cigarette smoking among socioeconomically disadvantaged young adults in association with food insecurity and other factors. Preventing Chronic Disease, 13, 10.

322. Korda, R. J. , Paige, E. , Yiengprugsawan, V. , Latz, I. & Friel, S. （2014）. Income – related inequalities in chronic conditions, physical functioning and psychological distress among older people in Australia: cross – sectional findings from the 45 and up study. Bmc Public Health, 14, 10.

323. Krawczyk, N. , Kerrigan, D. & Bastos, F. I. （2017）. The quest to extend health services to vulnerable substance users in Rio de Janeiro, brazil in the context of an unfolding economic crisis. International Journal of Health Services, 47 （3）: 477 – 488.

324. Landau, R. & Litwin, H. （2000）. The effects of extreme early stress in

very old age. Journal of Traumatic Stress, 13（3）: 473 – 487.

325. Liang, Y. & Wu, W. （2014）. Exploratory analysis of health – related quality of life among the empty – nest elderly in rural China: an empirical study in three economically developed cities in eastern China. Health and Quality of Life Outcomes, 12, 16.

326. Luce, H. , Schrager, S. & Gilchrist, V. （2010）. Sexual assault of women. American Family Physician, 81（4）: 489 – 495.

327. Lundberg, P. , Nakasujja, N. , Musisi, S. , Thorson, A. E. , Cantor-Graae, E. & Allebeck, P. （2013）. HIV prevalence in persons with severe mental illness in Uganda: a cross – sectional hospital-based study. International Journal of Mental Health Systems, 7, 9.

328. Markle – Reid, M. F. , McAiney, C. , Forbes, D. , Thabane, L. , Gibson, M. , Hoch, J. S. , Busing, B. （2011）. Reducing depression in older home care clients: design of a prospective study of a nurse – led interprofessional mental health promotion intervention. Bmc Geriatrics, 11.

329. Maslow, A. H. , Hirsh, E. , Stein, M. & Honigmann, I. （1945）. A clinically derived test for measuring psychological security/insecurity. Journal of General Psychology, （33）: 21 – 41.

330. McAndrew, S. & Warne, T. （2014）. Hearing the voices of young people who self – harm: implications for service providers. International Journal of Mental Health Nursing, 23（6）: 570 – 579.

331. Miranda, J. , Siddique, J. , Belin, T. R. & Kohn – Wood, L. P. （2005）. Depression prevalence in disadvantaged young black women – African and Caribbean immigrants compared to US – born African Americans. Social Psychiatry and Psychiatric Epidemiology, 40（4）: 253 – 258.

332. Moffat, A. K. & Redmond, G. （2017）. Is having a family member with chronic health concerns bad for young people's health? Cross – sectional evidence from a national survey of young Australians. Bmj Open, 7（1）: 10.

333. Moore, E. , Gaskin, C. & Indig, D. （2015）. Attempted suicide, self – harm, and psychological disorder among young offenders in custody. Journal of Correctional Health Care, 21（3）: 243 – 254.

334. Munoz, M. D. L. , Jacobs, E. A. , Escamilla, M. A. & Mendenhall, E. （2014）. Depression among diabetic women in urban centers in Mexico and the United

States of America: a comparative study. Revista Panamericana De Salud Publica – Pan American Journal of Public Health, 36 (4): 225 – 231.

335. Munt, S. R. (2012). Journeys of resilience: the emotional geographies of refugee women. Gender Place and Culture, 19 (5): 555 – 577.

336. Myers, B., Jones, H. E., Doherty, I. A., Kline, T. L., Key, M. E., Johnson, K. & Wechsberg, W. M. (2015). Correlates of lifetime trauma exposure among pregnant women from cape town, South Africa. International Journal of Mental Health and Addiction, 13 (3): 307 – 321.

337. Paranjape, A., Heron, S. & Kaslow, N. J. (2006). Utilization of services by abused, low – income African – American women. Journal of General Internal Medicine, 21 (2): 189 – 192.

338. Pfeiffer, E. & Goldbeck, L. (2017). Evaluation of a trauma – focused group intervention for unaccompanied young refugees: a pilot study. Journal of Traumatic Stress, 30 (5): 531 – 536.

339. Pun, K. D., Infanti, J. J., Koju, R., Schei, B., Darj, E. & Grp, A. D. V. S. (2016). Community perceptions on domestic violence against pregnant women in Nepal: a qualitative study. Global Health Action, 9, 13.

340. Radloff, L. S. (1977). The CES – D scale a self – report depression scale for research in the general population. Applied Psychological Measurement, 1 (3): 385 – 401.

341. Robinson, S. & Manning, J. (2000). The ratio of 2nd to 4th digit length and male homosexuality. Evolution & Human Behavior, 21 (5): 333 – 345.

342. Rodriguez – Ferrera, S., Vassilas, C. A. & Haque, S. (2004). Older people with schizophrenia: a community study in a rural catchment area. International Journal of Geriatric Psychiatry, 19 (12): 1181 – 1187.

343. Sampford, J. R., Sampson, S., Li, B. G., Zhao, S., Xia, J. & Furtado, V. A. (2016). Fluphenazine (oral) versus atypical antipsychotics for schizophrenia. Cochrane Database of Systematic Reviews, (7): 107.

344. Schiff, M. & Pat – Horenczyk, R. (2014). Perceived need for psychosocial services in the context of political violence: psychological distress among Israeli mothers with young children. Clinical Social Work Journal, 42 (4): 346 – 356.

345. Segrin, C. & Domschke, T. (2011). Social support, loneliness, recuperative Processes, and their direct and indirect effects on health. Health Communi-

cation, 26 (3): 221 –232.

346. Segrin, C. & Passalacqua, S. A. (2010) . Functions of loneliness, social support, health behaviors, and stress in association with poor health. Health Communication, 25 (4): 312 –322.

347. Shaw, L. H. & Gant, L. M. (2002) . In defense of the internet: The relationship between internet communication and depression, loneliness, self –esteem, and perceived social support. Cyberpsychology & Behavior, 5 (2): 157 –171.

348. Shemesh, A. A. , Levav, I. , Blumstein, T. & Novikov, I. (2004) . A community study on emotional distress among the elderly in Israel. Israel Journal of Psychiatry and Related Sciences, 41 (3): 174 –183.

349. Sierau, S. , Schneider, E. , Nesterko, Y. & Glaesmer, H. (2018) . Alone, but protected? Effects of social support on mental health of unaccompanied refugee minors. European Child & Adolescent Psychiatry.

350. Silveira, E. & Allebeck, P. (2001) . Migration, ageing and mental health: an ethnographic study on perceptions of life satisfaction, anxiety and depression in older somali men in east London. International Journal of Social Welfare, 10 (4): 309 –320.

351. Simning, A. , Richardson, T. M. , Friedman, B. , Boyle, L. L. , Podgorski, C. & Conwell, Y. (2010) . Mental distress and service utilization among help –seeking, community –dwelling older adults. International Psychogeriatrics, 22 (5): 739 –749.

352. Sirey, J. A. , Bruce, M. L. , Carpenter, M. , Booker, D. , Reid, M. C. , Newell, K. A. & Alexopoulos, G. S. (2008) . Depressive symptoms and suicidal ideation among older adults receiving home delivered meals. International Journal of Geriatric Psychiatry, 23 (12): 1306 –1311.

353. Smith, A. W. , Bellizzi, K. M. , Keegan, T. H. M. , Zebrack, B. , Chen, V. W. , Neale, A. V. , Lynch, C. F. (2013) . Health –related quality of life of adolescent and young adult patients with cancer in the United States: the adolescent and young adult health outcomes and patient experience study. Journal of Clinical Oncology, 31 (17): 2136 –2127.

354. Stewart, C. H. , Berry, P. , Przulj, D. & Treanor, C. (2017) . Cancer –related health behaviours of young people not in education, employment or training (NEET): a cross –sectional study. Bmc Cancer, 16, 17.

355. Vander Laenen, F. (2011) . How drug policy should (not) be: institutionalised young people's perspectives. International Journal of Drug Policy, 22 (6): 491 - 497.

356. Ward, C. & Kennedy, A. (1992) . Locus of control, mood disturbance, and social difficulty during cross - cultural transitions. International Journal of Intercultural Relations, 16 (2): 175 - 194.

357. Weisz, C. , & Wood, L. F. (2005) . Social identity support and friendship outcomes: a longitudinal study predicting who will be friends and best friends 4 years later. Journal of Social and Personal Relationships, 22 (3): 416 - 432.

358. Williams, I. (2010) . Social policy: themes and approaches. Health & Social Care in the Community, 18 (1) .

359. Yeo, K. Y. (2012) . Chinese racial attitudes towards the Blacks: reviewing Guangzhou's "Chocolate City" in the 21st Century. (Publication no. http: // hdl. handle. net/10356/50748) . from Nanyang Technological University.

360. Zhong, H. (2011) . Returns to higher education in China: what is the role of college quality. China Economic Review, 22 (2): 260 - 275.

后　记

　　这是一本姗姗来迟的专著。2013年我幸运地获得了国家社科基金青年项目的资助，犹记当时壮志满怀，列出了在学术领域深耕细作的科研规划。然而没有想到一切很快就被怀孕生子打乱了节奏，两个宝贝儿子的相继出生，彻底改变了我的生活重心，也让我在事业上有了"慢"下来的借口。

　　附加在我身上的标签从女儿、妻子，又增加了母亲一项。它所承载的意义使我对生活有了更多新的感悟，但同时也前所未有地体会到了责任与压力。人到中年已经不是可以自由洒脱、心无旁骛地专注于书写的年龄，对于一位女性研究者来说尤其如此。上有年迈的父母体弱多病，下有两个稚嫩的幼子让人牵绊。各种琐事交杂，每每写作卡顿难以继续之时，常常有力不从心之感。研究精神健康，而最近一年恰恰是我自己的情绪最起伏不定的一年。如今，当我终于可以安静地坐在书桌旁，拿起笔写下这篇后记的时候，如释重负之余也多了几分对自己的清醒认知。精神健康是一个历久弥新，并且与我们每个人的生活都息息相关的研究主题。审视他人的精神健康其实也是对自我精神状态的反思与警醒的过程。

　　感谢2 270名素昧相识的受访者，每一份问卷背后都是一个个生动鲜活的个体。人生的轨迹本各不相同，但是在问卷调查的过程中我们彼此有了短暂的交集。枯燥的数字被赋予了生活的气息和情绪的色彩，也让我们得以有机会体味他人的喜怒哀乐。感谢参与调查的每一位同学，李绮莉、黄珊珊、徐云霞、宋喻辉……恕我不能一一列出你们的名字，那是一份长长的人数过百的名单。在你们的身上老师看到了涌动的学术热情和新闻学子对社会底层人士生活疾苦的热切关照。还要特别感谢我的研究生李云芳、刘阳、庞娜、吴晶、骆语诗、罗小红、张潇琪、李嘉明、许佳欣、房也等同学在问卷调研工作和文献资料的搜集整理中付出的努力。

"健康心理，快乐人生"是 2018 年世界精神卫生日的年度主题，以此寄语每位在学术之路上前行的研究者，道阻且长，调整心态，行则将至。

张蕾于广州
2019 年 6 月